# 温 病 学

**主编 杨 宇 陈文慧**

中国医药科技出版社

# 内容简介

本教材为高等中医药院校西部精品教材之一，由上、中、下三篇组成。上篇主要介绍温病学的基本理论知识，包括温病学的发展概况、温病的概念、温病的病因与发病、温病的辨证、温病常用诊法、温病常用治法、温病的预防等。中篇介绍各种温病的具体证治，包括了风温、春温、暑温、暑湿、湿温、伏暑、秋燥、大头瘟、烂喉痧等病。下篇为名著选，选释了清代温病学的代表著作。

本教材适用于高等医药院校中西医结合专业本科、中医学专业本科、七年制本硕连读，以及医疗机构相关的工作人员培训等使用。

**图书在版编目（CIP）数据**

温病学／杨宇，陈文慧主编. —北京：中国医药科技出版社，2012.7

高等中医药院校西部精品教材

ISBN 978 - 7 - 5067 - 5500 - 9

Ⅰ. ①温…　Ⅱ. ①杨…　②陈…　Ⅲ. ①温病学说 - 中医药学院 - 教材　Ⅳ. ①R254.2

中国版本图书馆 CIP 数据核字（2012）第 089896 号

美术编辑　陈君杞
版式设计　郭小平

出版　中国医药科技出版社
地址　北京市海淀区文慧园北路甲 22 号
邮编　100082
电话　发行：010-62227427　邮购：010-62236938
网址　www.cmstp.com
规格　787×1092mm $\frac{1}{16}$
印张　16¾
字数　325 千字
版次　2012 年 7 月第 1 版
印次　2018 年 7 月第 5 次印刷
印刷　北京市密东印刷有限公司
经销　全国各地新华书店
书号　ISBN 978-7-5067-5500-9
定价　**35.00 元**

# 高等中医药院校西部精品教材
# 建设委员会

# 本书编委会

主　编　杨　宇（成都中医药大学）

　　　　陈文慧（云南中医学院）

副主编　周语平（甘肃中医学院）

　　　　黄　琴（贵阳中医学院）

编　委　（以姓氏笔画为序）

　　　　王科闯（泸州医学院）

　　　　刘光炜（甘肃中医学院）

　　　　孙艳红（云南中医学院）

　　　　周新颖（成都中医药大学）

　　　　郑旭锐（陕西中医学院）

　　　　曾　琳（贵阳中医学院）

# 编 写 说 明

《高等中医药院校西部精品教材》是由"高等中医药院校西部精品教材建设委员会"统一组织编写的全国第一套针对西部医药院校人才培养特点的精品教材。"高等中医药院校西部精品教材建设委员会"由西部十一所高等医药院校的校长、副校长及医药系统专家组成。

随着《国家中长期教育改革发展纲要(2010~2020年)》的颁布和实施,高等教育更加强调质量、能力为先的教育理念,高校办学进入了以人才培养为中心的结构优化和特色办学的时代,因此特色教材、区域教材及校本教材的建设必将成为今后教育教学改革的发展趋势。西部地区作为国家"西部大开发"战略要地和"承接产业转移,优化产业结构,实现均衡发展"的后发区域,对创新型、复合型、知识技能型人才的需求更加旺盛和迫切。本套精品教材就是在学习了《国家中长期教育改革和发展规划纲要(2011~2020年)》、《医药卫生中长期人才发展规划(2011～2020年)》的相关精神,并到西部各院校调研座谈,听取各校有关中西医临床医学教学与人才培养现状的介绍,以及各校专家及骨干教师对中西医临床医学教材编写的思路和想法,充分了解当前该专业的授课与教材使用情况的基础上组织编写的。

教材编写既要符合"教材内容与职业标准深度对接"的要求,又要高度注重思想性、科学性、启发性、先进性和实用性。既要注意基本知识、基本理论、基本技能的传授,又要注重知识点、创新点、执业点的结合,实践创新能力的培养。本套教材在中西医已经融合得比较好的科目,我们采用现在比较通行的编写大纲,以西医病名为纲,中医特色病种辅之。在中西医临床内科学的编写上,采用以中医内科为纲,在具体的诊断及治疗部分加入西医内容,真正使中西医临床内科学教材能够在教学过程中使用,并指导学生临床工作。本套教材首批建设科目为以中西医临床医学专业为主的18个科目(附表)。

教材建设是一项长期而严谨的系统工程,它还需要接受教学实践的检验。欢迎使用教材的广大院校师生提出宝贵的意见,以便日后进一步修订完善。

**高等中医药院校西部精品教材建设委员会**
**2012年6月**

伤寒论讲义

温病学

内经选读

金匮要略

中西医临床内科学

中西医临床外科学

中西医临床妇产科学

中西医临床儿科学

中西医临床危重病学

中西医临床骨伤科学

中西医临床眼科学

中西医临床耳鼻咽喉科学

中西医临床皮肤性病学

中西医临床传染病学

中西医临床全科医学概论

中西医临床预防医学概论

中西医结合导论

中西比较医学史

# 前　言

温病学是中医学的重要组成部分，我国现代高等中医教育建立以来，温病学一直作为一门主干课程。在当前中医教育改革的新形势下，为适应高等中医药院校，尤其是我国西部地区中医药院校中西医临床应用型人才培养迅速发展的需要，我们在高等中医药院校西部精品教材建设委员会的组织下，按照《国家中长期教育改革和发展规划纲要（2010~2020年）》、《国家中长期人才发展规划纲要（2010~2020年）》的精神，遵循"精理论、重实践、强技能、求创新"的总体思想，从提高中西医临床医学专业学生的临床医疗实践能力，以及温病学课程教学的实际需要出发，编写了这本新的《温病学》教材。

本教材由上、中、下三篇组成。上篇主要介绍温病学的基本理论知识，主要内容包括温病学的发展概况、温病的概念、温病的病因与发病、温病的辨证、温病常用诊法、温病常用治法、温病的预防等。中篇主要介绍各种温病的具体证治，包括了风温、春温、暑温、暑湿、湿温、伏暑、秋燥、大头瘟、烂喉痧等病。下篇为名著选，选释了清代温病学的代表著作，包括叶天士《温热论》、薛生白《湿热病篇》和吴鞠通《温病条辨》。

本教材的编写力求紧密结合当前中医高等教育改革的实际需要，充分汲取以前各有关教材的优点，精心编写一本既能系统保持传统温病学理论体系，又能与职业标准深度对接；既具有较高的学术水平，又能密切结合临床实际；既能围绕教学大纲突出重点进行课堂教学，又便于学生扩大知识面进行自学的温病学教材。为此，我们在教材编写时作了一些新的尝试：为突出教学重点与便于教学，对教材内容删繁就简，进行了较大篇幅的压缩；中篇所涉各温病病种，按"温热类温病"、"湿热类温病"、"温毒"等归类介绍，有助于执简驭繁，前后互参；中篇所引代表方剂的来源不同，所标示的剂量悬殊较大，既往教材或不标注剂量，或撰写者自拟剂量，本教材标注各方剂在原文献中的药物剂量，以有助于初学者把握原方药物的配伍比例；为加强与职业标准深度对接，本教材下篇名著选特别增加了吴鞠通《温病条辨》相关内容的介绍；为便于学生利用本教材更好地理解和掌握温病学的常用名词术语，选择了部分温病学名词术语，于教材后附"温病学名词术语索引"。

本教材的编写，得到了中国医药科技出版社的精心组织和指导，以及成都中医药大学领导的大力支持，此外，许多中医界老前辈和兄弟院校的有关老师对本书的编写提出了宝贵的意见和建议，对保证和提高本教材质量，发挥了重要作用。参加本教材编写6所中医院校的全体编委都认真完成了各自的编写任务，于各章节后皆标注其姓名，以示其责，在此基础上，主编、副主编进一步作了精心审修。在本教材完稿之际，对为本教材的编写付出了辛勤劳动的各位领导、专家、教授表示衷心的感谢！

由于我们的水平有限，本教材中必然还存在一些不足，希望在使用过程中能得到广大师生和读者的批评指正，使本教材的质量能不断提高。

编　者

2012年3月

# 目 录

## 【 中 篇 】

## 【 下 篇 】

上 篇 >>>

# 第一章　绪　论

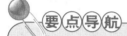

**要点导航**

　　通过本章的学习，在了解温病学定义、地位及研究对象的基础上，重点学习温病学发展史中前三个阶段的总体特点，以及每一阶段的代表医家或著作对温病学发展作出的主要贡献，从而熟悉温病学的发展源流，理清头绪。了解本教材上篇、中篇、下篇三大部分内容的不同特点，根据这些特点，制定和采取相应的学习方法。

## 第一节　温病学的定义、地位及研究对象

　　温病学是研究温病发生发展规律及其预防和诊治方法的一门学科，旨在阐明温病的病因、发病、病理变化、诊断方法，及其预防和治疗措施。温病学的理论体系和经验积淀，不仅对指导温病的诊治具有很强的临床实践性，其卫气营血辨证和三焦辨证体系也是中医临床各科的基础之一，故又兼具中医基础学科的性质。其原著《温热论》、《温病条辨》等被视为中医经典著作，历来都认为温病学是学习中医学的必修课程，可见，温病学在中医学中占有重要地位。

　　温病学的研究对象是外感疾病中具有温热性质的一类疾病，一般称为温病或温热病。因其发病与春、夏、秋、冬四季的气候变化密切相关，故又可称为四时温病。温病的发生和流行，直接威胁着人们的健康，当今仍是临床医学的一大棘手难题。温病学蕴涵着历代医家防治温病的丰富的学术理论和经验，实践证明，这些理论和经验对于防治多种传染病和感染性疾病，以及一些非感染性发热性疾病，具有着重要的指导意义。中华人民共和国成立以来，中医学得到了长足的发展，广大医务工作者运用温病学的理论和经验，治疗包括急性传染病在内的急性感染性疾病及其他一些发热性疾病，取得了可喜的成绩，特别是近年来，在传染性非典型肺炎（SARS）、人猪链球菌病、人禽流感等突发公共卫生事件的防治中展现出重要作用，引起了国内外医学界的重视。今后，必将更紧密地结合多种传染病和感染性疾病防治的重大需求，进一步推动温病学理论和温病防治水平的提高。

# 第二节 温病学的形成与发展

温病学是研究温病的一门学科，因此，对于温病学来说，就必须阐明温病区别于其他疾病的本质属性，及其病因、病机、临床表现、诊治方法等方面的特点，并在此基础上总结出一套完整的理论体系和诊治方法，从而形成温病学，其间，经历了漫长的形成与发展历程。

温病始隶属于伤寒，从某种意义上说，一部温病学发展史，就是其在伤寒体系中孕育，发展变革以致分化区别，从而自成体系的历史。其发展过程，经历了以下几个阶段。

## 一、萌芽阶段（战国至晋唐时期）

这一阶段的总体特点是：提出了温病病名，在概念上将温病隶属于伤寒范畴，对温病的论述散见而无专著。

此时期《内经》、《难经》、《伤寒杂病论》等先后问世，中医学形成了初步的理论体系，已有涉及温病的多方面论述。《内经》首次提出温病病名，仅《素问》中提到温病病名的有60多处，散见于11篇中。《内经》中有几篇论述与温病关系密切，如《素问》中的《热论》、《刺热篇》、《评热病论》，以及《灵枢》中的《热病》等。另如《本病论》、《刺法论》、《六元正纪大论》等，虽未以热病作篇名，但论述的许多有关热病的内容，也是研究温病的经典文献。《内经》对温病的认识，是将温病隶属于伤寒的范畴，即《素问·热论》所谓："今夫热病者，皆伤寒之类也。"《内经》除了提出温病的病名外，尚对其因、证、脉、治等方面作过散在性的论述。如在病因方面，《素问·生气通天论》提出"冬伤于寒，春必病温"的观点，此为后世温病伏邪学说的渊薮。《素问·六元正纪大论》论述了非时之气是导致温病发生与流行的因素。在脉证方面，突出了温病的温热性质。如《灵枢·论疾诊尺》有"尺肤热甚，脉盛躁者，病温也"的论述。在治疗方面，除《素问·至真要大论》提出的"热者寒之"、"温者清之"等一般性治疗原则外，《灵枢·热病》还提出了被后世称作治疗温病大纲的"泻其热而出其汗，实其阴补其不足"之说。在预防方面，重视正气抗御邪气的作用，如《素问·刺法论》所说："正气存内，邪不可干"，同时强调还应"避其毒气"。在温病的预后方面，《素问·玉版论要篇》提出了"病温虚甚死"的观点。

《难经·五十八难》进一步提出了"广义伤寒"和"狭义伤寒"的概念，所谓："伤寒有五：有中风，有伤寒，有湿温，有热病，有温病"，将温病隶属于广义伤寒之中。

《伤寒论》在广义伤寒的范畴内论述温病。简明地描述了温病初期热象偏盛的临床特点，所谓："太阳病，发热而渴，不恶寒者为温病。"其六经辨证纲领，对温病卫气营血、三焦辨证纲领的创立，具有重要的启迪。《伤寒论》虽未明确提出温病的治疗方剂，但所述的清热、攻下、养阴等治法及其相应方药，确可适用于温病，为温病治疗学的形成奠定了基础。

《伤寒论》之后至晋唐的一些医学著作，对温病的病因作了进一步的探索。如晋代王叔和引申《内经》伏寒化温之说，提出寒邪"中而即病为伤寒，不即病者，寒毒藏于肌肤，至春变为温病，至夏变为暑病"。此外，尚有外感乖戾之气而病温的说法，如《肘后方》说："岁中有疠气，兼夹鬼毒相注，名曰温病。"《诸病源候论》亦说："人感乖戾之气而生病。"《肘后备急方》、《千金要方》、《外台秘要》等著作还记载了许多了防治温病的方剂，如黑膏方治疗温毒发斑、葳蕤汤治疗风温、犀角地黄汤治疗温病内有瘀血之吐血证，以及《肘后方》所载屠苏酒预防温病交相染易，《千金要方》用太乙流金散烧烟熏之以辟温气的方法。

综上可见，晋唐以前对温病的认识尚处于初级阶段，将温病隶属于伤寒，虽有论治温病的一般原则，但方法尚不具体、全面。因此，这一阶段可以说是温病学的萌芽阶段，也可称为隶属伤寒期。

## 二、成长阶段（宋至金元时期）

这一阶段的主要特点，在于注意到温病与伤寒的区别，认识到用伤寒的治法方药治疗温病的弊端，从而逐步从理论、治法、方药等方面进行变革，创立新说，促进温病逐渐从伤寒体系中分化出来。

在特别尊崇《伤寒论》的宋代，多用《伤寒论》的理论方药通治温病。宋代一些研究《伤寒论》的名家，如韩祗和、庞安时、朱肱等人，在深入研究《伤寒论》和临床实践中，深刻体会到温病与伤寒的区别，提出应当变通《伤寒论》治法，反对墨守经方不变。如韩祗和在《伤寒微旨论》中批评对仲景方"竟不能更张毫厘"的作法，甚至提出热病可"别立方药而不从仲景方"的主张。庞安时在《伤寒总病论》中，以桂枝汤为例，因时、因地、因人进行加减，为活用经方作出示范。朱肱继庞氏之后在《伤寒类证活人书》中，也对运用《伤寒论》辛温解表剂治疗外感病须加寒凉清热药，发表了类似的见解，认为"桂枝汤自西北二方居人，四时行之，无不应验。自江淮间，惟冬及春初可行，自春末及夏至以前，桂枝证可加黄芩半两，夏至后有桂枝证，可加知母一两、石膏二两，或加升麻半两。若病人素虚寒者，正用古方，不在加减也"。

金元时期医学领域出现了"百家争鸣"的局面，提出了变革外感热病的理论与治疗的主张，其中重要的代表人物，便是金元四大家之一的刘河间。在理论上，他根据《素问·热论》，重申伤寒六经传变俱是热证，非有阴寒之证，并创造性地提出"六气皆从火化"的观点，为温病寒凉清热为主治疗学的形成奠定了理论基础，开创了先河。进而创制了双解散、凉膈散、防风通圣散等辛散解表、寒凉清里的表里双解剂。

刘氏创新论、立新法、制新方，使温病在摆脱伤寒体系的束缚的道路上向前推进了一大步，所以，后世有"伤寒宗仲景，热病崇河间"之说。

真正使温病从伤寒体系中分化出来的，首推元代末年的王安道。王氏认为应当从概念、发病机制、治疗原则上将温病与伤寒明确区分，其《医经溯洄集》中说："夫惟世以温病热病混称伤寒，……以用温热之药，若此者，因名乱实，而戕人生，其名可不正乎？"强调"温病不得混称伤寒"。并揭示温病的发病机制是里热外达，因而主张温病的治疗应以清里热为主。至此，对温病的认识始从伤寒体系中分化出来，故清代温病学家吴鞠通评价王安道"始能脱却伤寒，辨证温病"。

由此可见，宋至金元时期，温病学在理法方药诸方面都有重大的发展，在不断变革的基础上，逐渐从《伤寒论》体系中分化出来。因此，这一时期可以说是温病学的成长阶段，也可称为变革分化时期（图1-1）。

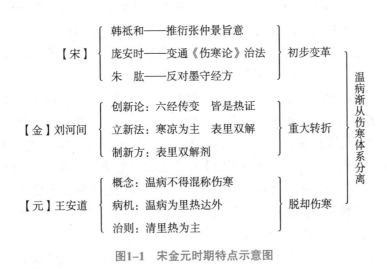

图1-1 宋金元时期特点示意图

### 三、形成阶段（明清时期）

这一时期，众多的医家在总结、继承前人有关温病的理论和经验的基础上，结合各自的实践体会，对温病学的多个领域进行了开拓性的深入研究，形成了大量的温病学专著，在病因、病机、诊断方法、辨证论治诸方面形成了较为完善的理论体系，使温病学形成一门独立的学科，故这一时期，可称为温病学的形成阶段，也可称为自成体系期。

1642年，明代医家吴又可著第一部温疫学专著——《温疫论》，明确提出温疫与伤寒有"霄壤之隔"，其性质完全不同，对温疫的病因、病机、治疗等提出了许多独特的见解。在病因方面，推论出温疫是感受杂气所致，杂气非风、非寒、非暑、非湿，故又称作异气，其中的疠气为病颇重，众人触之即病。杂气致病具有特异性，包括"偏中"性，如"人病而禽兽不病"；不同的杂气引起不同的疫病，即"各随其气而为诸病"；不同杂气的病损部位有一定的规律性，即"专入某脏腑经络"。在病机方面，认为杂气从口鼻而入，始客于膜原，邪溃则有九种传变，大凡不出表里之间。在治疗上强调祛邪，创立疏利透达之法，并欲求针对温疫的特效药物，即"能知以物制气，一病只需一药之到而病自已，不烦君臣佐使品味加减之劳矣"。

明代医家张鹤腾（号凤逵）所著第一部暑病专著——《伤暑全书》，对暑病的病因、发病、辨证、诊断、治法和方剂等均有较为详细而系统的论述，在收录前人有关暑病的理论和证治经验的基础上，提出了许多作者自己的创见，对暑病的理法方药颇多发挥。

在清代众多医家中，对温病学所作出的贡献之大首推被誉为"温热大师"的叶天士。由叶氏口授，其门人笔录整理而成的《温热论》，为温病学理论的奠基之作。该篇系统阐述了温病的病因、病机、感邪途径、邪犯部位、传变规律和治疗大法等。指明新感温病病因是温邪，感邪途径从口鼻而入，首犯部位为手太阴肺，其传变有逆传和顺传两种形式。创立了卫气营血学说，以阐明温病病机变化及其辨证论治规律。丰富和发展了有关温病的诊断方法，如辨舌、验齿、辨斑疹、白㾦等。此外，由其门人所辑的《临证指南医案》保留了许多叶氏治疗温病的验案，其有关论述及其辨证、立法、处方，为后世论治温病提供了范例。

与叶天士同时代的医家薛生白，立湿热病专论，所著《湿热病篇》对湿热病的病因、病机、辨证论治作了较全面、系统的论述，尤其是对湿热之邪在上、中、下三焦的辨证、治疗和具体方药进行了条分缕析的论述，进一步充实和丰富了温病学内容。

温病学家吴鞠通以《临证指南医案》中有关温病的验案为依据，历取诸贤精妙，考之《内经》，参以心得，著成《温病条辨》，倡导三焦辨证，形成了以卫气营血、三焦为核心的温病辨证论治体系。吴氏总结出的一整套温病治疗方法和有效方剂，使温病的辨证与治疗臻于规范、完善。

王孟英则"以轩岐仲景之文为经，叶薛诸家之辩为纬"，旁考他书，参以经验，经纬交错，著成《温热经纬》，系统地构织出温病学体系，对19世纪60年代以前的温病学理论和证治作了较全面的整理，促进了温病学的进一步成熟和发展。至此，温病学成为一门独立学科而风行于大江南北。

明清时期温病学主要成就如图1-2所示。

以上叶、薛、吴、王，被誉为温病四大医家。除此之外，清代还有许多医家从不同角度充实和发展了温病学的理论证治体系。如清初医家喻嘉言，在《尚论篇》中提出瘟疫三焦病变定位，以及以逐秽解毒为主的三焦分治原则，并对秋季燥邪为病的病机和治疗作了较深入的论述，将《内经》"秋伤于湿"，修订为"秋伤于燥"，创制了治疗燥热伤肺证的清燥救肺汤。此外，清代戴天章《广温疫论》、杨栗山《伤寒温疫条辨》、余师愚《疫疹一得》等，在吴又可《温疫论》基础上，对温疫的病因、病机、诊法和辨证论治，作出了补充和发展，并创制了许多行之有效的方剂。而陈平伯（字祖恭）的《外感温病篇》、余霖（字师愚）的《疫疹一得》、柳宝诒（字谷孙）的《温热逢源》、雷丰（字少逸）的《时病论》、俞肇源（字根初）的《通俗伤寒

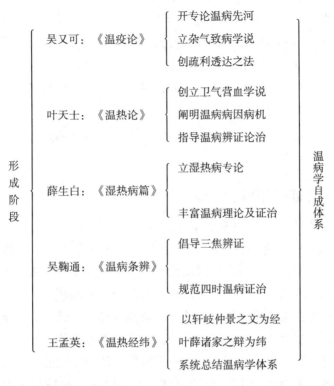

**图1-2 明清时期温病学主要成就示意图**

论》以及戴天章（字麟郊）的《广温热论》等，则从不同侧面丰富充实了温病学的内容。

随着温病学在伤寒体系中孕育发展，变革分化，最终自成体系，另立门户，出现了对温病学的评价及其与《伤寒论》的关系等方面的激烈学术争论，这就是中医学上影响甚大的伤寒学派与温病学派之争。

伤寒学派的基本观点是强调伤寒是一切外感热病的总称，温病包括其中，《伤寒论》已经具备了温病证治的完整内容，温病不应另立门户，自成体系。其代表人物为陆九芝，推崇者有恽铁樵、陆渊雷等。他们坚持用《伤寒论》六经辨证指导温病证治，对以叶天士、吴鞠通为代表的温病学派的学术见解激烈抨击，认为是"标新立异，数典忘祖"。温病学派的基本观点是强调温病与伤寒为外感热病的两大类别，其病因病机截然不同，概念不容混淆，治疗必须严格区分。尽管《伤寒论》中有关于温病的内容，但毕竟"详于寒，略于温"，因此主张温病必须脱离伤寒范围，另立新论以"羽翼伤寒"。

应当肯定，温病学是在《伤寒论》基础上发展起来的，它所确立的辨证论治原则对温病学辨证纲领的形成，具有重大的启迪。《伤寒论》中许多治法方药，为温病学派所汲取，一直用于温病治疗，具有很高的学术和临床价值。但是《伤寒论》成书年代之远，由于历史条件的限制，认识上难免局限。随着社会的进步，医学的不断发展，在防治外感热病方面，为适应客观实际的需要，逐渐积累医疗实践经验，不断创立新的治法，升华出新的理论，温病学的形成势在必然，其理论和具体证治都较之《伤寒论》有长足的进步，补充了《伤寒论》的不足，提高了外感热病的治疗效果。温病学与《伤寒论》在学术上是一脉相承的，是继承与发展的关系。因此，既不能认为在《伤寒论》基础上产生温病学是多此一举，也不可将温病学与《伤寒论》截然对立。学习研究《伤寒论》，有助于追溯温病学之源，学有根基；研究温病学又有助于加深对《伤寒论》的领悟。

### 四、发展阶段（近现代时期）

从鸦片战争至现代，温病学有了新的发展。绍兴名医何廉臣编著《重订广温热论》，将温疫学说与叶天士为代表的温热学说有关的内容相融合，推广用于一切温病，该书理论深透详明，尤其对伏气温病见解独特，各家精论兼备，古今验方验案评述精当，影响甚大。何氏又征集当时全国各地名医四时六淫病案，以及温疫、喉痧、白喉、霍乱、疫痢等传染病医案，严加选择，精当评述，编著《重印全国名医验案类编》。该医案涵盖了温病的主要内容，至今仍有重要参考价值。河北盐山张锡纯于温病学贡献颇多，其《医学衷中参西录》载有许多自拟的治温病的方剂及医案，尤其对白虎汤和生石膏在温病中的运用，经验丰富，匠心独运。福建吴锡璜撰《中西温热串解》，力图以西医理论阐明中医温病有关病机和证治，书中《叶香岩温热论注解》一章有一定新意。江苏孟河丁甘仁著《喉痧证治概要》，对烂喉痧的治疗独具心得。

这一时期，全国各地纷纷创办中医学校、国医学院，编写温病学教材，以叶、薛、吴、王诸家学术思想为主要内容，并将温病学作为主干课程，列入中医教育，培养了一批中医后继人才，促进了温病学的发展。

20世纪50年代以来，温病学随着中医事业的发展而不断取得新的成就。主要表现在如下几方面。

温病学理论和诊治方法的临床运用。1954~1956年我国部分地区乙型脑炎流行，石家庄地区用白虎汤加味治疗，取得满意疗效，被医学界认可，引起广泛关注。几十年来，大量的临床实践证明，温病学的理论和经验，对于防治传染病、急性感染性疾病有其独特的功效，对严重危害人民健康的急性传染病和感染性疾病，如流行性感冒、麻疹、小儿麻痹症、流行性乙型脑炎、流行性脑脊髓膜炎、流行性腮腺炎、白喉、流行性出血热、登革热、病毒性肝炎、肠伤寒、钩端螺旋体病、疟疾、细菌性痢疾、血吸虫病、急性支气管炎、肺炎、败血症、急性胆道感染、急性泌尿道感染等，都取得了满意的疗效。此外，在内科、妇科、外科、皮肤科、五官科等临床各科的急性感染性疾病或自身免疫性疾病的治疗中，特别是在败血症、休克、急性肾功能衰竭等危重病证的治疗中，也广泛使用温病的理法方药，总结出不少新的经验，提出了一些新的思路，创制了不少新的方药，从而丰富了温病学的内容，促进了温病学的进一步发展。近年来运用温病学理论认识一些新发传染病并指导其防治，亦取得显著成效。如中西医结合防治传染性非典型肺炎（SARS）优势明显，温病学理论在指导人猪链球菌病、人禽流感等突发公共卫生事件的防治中发挥了重要作用。

文献理论研究方面，全国各地出版社影印、再版了不少温病学著作，并组织专家对其中的重要的古籍进行考证、点校，相继出版了一批温病学原著的译注、类编、类解、白话解等。此外，名老中医研究温病的专著、医案、医话等得以出版，丰富了温病学的内容。通过系统研究整理，使温病学基础理论更加系统、规范、科学。广泛开展学术讨论，特别是针对一些重大问题，如卫气营血辨证与三焦辨证的关系、三焦的实质问题、新感与伏邪的争论、"寒温之争"及其统一外感热病辨证纲领的研究、温毒的致病作用、温病伤阴及其养阴治疗的讨论等，进行了深入研讨，活跃了学术空气，促进了温病学理论的发展。

教育方面，1956年我国设立高等中医院校，温病学被列为中医高等教育的必修课、主干课。国家卫生部、国家中医药管理局相继组织编写了多版本不同层次的温病学教材，使温病学的系统性、规范性和科学性逐步提高，确保了温病学教学质量。1978年以来，部分中医院校先后招收温病学硕士和博士研究生，使学科教育水平向更高层次发展。

利用现代科学技术对温病学进行研究，也是提高温病学学术水平，发展其诊治手段的重要途径。例如运用生理学、病理学、生物化学、微生物学、免疫学、药理学、制剂学等学科的理论和方法，对温病卫气营血病理本质及其传变规律，温病舌苔舌质的变化等进行研究，取得了一定的成果。对温病中常用的清热解毒、活血化瘀、攻下通里、益气养阴、开窍固脱等治法及其方药进行了研究，生产出一大批疗效确切、质量稳定、使用方便的新药和新剂型，广泛应用于临床，在治疗病毒性感染和抢救温病危重症中，发挥了重要的作用。

在新的历史时期，面对不断给人类带来重大威胁的感染性疾病，以及病原体耐药性的获得和增强已超过抗生素的研制和生产的现实，如何进一步加强温病的临床研究，提高中医对传染病和急性感染性疾病的诊断、辨证、治疗的水平；挖掘针对病原体的特异性治疗；深化温病学理论的基础研究，创立新的学术理论；开发更多的疗效确切、能多途径给药的新制剂等，都给温病学提出了更高的要求。温病学已进入一个面临巨大挑战的新阶段，需要继续努力，以促进温病学的进一步发展和提高。

## 第三节 《温病学》教材的编撰特点与学习方法

温病学是众多医家在防治温病方面的理论和经验的结晶，由大量的温病学专著汇集而成，因此，在学习和研究方法上，应当注意取各家之长，扬长避短，才能较全面和正确地掌握温病学。据此特点，本教材将各家之说择善融汇，重新进行编排、补充、订正，形成了上篇、中篇、下篇三大部分。

上篇主要介绍温病学的发展简史、温病学和温病的概念、病因与发病、温病的辨证、常用诊法和防治方法，要求概念明确，原理清楚，并初步掌握温病诊治方法的基本要领。

中篇将风温、春温、暑温、湿温、伏暑、秋燥、大头瘟、烂喉痧等主要温病病种，按温热类温病、湿热类温病和温毒三大类别，进行归类讨论，以加强同类温病病种间的结合互参，进而介绍各温病病种的病因、病机、诊断、辨证论治等内容。要求在掌握各温病病种发生发展规律的基础上，对其演变过程中各种证型的理法方药能一线贯通。同时还应注意与上篇内容的联系和比较，提高运用基础理论知识指导临床病例的分析和诊断治疗的能力。

正是由于温病学是由大量的温病学专著汇集而成，所以本教材的下篇按类选释最具代表性和影响力的叶天士《温热论》、薛生白《湿热病篇》、吴鞠通《温病条辨》三篇温病学原著的部分条文。要求读通原文，掌握其学术思想，其中一些重要条文应当精读、背诵。这样既能巩固和深化前面学习的内容，也可以为今后进一步学习研究，以及提高阅读原著的能力打下基础。

根据本教材的编撰特点，按照本门课程教学大纲的要求，制定和采取相应的学习方法，将有助于系统地掌握温病学的基础理论、基本知识和基本技能。

 小 结 ...................................................................................................

本章初步介绍了温病学的定义和地位，即温病学是研究温病发生发展规律及其预防和诊治方法的一门学科，既具有很强的临床实践性，又是中医临床各科的基础之一。

一部温病学发展史，就是其在伤寒体系中孕育，发展变革以致分化区别，从而自成体系的历史。抓住这一脉络，能更好地明确温病学发展史中前三个阶段的总体特点与相互区别。代表医家中尤要注意明清时代主要温病学家的特殊贡献，如吴又可立杂气致病学说，创疏利透达之法；叶天士创立卫气营血学说，指导温病辨证论治；薛生白立湿热病专论，丰富温病理论及证治；吴鞠通倡导三焦辨证，规范四时温病证治；王孟英以轩岐仲景之文为经，叶薛诸家之辨为纬，系统总结温病学体系。

了解本教材上篇、中篇、下篇的学习内容和学习要求的差别，有利于制定更有针对性的学习方法。

.......................................................................................................

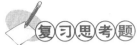 复习思考题

1.《伤寒论》对温病学学术体系的形成有哪些重大影响?

2. 怎样看待吴鞠通评价温病学的形成为"羽翼伤寒"?

3. 学习温病学有哪些现实意义?

（杨　宇）

# 第二章　温病的概念

**要点导航**

温病学的研究对象是温病，所以应明确温病的概念。注意从温病概念的内涵与外延两个方面加以把握，即温病在病因、发病、病理和临床表现等方面所具有的特点，温病的范围和分类，以及温病与伤寒、温疫、温毒等在概念上的区别。

温病是由感受温邪引起的，以发热为主症，多具有热象偏重、易化燥伤阴等特点的一类急性外感热病。这类疾病的致病原因各异、发病季节不同、临床表现不尽一致，但其病因和病理演变都具有温热性质的共同特点，故总称为温病。温病属于外感疾病的范畴，与内伤杂病有本质的不同，也与伤寒、温疫、温毒等外感疾病在概念上有所区别。

## 第一节　温病的特点

温病所包括的多种外感热病，在病因、发病、病理和临床表现等方面具有一些共同的特点。这些特点对于揭示温病的发生发展规律，掌握温病的诊断辨证方法，确立温病的防治原则和措施具有重要的意义。

### 一、致病因素的特异性

叶天士《温热论》中明确将温病的病因概括为"温邪"。温邪致病的特异性，主要体现在以下三方面：一是温邪为一类外感病邪，从外感受，不同于内伤杂病的病因，引起的疾病属于外感疾病；二是其性质属热，有别于如伤寒等风寒性质外感疾病的病因；三是不同的温邪尽管都具有温热性质，但各邪侵犯人体的途径、病变的部位，以及致病后的临床表现互有差异和区别。温邪致病的特异性，是"审证求因"的前提，即可根据温邪致病的特异性，分析温病发病后的临床表现，从而明确其致病因素。

温病为一类外感热病，而"外感不外六淫"，故温病的病因亦不出六淫之外。《素问·至真要大论》提出："夫百病之生也，皆生于风、寒、暑、湿、燥、火，以之变化之变也。"故温邪包括了四时六淫之邪从热而化的风热病邪、暑热病邪、湿热病邪、燥热病邪，以及传统所谓"伏寒化温"的温热病邪，即温邪可兼具风、暑、湿、燥等外感病邪的性质。

此外，还包括具有温热性质的"疠气"和"温毒"等外感病邪。明代医家吴又可继承了前人关于疠气致病的病因理论，提出了"疠气"是引起温疫的原因。还有医家根据某些温病初起可见皮肤红肿溃烂或透发斑疹等热毒表现，提出了"温毒"病因说。从"审证求因"、"审因论治"的角度分析，疠气与温毒也属于温邪的范畴。

## 二、多具传染性、流行性、季节性、地域性

### （一）传染性

大多数温病具有程度不等的传染性，其致病因素可以通过各种途径在人群中传播。古人对于温病的传染性早有认识，《内经》中就有关于疫病传染特点的具体记载。如《素问·刺法论》说："五疫之至，皆相染易，无问大小，病状相似。"刘河间《伤寒标本》称疫疠为"传染"，并列有传染专节。吴又可《温疫论》中对温疫病的传染途径作了具体描述。他说："邪之所着，有天受，有传染。"其所谓"天受"是指通过空气传播，"传染"则是指通过与患者的直接接触而感染。故西医学中的多种急性感染性疾病，特别是急性传染病，多可按照温病进行辨证论治。大多数温病具有传染性，也有少数温病并不具有传染性，如夏季的中暑；还有一些无传染性的感染性疾病，如大叶性肺炎，因其具有温病的特征，故仍归属于温病的范畴。除此之外，各种温病传染性的强弱有很大的差异，这主要取决于温邪的性质、毒力和人体正气抗御病邪的强弱。

### （二）流行性

由于大多数温病具有传染性，所以在一定条件下，可以在人群中扩散蔓延，引起程度不等的流行。古代文献中将流行称为"时行"、"天行"。王叔和在《伤寒例》中说："非其时而有其气，是以一岁之中长幼之病多相似者，此则时行之气也"，指出了流行的特点和成因。庞安常在《伤寒总病论》中说："天行之病，大则流毒天下，次则一方，次则一乡，次则偏着一家"，说明了传染病流行的程度、强弱可以有很大的差异。现代流行病学将疾病传播流行程度分为大流行、暴发、小流行和散发等几种。这种对疾病流行程度的分类原则，与古代医家的论述是一致的。

### （三）季节性

温病的发生大多具有明显的季节性，故有"四时温病"之称。所谓季节性，表现为某些温病只发生于某一季节，如春温发生于春季，暑温发生于夏季，秋燥发生于秋季等；或某些温病多发生于某一季节，如风温多发于冬春、湿温多发于夏秋等。这主要是由于各种温邪的形成及其致病与四季的不同气候条件密切相关。不同季节由于气候特点及变化不同，所形成的温邪也各不相同。如春季气候温暖多风，易形成风热病邪，故多风温之病；夏季气候酷热，暑气炎蒸，易形成暑热病邪，故多暑温之病；长夏天气虽热，但湿气亦重，易形成湿热病邪，故多湿温之病等。同时，不同季节的不

同气候条件，也可造成人体对病邪反应性的差异。如冬春季节肺卫功能比较低下，故容易导致风热病邪侵犯肺卫，病变以上焦为主；夏秋季节热盛湿重，人体脾胃功能呆滞，易导致湿热病邪侵犯脾胃，病变以中焦为主。

### （四）地域性

温病的发生和流行还常呈现地域性特点，即某种温病在某一地域较为多见。这主要是由于我国疆域辽阔，不同地域的地理环境、气候条件等差别很大，从而影响到温病病邪的产生和传播。另一方面，不同地域居住的人们在生活习惯、卫生条件、体质类型等方面存在着差异，也会对温邪的感受、传播、流行等产生不同的影响。如叶天士在《温热论》中说："吾吴湿邪害人最广。"陈平伯在《外感温病篇》中也指出："东南地卑水湿，湿热之伤人独甚。"都提出我国东南沿海地区地势低平，河网稠密，湖泊众多，夏季炎热潮湿，湿热类温病易于发生。

### 三、病程发展具有一定的规律性

温病发展过程的规律性首先表现在其发生发展的趋势，一般为病位由表入里，病情由轻转重，病性由实致虚。即尽管温病类型很多，但发病初起，大多从卫分表证开始，病位较浅，病情较轻；随着病程发展，病邪内传入里，病情随之加重，出现里热实证；如病变继续发展，则可出现邪热更甚而正气虚衰，或邪热虽减但正气衰败的危险证候。

温病发展规律性的另一表现是其病程发展具有阶段性，这是温病区别于内伤杂病的重要标志之一。温病病程的阶段性，是由在温邪作用下，卫气营血与三焦所属脏腑的功能失调和实质损害具有规律性变化所决定的，故这种病变过程的阶段性变化，可用卫分证、气分证、营分证、血分证，以及上焦证、中焦证、下焦证来概括。温病在病变初期大多是温邪袭于肌表，表现为恶寒发热等表证的病理改变，多为正盛邪轻；温病的中期阶段，邪正剧烈相争，属正盛邪实，故多表现为高热、神昏、斑疹出血等里实热证的病理改变；温病的后期阶段，多属邪衰正损，邪少虚多，特别是肺胃阴伤或肝肾阴伤的证候表现较为突出。总体而言，温病前期阶段邪在卫分、气分，病变以肺、胃、大肠为主，多以人体的功能失常为主；中后期阶段，病邪入营动血，深入下焦耗损肝肾阴精，则病变多以实质损害为主。

### 四、临床表现具有特殊性

温病的临床表现具有一定的特殊性，这些表现既是区别于其他疾病的客观依据，也是各种温病的共同特征。概括起来有以下几方面。

### （一）起病急，传变快

温病大多起病急骤，传变迅速。所谓起病急骤，是指患者能准确回答近期发病的时日。病变过程中传变较快，变化较多，病情严重者，可一日一变，甚或"一日三变"。这与一般内科杂病的起病情况和演变过程构成区别，表现明显不同。不过，某些湿热类温病如湿温起病相对较缓，传变较慢，所以上述的"急"、"快"也是相对而言的。

## （二）以发热为主症，热象偏重

发热是温病的主要见症，各种温病自始至终都有发热表现。不同类型温病和温病的不同阶段，其发热类型有别。把握不同发热类型的特点，有助于辨别温病的病变性质。温病患者除发热外，还具有热象偏重的特点，如烦渴、尿赤、舌红、苔黄等一系列"热"的征象。

## （三）易内陷生变

温邪传变迅速，病程中常因邪热炽盛、正不敌邪，致使邪热深陷于里，产生严重病变而出现一系列急重、险恶证候。常见者为动血、闭窍、动风。所谓动血，是指急性多部位、多脏腑、多腔道出血，如衄血、咯血、呕血、便血、尿血及皮肤斑疹密布等。闭窍和动风常可同时出现，即神志昏迷，手足抽搐等互见。以上见症均是温病严重而危急的证候，如不及时有效地进行治疗，可进一步引起邪热内陷、正气溃败外脱的严重后果而危及生命。温病过程中这些急速产生的重险表现，亦是区别于一般内科杂病的重要特点之一。

## （四）易化燥伤阴

温邪属阳热之邪，易于灼伤阴液，尤其是热邪炽盛高热不退时，阴液损伤则更为显著。正如吴鞠通在《温病条辨》中所说："温热，阳邪也，阳盛伤人之阴也。"病在上焦、中焦卫分气分阶段，伤阴以肺胃之阴为主，程度尚轻，表现以口、鼻、唇、咽干燥，干咳无痰或少痰为主；邪入营血或深入下焦，则阴伤程度大多深重，常表现为全身性的津枯液涸，阴精耗竭。湿热性质的温病，其初起阶段化燥伤阴的病理变化并不明显，故较少出现阴液耗伤的干燥征象。不过，一旦湿热化燥化火，其病机变化便与温热类温病相同，化燥伤阴的病理特点即会显现。

上述温病的独特表现，是就温病的整体情况而言的，如就每一个具体病种而言，这些特点所表现的程度又有较大差别，又各具一定的个性。

# 第二节  温病的范围、命名与分类

## 一、温病的范围

温病是由温邪引起的多种外感热病，因此，外感热病中除了风寒性质以外的几乎都属于它的范围。根据历代中医文献记载，对温病范围认识，随着温病学的发展而逐步扩大。在明清之前，温病所指范围较狭小，多数医学文献中所说的温病，每以《素问·热论》"先夏至日者为病温，后夏至日者为病暑"之训为据，仅指发生于春季的一种性质属热的外感热病。明清以后随着温病学的发展形成，温病的范围扩大为包括一年四季多种外感热病在内的一大类疾病。如吴鞠通在《温病条辨》中说："温病者，有风温，有温热，有温疫，有温毒，有暑温，有湿温，有秋燥，有冬温，有温疟"，将温病划分为9种。本教材所介绍的温病主要有风温、春温、暑温、暑湿、湿温、秋燥、伏暑、大头瘟、烂喉痧等。另外尚有一些急性传染病和感染性疾病，如湿热痢、湿热黄疸、麻疹、水痘、百日咳、白喉等，根据它们的性质和特点虽亦属于温病范围，但由于课程教材编写分工的关系，它们已分别列入内科、儿科、喉科等相关教材中。

## 二、温病的命名

温病病种的确立和命名，主要是以发病季节、发病季节的时令主气，以及临床特点为依据。以发病季节为依据的有发生于春季的春温，发生于冬季的冬温；以时令主气为依据的有发生于春季的风温，发生于夏季的暑温，发生于长夏季节的湿温；根据发病季节结合季节主气而命名的如秋燥；以临床特点为依据确立的病种有大头瘟、烂喉痧等。此外，还有根据疾病流行情况命名的病种，如温疫，或称天行病、时行病等。实际上，温疫或天行病、时行病，尚不是单一的病种，而是温病中具有强烈传染性以至引起流行的一类疾病。

根据临床实践观察，温病包括了西医学范围的如下几类疾病。一是符合温病特点的部分急性传染病，如流行性感冒、流行性脑脊髓膜炎、流行性乙型脑炎、麻疹、风疹、流行性腮腺炎、登革热及登革出血热、传染性单核细胞增多症、伤寒、副伤寒、沙门菌属感染、钩端螺旋体病、流行性出血热等；二是具有温病特点的某些急性感染性疾病，如大叶肺炎、支气管肺炎、败血症等；三是少数非感染性的急性发热性疾病，如中暑病、变应性亚败血症、急性白血病等，因其亦具有温病的特点，故可归入温病范围。

## 三、温病的分类

温病的分类，就是将温病范围内的众多病种，再划分为若干类别，以利于临床掌握规律，执简驭繁，指导辨证施治。温病的分类以不同温病所具有的某些共同点为依据，这些共同之处，成为将它们划归为一类的基础。

### （一）根据病因和病证性质分类

各种温病致病原因和临床表现虽不相同，但通过"审证求因"分析，依据其是否兼湿，可将温病分为有热无湿的温热类温病和有热有湿的湿热类温病。温热类温病包括由风热病邪、暑热病邪、燥热病邪、温热病邪、温毒病邪、疠气等所导致的多种温病，常见病种有风温、春温、暑温、秋燥、大头瘟、烂喉痧、暑热疫等。这类温病虽发病季节和感受的时令温邪不同，但本质上都是温热性质病邪为患，大多发病较急，发展较快，临床症状发热显著，易损伤津液，病情严重者可出现热邪内陷引起昏迷、抽搐的危重局面。所以温热类疾病治疗应以清热保津为原则。湿热类温病由湿热病邪、暑湿病邪所导致，主要包括湿温、暑湿、伏暑、湿热疫等。这类温病均为湿热相兼为患，湿为阴邪，性质腻滞，与热相合致病，初起大多湿邪偏重，所以起病一般较缓，发展较慢，初起发热和伤津征象多不显著，治疗重在化湿透热。

需要说明的是，温热类温病与湿热类温病的划分只是相对而言。温热类温病在病变过程中也可兼夹湿邪为患，如风温病中可见风热夹湿，湿热类温病的伏暑也可出现不夹湿邪的病证等。这种分类的主旨，在于有助于整体把握温热类温病与湿热类温病的辨证论治规律，临床上更好地进行辨证论治。吴鞠通在《温病条辨》中说："伏暑、暑温、湿温，证本一源，前后互参，不可偏执"，即凸显了这一分类的要旨。另外，吴鞠通此言的暑温，实指暑湿而言，故本教材将暑湿单列，便于分类掌握。

### 二、根据发病初起的证候特点分类

根据温病发病初起的证候特点，可将温病分为新感温病和伏邪温病两类。所谓新感温病，是指感受时令病邪后即时而发，病发于表的温病；所谓伏邪温病，是指感受当令的病邪后未立即发病，病邪伏藏体内，过时而发，病发于里的温病。前人的这种认识，实际上是根据温病发病初起的不同证候表现而推导出来的。新感温病多指初起病发于表以肺卫表热见症为主要表现的一类温病，如风温、秋燥、冬温等；伏邪温病则是指初起即病发于里以里热见症为主要表现的一类温病，如春温、伏暑等。如发病初起既有里热见症，同时又兼有卫表见症，则称为新感引动伏邪，春温、伏暑等伏邪温病有时可见到这种表里同病的情况。至于夏季发生的暑温、长夏易发的湿温，初起虽见里证，但由于是感受当令的病邪，如夏季主气——暑与长夏主气——湿而发病，故仍归属于新感温病范围。

将温病区分为新感温病和伏邪温病，其意义主要在于识别温病的发病类型，提示病位浅深和病情轻重，掌握传变趋向，对于临床辨证论治和判断预后转归，也有执简驭繁的作用。

### 四、与温病相关的概念

#### （一）温病与伤寒

温病与伤寒都是感受外邪而引起的外感疾病，温病学是在《伤寒论》体系的基础上发展而逐步形成自身体系的，因此，二者在概念上有密切的联系，但在病因、感邪途径、病机、证治等方面却有很大的区别。

在中医学文献中，伤寒的含义有广义、狭义之分。广义伤寒是一切外感热病的总称，包括的范围非常广泛，凡由外邪引起的外感热病都属于它的范围，其中既有风寒性质的，也有温热性质的。正如《素问·热论》所说："今夫热病者，皆伤寒之类也。"《难经·五十八难》更具体地指出："伤寒有五：有中风，有伤寒，有湿温，有热病，有温病。"由此可见，"伤寒有五"之伤寒是一切外感热病的总称，即为"广义伤寒"，而五种伤寒之一的伤寒，则为感受寒邪引起的外感热病，属"狭义伤寒"。

温病涵盖的范围，随着温病学的发展而逐步扩大。温病学形成前，温病隶属于广义伤寒，仅指发生于春季的一种外感热病，因此可视为"狭义温病"。随着温病学的形成，温病范围大大扩大，已成为多种外感热病的总称，几乎包括了外感热病中除了风寒性质以外的所有病种，因此现代温病学所讲的温病实际上是"广义温病"。无论是广义温病还是狭义温病，均隶属于广义伤寒范畴。

温病与因感受寒邪引起的狭义伤寒，是外感热病中的两大类别，两者是并列关系。其因证脉治有很大的不同，临床必须严格鉴别。在病因方面，温病是感受温邪而发病；伤寒是感受寒邪而发病。在感邪途径方面，温邪多从口鼻而入，先犯手太阴肺经或中焦脾胃；寒邪多从皮毛而入，先犯足太阳膀胱经。在病机方面，由于温为阳邪，化热极速，易伤阴液，故病之后期易出现肺胃阴伤或肝肾阴涸之证；寒为阴邪，化热较慢，易伤阳气，故病之后期易出现太阴、少阴阳衰之证。在证治方面，如温病中的风温与狭义伤寒各不相同：风温病初起，邪犯肺卫，肺气失宣，表现为发热微恶风寒，无汗或少汗，头痛咳嗽，口微渴，舌边尖红，苔薄白欠润，脉浮数等，治宜辛凉清透以疏风散热；伤寒初起，寒邪束表，卫阳被郁，表现为恶寒重，发热头痛，关节疼痛，口不渴，舌苔薄白而润，脉浮紧等，治宜辛温发汗以祛风散寒。在温病过程中，由于风温阴伤较明显，所以要处处顾护阴液；在伤寒过程中，由于寒邪易伤阳气，所以要注意保护阳气。在风温后期，注重滋养肺胃之阴；而伤寒后期多用温补太阴或少阴之法。

### （二）温病与温疫
温疫是指温病中具有强烈传染性并能引起流行的一类疾病。

"温"是指疾病的性质，疫是指疾病具有强烈传染性并能引起流行，即《说文》中所说："疫，民皆病也。"因此，温疫是指温热性质的一类疫病，与古代文献中记载的瘟疫有别，瘟疫为一切疫病的总称，它除了包括温疫外，还包括寒疫、杂疫等。

温病是一切温热性质外感热病的总称，多具有传染性和流行性，温疫则是指温病中具有强烈传染性并能引起大流行的一类，隶属于温病范畴，为了更好地突出其传染性和流行性的特点，以区别于一般温病，所以在名称上称为温疫。如王孟英在《温热经纬·湿热病篇》中引喻嘉言所言："湿温一证，即藏疫疠在内，一人受之则为湿温，一方受之则为疫疠。"说明具有传染性的湿温病，在散发的情况下，称为湿温，若引起大范围流行者，则又称为疫疠亦即温疫。由此可见，温病与温疫概念的区别就在于其传染性和流行性的大小强弱。

### （三）温病与温毒
温病与温毒在概念上既有联系又有区别。

在古代中医文献中，有关温毒的含义大致有两种：一为病名，即指具有独特表现的一类疾病，即温毒疾患；二为病因，即温热毒邪。本节主要讨论前者，后者将在病因章中讨论。

温毒作为疾病名称主要是指因感受温热毒邪引起的一类具有独特临床表现的急性

外感热病。它除了具有一般急性温热疾病的症状表现外，还具有局部红肿热痛，甚则溃烂，或肌肤密布斑疹等特征。包括了多种温热疾病，如大头瘟、烂喉痧、疔腮等。如雷少逸指出："然有因温毒而发斑、发疹、发颐、喉肿等，不可不知。"可见，温毒为包括了多种具有"毒"的特殊表现温病的统称。

　　古代医家对温毒疾病概念的认识不尽一致。温毒之名最早见于王叔和《伤寒例》，该书载："阳脉洪数，阴脉实大者，更遇温热，变为温毒，温毒为病最重也。"其意是指冬伤于寒，伏而未发，过时又遇温热之邪而发病，临床症状较严重的一种疾病，虽提到了其脉象，但未指出其他的表现。《肘后方》中明确指出了"温毒发斑"的临床特点为肌肤发出斑疹。其后，郭雍《伤寒补亡论》中对温毒的病因病机和临床表现作了较系统的论述，他提出，温毒一病，既非伤寒，又非温病，为冬季先感受冬温不正之毒，又感受寒邪，毒为寒所折，毒不得入，亦不能退，到天气暄热去其外寒而温气得通，郁于内的热毒得以向外而伤及肌肤，致皮肤出现斑疹如绵纹，或烂为疮。除此以外，有的医家认为温毒是发生于温病、伤寒之中的一种特殊病证，如熊立品在《瘟疫传症汇编》中所说："温毒：凡伤寒、瘟疫并各种温病，初感外邪未得解散，留滞经络、肌肉、脏腑，杳无出路，常于颈、项、胸、胁、腰、膀、胫中忽然燃肿，或小如李实，或大如覆杯，坚硬红晕，痛如锥刺，畏寒作热，脑闷头昏"。而《温病条辨》则把大头瘟、蛤蟆瘟等作为温毒："温毒，咽痛喉肿，耳前耳后肿，颊肿，面正赤，或喉不痛，但外肿，甚则耳聋，俗名大头瘟、蛤蟆瘟……"。可见，不同的医家对温毒所指的范围及其临床表现的描述不完全一致。

　　因此，温病为温热性质外感热病的总称，温毒因其具有显著温热性质这一特点而隶属于温病范围，即为温病中具有肿毒或发斑表现的一类特殊病种。

**小结**

　　本章围绕温病概念的内涵与外延，即温病的特点与温病的范围和分类两个方面，进行了深入的讨论，以期明确什么是温病。着眼于温病与非温病的区别，明确温病在病因、发病、病理演变和临床表现等方面所具有的共同特点。在此基础上，把握温病的范围和温病病种的命名原则，初步了解两种重要的温病分类方法，以便临床执简驭繁，指导辨证论治。此外，注意温病与伤寒、温疫、温毒等相关概念的联系与区别。

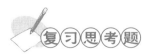

**复习思考题**

1. 如何认识温病传染性和流行性的特点，其对临床有何实际意义？

2. 温病发生为何有四时之分和地域的不同？

3. 怎样掌握温病病机变化的规律性和临床表现的特殊性？

4. 温热类温病与湿热类温病、新感温病与伏邪温病的分类前提是什么？对临床有何指导意义？

5. 温病与伤寒在概念上的联系与区别是什么？

（杨　宇）

# 第三章　温病的病因与发病

**要点导航**

　　通过本章的学习，把握温病病因的共性和各种温邪的致病特点，了解温病发病的内因与外因之间的关系及感邪途径，以及常见发病类型中新感温病与伏邪温病的基本含义与特点，为温病的审证求因、审因论治奠定基础。

　　温邪是引起温病发生的一个主要因素，但温邪能否侵袭人体以及侵袭人体后能否致病，还取决于人体正气与邪气双方力量的对比，并与自然因素、社会因素等密切相关。把握温病致病因素的致病特点，认识温病的发病条件及其病机演变规律，对于温病的辨证论治有重要的指导意义。

## 第一节　病　因

　　温病的病因是温邪。温邪是外感病邪中性质属温热的一类致病因素，包括风热病邪、暑热（湿）病邪、湿热病邪、燥热病邪、传统认为"伏寒化温"的温热病邪、疠气和温毒病邪。温邪致病具有共同的特性，主要体现在以下几个方面：其一，从外感受，温邪存在于自然界中，从口鼻或皮毛侵入人体，引起发病；其二，性属温热，温邪致病以发热为主症，并出现相关热象；其三，易伤津液，温邪为阳邪，易伤津液，故温病病程中易出现肺胃阴伤、肝肾阴伤等证，甚至阴竭阳脱；其四，致病迅速，温邪侵入人体，大多起病急骤，来势较猛，传变较快；其五，与时令相关，温邪致病与时令季节密切相关，故又称时令温邪，简称时邪；其六，病位有别，不同的温邪入侵，好犯的病变部位各异，如风热病邪首先侵犯上焦肺卫，暑热病邪易犯足阳明胃，湿热病邪多犯中焦脾胃等。

　　对温病病因的确认，是以"审证求因"为认识方法，即通过致病因素所导致的一系列特征证候及其病机变化，并联系四时季节气候变化进行的。病邪作用于人体而产生疾病，以证候形式反映出来，外观的证候是致病原因与内在病变的集中体现。因此，这种通过对外观证候的辨别以探求出致病原因及病机的本质，就是"审证求因"的认识方法。

"审证求因"既是中医病因学的基础，又是临床认识病因的方法，它与现代病原微生物学以实验观察为立论基础和认识方法截然不同。"审证求因"、"审因论治"的理论体系，一直有效地指导着临床实践。

下面介绍常见温邪的致病特点。

## 一、风热病邪

风热病邪是在"温风过暖"的气候条件下形成的一种致病温邪，因此，四季均可形成风热病邪，以冬春两季较为常见。春季阳气升发，气候温暖多风，风与热合易形成风热病邪；若冬季气候反常，应寒反暖，亦可形成风热病邪。风热病邪致病发为风温，发于冬季的又称为冬温。

风热病邪的主要致病特点如下。

### （一）首犯上焦肺卫

风性轻扬，具有升散、疏泄、向上、向外的特性，肺为五脏六腑之华盖，肺位最高，风热病邪从口鼻而入，手太阴肺首当其冲，正如叶天士在《三时伏气外感篇》中所说："肺位最高，邪必先伤。"肺主皮毛，与卫相通，邪袭上焦肺卫，肺卫失宣，故见发热、微恶风寒、头痛、少汗、口微渴、咳嗽、苔薄白、舌边尖红、脉浮数等肺卫表热证。

### （二）易化燥伤阴

风为阳邪，热亦为阳邪，风能胜湿化燥，热易伤阴，风与热搏，两阳相合，最易化燥伤阴。正如刘完素在《宣明方论·燥门》中说："风能胜湿，热能耗液。"故风热病邪易伤肺胃阴津，出现干咳不已、或痰少而黏、口渴、舌红少苔等症。

### （三）变化迅速

风邪善行数变，温邪热变最速，故风热病邪入侵人体大都来势较急，传变迅速。若邪气过盛或平素心虚有痰，风热病邪易于逆传心包，出现神昏谵语甚至昏愦不语的危重症；若患者抗病力强，或治疗及时、正确，其病邪消退亦快。一般病程不长。

## 二、暑热病邪

暑热病邪由火热之气所化生，是夏季特有的一种致病温邪。由暑热病邪引起的温病称为暑温。

暑热病邪的主要致病特点如下。

### （一）伤人急速，径犯阳明

暑性炎热酷烈，侵袭人体，伤人急速，往往不分表里渐次，初起即径犯阳明气分，一般无卫分过程。暑温病初起临床即见壮热、大汗、烦渴、舌红、苔黄、脉洪大等暑热内炽阳明的表现。叶天士所谓"夏暑发自阳明"，即揭示了暑热病邪的这一致病特点。

（二）暑性酷烈，耗气伤津

暑热病邪为亢盛的炎热之气，性质酷烈，既易伤津又易耗气。暑热之邪灼伤津液，且暑热内炽阳明，迫津外泄，耗损津液；由于暑热内炽，易消蚀人体元气，即《内经》所谓"壮火食气"，加之暑逼津泄，可致气随津泄，正如《素问·举痛论》所说："炅则气泄"，"炅则腠理开，荣卫通，汗大泄，故气泄"。故常见身热、汗出、口渴、齿燥、神倦、脉虚等症，若津气耗伤过甚，则可出现津气欲脱的严重病变。

（三）易入厥阴，闭窍动风

暑性火热，与心气相通，正如《素问·六节藏象论》所说："心者，阳中之太阳，通于夏气"，王士雄也说："暑为火邪，心为火脏，邪易入之。"故暑热病邪不仅在病程中易入手厥阴心包，闭阻机窍，而且可猝中心营，内闭心包，发病即出现猝然昏倒、不知人事、身热肢厥等症。暑热亢盛，易引动肝风，甚至直入肝经，突发痉厥。暑邪还可犯肺损络，致骤然咯血、咳嗽。

（四）易兼湿邪，郁阻气分

夏季炎热，天暑下迫，地湿上蒸，暑热既盛而湿气亦重。故暑热致病易兼夹湿邪，郁阻气分，正如叶天士说："长夏湿令，暑必兼湿。暑伤气分，湿亦伤气。"又由于炎夏盛暑之季，人们每喜贪凉饮冷，使暑热之邪常夹湿兼寒而成暑热夹湿兼寒证。

需要注意的是，以叶天士、吴鞠通等医家为代表，持暑必兼湿的观点，如叶天士曰"长夏受暑，暑必兼湿"，吴鞠通亦说"热与湿搏而为暑也"。王孟英指出："不可误以湿热二气并作一气始为暑也。"又说："暑令湿盛，必多兼感，故曰夹。"可见，暑热病邪可以兼夹湿邪，也可以不兼夹湿邪。

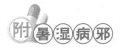

暑热兼挟湿邪则称为暑湿病邪。由暑湿病邪引起的温病有暑湿和伏暑。感受暑湿病邪，感而即病者为暑湿；若夏月感受暑湿，伏至秋冬发病，初起具有暑湿或暑热里证者则为伏暑。

暑湿病邪的致病特点主要是：易困阻脾胃，弥漫三焦，伤络动血，耗损元气。

三、湿热病邪

湿为土之气，弥漫于天地之间，流动分布于四时之内，故湿热病邪四时均可产生，但以长夏季节较为多见。长夏之季，气候炎热，雨水较多，湿气较重，热蒸湿动，故易成湿热病邪。由湿热病邪引起的温病是湿温。

湿热病邪的主要致病特点如下。

（一）起病较缓，传变较慢

湿为阴邪，其性黏腻重浊，与阳热之邪相搏，则胶着难解，不易祛除，汪廷珍称其具"半阴半阳"、"氤氲黏腻"的特性。湿热为病，不似寒邪之一汗可解，热邪之一清而除，故起病较缓，传变较慢，病程较长，病势缠绵，且易瘥后复发。

**（二）病变以中焦脾胃为主**

脾为湿土之脏，胃为水谷之海，脾胃同属中土，湿土之气同类相召，故湿热病邪，始虽外受，终归脾胃。正如薛生白所说："阳明为水谷之海，太阴为湿土之脏，故多阳明、太阴受病。"故湿热病邪致病，症见脘痞、腹胀、恶心、便溏等。

**（三）易困阻清阳，阻滞气机**

湿为重浊阴邪，具有闭郁之性，故侵入人体，易产生困遏清阳、阻滞气机的病理变化，正如吴鞠通所说"湿闭清阳道路也"。湿温初起，湿重于热，其阳热征象不显，故初起出现恶寒、身重、身热不扬等卫阳被困之症；清阳不升，则见头重如裹、神情呆顿等症；中焦气机被阻，又见胸闷呕恶、脘痞腹胀等症。

### 四、燥热病邪

具有燥热性质的病邪称为燥热病邪。燥为秋令主气，燥邪有偏凉偏热两种属性：夏末初秋，久晴无雨，秋阳以曝之时，容易形成燥热病邪，感受燥热病邪引起的温病称秋燥，此为温燥；而深秋冬季，气候渐渐寒凉，西风肃杀，此时多燥中偏凉，由凉燥病邪引起的为凉燥。凉为次寒，故凉燥不属于温病范围，但应与温燥相鉴别。

燥热病邪的主要致病特点如下。

**（一）病变以肺为主**

四时主气内应五脏，秋季燥气当令，肺属燥金，同气相从，燥热病邪从口鼻而入，先犯手太阴肺，并以肺为病变中心。故秋燥初起，卫受邪郁，除见发热、微恶风寒等肺卫见症外，必有咳嗽少痰或干咳无痰、鼻干咽燥等肺燥见症。

**（二）燥性干涩，易伤津液**

燥邪性质干涩，容易消耗津液，故《素问·阴阳应象大论》说"燥胜则干"。燥邪与热邪相搏，形成燥热病邪，则消耗津液更为显著。故秋燥初起必有明显的津液干燥症，如唇干鼻燥、咽喉干燥、口干而渴、咳嗽少痰或干咳无痰等；病变过程中尤多肺胃阴伤见症。少数严重病例，后期可损伤下焦肝肾之阴。

**（三）易从火化**

燥热病邪亢盛时，易从火化，燥热化火，火性炎上，故多上干清窍，出现耳鸣、目赤、牙龈肿痛、咽痛等症。

### 五、温热病邪

温热病邪是一种致病后即以里热偏盛为主要特点的外感邪气，即传统所谓的"伏寒化温"。对这种病邪的认识源于《素问·生气通天论》"冬伤于寒，春必病温"的论述，即冬季感受寒邪，当时未立即发病，邪气伏藏于体内，日久寒邪郁而化热，形成温热病邪，至春季阳气升发之时，发为温病。同时《素问·金匮真言论》指出：

"夫精者，身之本也，故藏于精者，春不病温。"柳宝诒说："冬伤于寒，正春月病温之由；而冬不藏精，又冬时受寒之由也。"说明冬不藏精的阴虚内热之体，感受寒邪后，易致寒邪内伏，从热而化，至春则发为温病。由温热病邪引起的温病称春温。

温热病邪的主要致病特点如下。

**（一）邪气内伏，热自里发**

温热病邪的形成是冬季感寒，邪伏体内，日久郁而化热所形成。故温热病邪，自内而发，初起即见里热炽盛证。根据邪气伏藏的部位不同，外发的形式也有差异，主要有发于气分和发于营分的不同：发于气分的可见灼热烦渴、口苦尿赤、舌红苔黄等气分表现；发于营分的即见身热、斑疹、神昏、舌绛等营分症。如由新感引发，则可兼见恶寒发热等表证，若无外邪引发则无表证。

**（二）里热显著，动风动血**

温热病邪致病，里热炽盛，传变迅速，邪热向内逼迫，易出现动风、动血、闭窍、发斑等凶险的病证。

**（三）易耗伤阴液，后期易致肝肾阴伤**

温热病邪内蕴久羁，里热炽盛，易耗伤阴液，病程后期多耗伤下焦肝肾之阴，出现低热、手足心热甚于手足背、颧红、口燥咽干、神倦、耳聋、脉虚、甚或手足蠕动、舌干绛而萎等症。

## 六、温毒病邪

《说文解字》称："毒，厚也。"引申为聚集、偏胜等含义。尤在泾说："毒者，邪气蕴蓄不解之谓。"温毒病邪是六淫邪气蕴蓄不解而形成的属性为温热性质的一类病邪。这类病邪致病与时令季节相关，并能引起流行，故称温热时毒。温毒病邪包括风热时毒、暑热时毒、温热时毒、湿热时毒等。

温毒病邪所致病变统称为温毒。其中由风热时毒引起的温病如大头瘟；由温热时毒引起的温病如烂喉痧。

温毒病邪的主要致病特点如下。

**（一）攻窜流走**

温毒病邪可内攻脏腑，外窜肌腠、经络，上冲头面，下注宗筋、阴器。其临床表现与病变部位差异、温毒病邪的性质及感邪轻重有关。如温毒攻肺，轻则咳喘，重则呼吸急促困难；温毒攻心，机窍阻闭，则神昏谵语，甚至引动肝风，出现痉厥。温毒窜扰肌腠、血络，则见肌肤丹痧、斑疹密布等。

**（二）蕴结壅滞**

温毒病邪客于脉络，可致局部血脉阻滞，毒瘀互结形成肿毒特征，局部出现红肿热痛，甚则破溃糜烂等。如温毒上攻头面，可见头面焮赤肿痛；搏结咽喉则见咽喉红肿疼痛；如温毒结于阴器，可致睾丸肿胀疼痛等。

## 七、疠气

疠气是指致病暴戾，具有强烈传染性的一类致病因素。《说文》称："疠，恶疾也"，段玉裁注："训疠疫，古多借厉为疠"。故疠气又称厉气或疫疠之气，因其致病暴戾，亦称戾气。由疠气引起的疾病称为疫病，疠气性质有温热和寒凉之分，由温热性质的疠气引起的疾病称温疫。

疠气的致病特点如下。

### （一）致病力强

疠气性质暴戾，致病力强，往往无论男女老幼，众人触之即病。

### （二）传染性强，易引起流行

疠气致病具有强烈的传染性，易引起流行。正如陆九芝所说："病起仓卒，一发莫制，众人传染。"

### （三）病情严重，病势凶险

疫疠病邪侵袭人体，来势凶猛，传变迅速，病情严重，病势凶险，致死率高，对人体生命造成严重威胁。

疠气之说，是明代医家吴又可在前人理论基础上，结合当时温疫病的大流行特点而提出的温病病因概念。吴氏认为：温疫的发生并非感受外界的风、寒、暑湿、燥、火六淫之邪所致，而是感受自然界别有的一种特殊致病物质为患，吴氏将这类致病物质称为杂气，而杂气中为病最严重的一类致病因素就叫疠气。疠气病因学说从理论上突破了"百病皆生于六气"、"外感不外六淫"的传统观念，揭示了温疫的发病特点及流行特性，是温病病因学上的一大发展，丰富了温病病因学的内容。但由于历史条件的限制，这些认识尚未形成独立完整的理论体系，尤其是在指导温病辨证施治方面，仍然不能脱离"六淫"体系范围，还有待进一步研究。

现将温病常见病因的主要致病特点归纳见表3-1。

表3-1　温病常见病因及致病特点简表

| 常见病因 | 主要致病特点 |
| --- | --- |
| 风热病邪 | 首犯上焦肺卫；易化燥伤阴；变化迅速 |
| 暑热病邪 | 伤人急速，径犯阳明；暑性酷烈，耗气伤津；易入厥阴，闭窍动风；易兼湿邪，郁阻气分 |
| 湿热病邪 | 起病较缓，传变较慢；病变以中焦脾胃为主；易困阻清阳，阻滞气机 |
| 燥热病邪 | 病变以肺为主；燥性干涩，易伤津液；易从火化 |
| 温热病邪 | 邪气内伏，热自里发；里热显著，动风动血；易耗伤阴液，后期易致肝肾阴伤 |
| 温毒病邪 | 攻窜流走；蕴结壅滞 |
| 疠　气 | 传染性强，易引起流行；致病力强；病情严重，病势凶险 |
| 附：暑湿病邪 | 易困阻脾胃；弥漫三焦；伤络动血；耗损元气 |

# 第二节　发　病

温病发病是指温病发生的机制及其规律。温病发病学主要包括温病发病因素、感邪途径及发病类型等内容。

## 一、发病因素

导致温病发生的主要病因是温邪，此外还有其他影响温病发生和流行的因素，如人体正气、自然因素和社会因素等。

### （一）人体正气

人体正气的强弱是影响温病发生的重要因素。导致温病发生的主要因素虽是温邪，但温邪能否侵入人体以及侵入人体后能否发病，取决于正邪双方力量的对比。正如《内经》所说："正气存内，邪不可干"；"邪之所凑，其气必虚"。《灵枢·百病始生》亦指出："风、雨、寒、热，不得虚，邪不能独伤人。卒然逢疾风暴雨而不病者，盖无虚，故邪不能独伤人。此必因虚邪之风，与其身形，两虚相得，乃客其形。"充分说明人体正气强弱在疾病发病中具有决定性作用。正气充足则可抵抗外邪的入侵；正气不足，防御能力低下，病邪易乘虚侵袭人体而致病；或邪气猖獗，病邪的致病力超过了人体的防御能力，邪气亦可迅速侵袭人体而发病，如疠气，往往无问老少强弱，触之者即病。另外，与正气密切相关的体质因素也是影响温病发生的重要因素，如阴虚内热体质易患温热性质温病；素体中阳不足，湿饮停聚者易外感湿热之邪，发生湿温；春温的发生与素体阴精不足密切相关，正如《素问·金匮真言论》说："夫精者，身之本也，故藏于精者，春不病温"，揭示了素体阴精亏虚，容易感受温热病邪发为春温。

### （二）自然因素

自然因素主要包括气候因素、环境因素及地域因素。温病的发病与气候、环境、地域也有密切关系，尤其气候的变化对温病发病的影响更为重要，因为一年四季的气候特点不同，对温邪的形成、传播和人体的防御功能都会产生不同的影响，从而导致不同类型温病的发生。如春季温暖多风，易形成风热病邪，侵犯人体则发为风温；夏季炎热酷烈，暑热病邪易形成，侵袭人体则致暑温；长夏季节，气候较热，雨湿较盛，不仅湿热病邪容易形成，而且人体脾胃运化功能亦多呆滞，故外在的湿热病邪较易侵犯脾胃发为湿温。

自然灾害易致温病的爆发流行，如洪涝灾害，疫水泛滥，污染水源，可导致瘟疫的发生及流行，故有"大灾之后，必有大疫"之说。

温病的发生与流行还常表现出一定的地域性，即某些温病在某一地域较易发生，甚至流行，而在其他地域则较少发生。如江南地势低平，河网稠密，湖泊众多，气候湿润，故多湿热为病。四川盆地湿气不易散发，湿度大，雾天多，气温高，这样的亚热带湿热气候，构成了湿热病的重要发病条件。

环境因素也是影响温病发生的重要因素。现在越来越复杂的外环境，如空气中的污染、各种辐射、特殊职业环境等，都会对人体的防御功能产生影响，从而影响着温病的发生。

### （三）社会因素

人们所处的社会环境，包括经济条件、营养状况、体育锻炼、卫生设施、防疫制度等，都会对温病的发生及流行有着重要的影响。从历代有关温疫的资料记载可知：中国古代社会，人民生活水平低下，卫生设施缺少，防疫制度缺乏，加上社会动荡，战乱灾害，使机体抵抗力下降，可导致温病的频繁发生和流行。中华人民共和国成立后，我国社会稳定，经济发展较快，人民安居乐业，加之确立了"预防为主"的方针，对传染病采取了一系列防治措施，使多种急性传染性温病的发生与流行得到有效降低和控制，其中一些烈性传染病，如霍乱、鼠疫、天花等已基本或完全绝迹，其他温病的发生率也大大降低，充分显示了社会因素与温病的发生与流行密切相关。

## 二、感邪途径

温邪侵袭人体的途径主要有以下两种。

### （一）邪从皮毛而入

《灵枢·百病始生》说："虚邪之中人也，始于皮肤。皮肤缓则腠理开，开则邪从毛发入。"卫气布散于皮毛，司腠理开合，抵御外邪入侵。若正气不足，卫外功能下降，皮毛失固，温邪乘虚而入，以致形成卫气与温邪相争，皮毛开合失司的卫表证候。

### （二）邪从口鼻而入

邪从口鼻而入实际包括邪由口鼻吸入和从口而入两方面。

邪从口鼻吸入者，主要指通过呼吸而感受病邪。吴又可《温疫论·原病》说："凡人口鼻之气，通乎天气"，外邪随呼吸从口鼻而侵入人体，由于鼻气通于肺，故口鼻吸入之邪先犯上焦手太阴肺。叶天士说："温邪上受，首先犯肺"，不仅揭示了邪从口鼻上受的感邪途径，而且指出了初起的病变部位在肺。

口气通于胃，故邪从口入，可直趋中道而侵犯脾胃，其病变部位多以中焦脾胃为主，如湿温、湿热痢等湿热性质的温病，感邪途径属于这一类型。邪从口入者，多系饮食不洁所致。

## 三、发病类型

发病类型是指温病发病后在证候上所表现出的不同类型。根据温病发病后的临床表现与当令时邪的致病特点，可将温病概括为病发于表和病发于里两大类型，即新感温病和伏邪温病。

### （一）新感温病

新感温病的概念孕育于宋代郭雍，他在《伤寒补亡论》中说："冬伤于寒，至春发者，谓之温病；冬不伤寒而春自感风寒温气而病者，亦谓之温"，郭氏认为发于春季的温病，既有冬季感寒伏而后发者，亦有感受春季时令之邪而发的。而明确提出新感温病一词的是明代医家汪石山。他说："有不因冬伤寒而病温者，此特春温之气，可名曰春温。如冬之伤寒，秋之伤湿，夏之中暑相同，此新感之温病也。"

新感温病，简称"新感"，是指感受当令温邪即时而发的一类温病，是与伏邪温病伏而后发相对而言的，实际是指病发于表的温病。其特点主要为：初起以表热证为主，以发热、恶寒、无汗或少汗、头痛、咳嗽、苔薄白、脉浮数等卫表证候为主要表现。其总的传变趋向是由表入里、由浅入深。新感温病一般病情较轻，病程较短，初起治疗以解表透邪为基本大法，若治疗及时恰当，邪气外透，预后较好。新感温病的代表病种如风温、秋燥等。

### （二）伏邪温病

伏邪温病是指感受外邪伏藏体内过时而发的一类温病。实际是指病发于里的温病。其特点主要为：初起以里热证为主，以灼热、烦躁、口渴、尿赤、舌红苔黄等里热内郁证候为主要表现。若为新感引动伏邪，则病初兼见恶寒发热、头痛等表证，但以里热证为主，表证较轻且为时短暂。其总的传变趋向是由里达外或由里继而内陷。如伏邪由里达外，则邪势减退，是病情好转的表现；若邪热由里继而内陷深入，则表明病情进展；若伏邪不能外透，或透而不尽，病情反复，变证迭起，则病难速愈。伏邪温病病情较重，病程较长。初起治疗以清泄里热为主，主要病种有春温、伏暑等。

新感温病和伏邪温病鉴别见表3-2。

表3-2　新感温病和伏邪温病鉴别表

| 鉴别点 ＼ 分类 | 新 感 温 病 | 伏 邪 温 病 |
|---|---|---|
| 发病 | 感邪即发，病发于表 | 感邪后邪气伏藏，过时而发，病发于里 |
| 初起证候特点 | 发热微恶风寒，无汗或少汗，头痛，咳嗽，口微渴，脉浮数，苔薄白等肺卫表热证 | 初起即见高热，烦渴，尿赤，舌红苔黄，或昏谵，舌绛无苔等气、营分里热证，或兼卫分表证 |
| 病机传变 | 由表入里，由轻到重，逐渐传变 | 由里达外，或由里继而内陷 |
| 病势 | 病程较短，病情多较伏邪温病轻，治疗及时恰当易愈 | 病程较长，病情较重，易生变证，若伏邪逐步透尽可愈 |
| 初起治则 | 以解表透邪为主 | 以清泄里热为主 |
| 代表病种 | 风温、秋燥 | 春温、伏暑 |

以上为新感温病与伏邪温病的一般发病规律和证候类型，临床上也有特殊表现者，如暑温初起虽见气分证而无卫分表现，但仍属于新感温病，此为暑温初起的临床

表现，与当令邪气暑热病邪的致病特点相一致，属于感而即发的温病。伏邪温病初起以里热证为主，但亦有初起兼见表证而呈现表里同病的。

新感温病与伏邪温病从概念上讲，虽是根据感邪后是否即时发病来加以区别，但对发病的迟早有时难以确定，因此，实际上主要是根据温病发病初起的临床特点，结合发病季节、时令主气的致病规律，通过分析比较而对发病类型所作的理论概括。其临床意义并不在于探究感邪后的即发与伏藏，而主要是为了从理论上阐明温病初起的不同发病类型，区别病变的深浅、病情的轻重，提示病机的传变趋向，确定不同的治疗方法。因此，研究新感与伏邪学说，应着眼于临床实际，而不必拘泥于概念上的感而即发或伏而后发。

小结

温病的主要致病因素是温邪，包括风热病邪、暑热病邪、湿热病邪、燥热病邪、温热病邪、温毒病邪和疠气，具有从外感受、性属温热、易伤津液、致病迅速、与时令相关、病位有别等共性，又具有自身的致病特点。中医学是以"审证求因"并联系四时气候变化以推求病因，因此，温病病因的学习，重点应明确各种温邪的性质、形成及致病后的临床表现特点，从而把握病因，进而"审因论治"。

温病发病学内容包括发病因素、感邪途径及发病类型。影响温病发病的因素主要有人体因素、自然因素和社会因素；温病的感邪途径包括邪从皮毛而入和邪从口鼻而入两大途径；根据温病初起病发于表与病发于里的发病特点，可将温病分为新感温病和伏邪温病两大类。

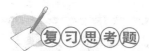

复习思考题

1. 温病的病因是什么？

2. 如何理解温病病因学说？

3. 六淫温邪、温毒、疠气各有哪些致病特点？

4. 温病的发病因素有哪些，你如何理解？

（黄　琴）

# 第四章 温病的辨证

**要点导航**

　　本章重点学习卫气营血辨证及三焦辨证的证候表现特点、病机特点，以及各证候间的相互关系与传变，进而将卫气营血辨证与三焦辨证综合运用，以全面指导温病的辨证论治。

　　温病的辨证是指在温病学辨证理论指导下，将四诊所搜集到的资料进行分析、归纳、综合，进而对温病作出正确诊断的过程。温邪侵犯人体发病后的病理变化，主要表现为人体卫气营血及三焦所属脏腑的功能失调和实质损害，因此，温病辨证除了应用八纲辨证、脏腑辨证、气血津液辨证等辨证方法外，更重要的是要以其独特的辨证理论——卫气营血辨证和三焦辨证为指导，分析温病病理变化、明确病变部位、归纳证候表型、掌握病势轻重、认识病情传变，从而为确立温病治则治法提供依据。

## 第一节　卫气营血辨证

　　卫气营血辨证理论由清代温病大师叶天士所创立。叶氏在《内经》及历代医家有关营卫气血生理与病理等论述的基础上，结合他自己对温病发生发展规律的临床观察和总结，将营卫气血理论引申发挥，形成了卫气营血辨证理论。

　　《内经》认为，营卫气血由水谷所化生，是维持人体生命活动的精微物质。其化生有先后，分布有表里，功能有区别。卫敷布于肌表，具有捍卫肌表、抗御外邪、司腠理开合、调节体温等作用。《灵枢·本脏》说：“卫气者，所以温分肉，充皮肤，肥腠理，司开合者也。”卫的功能正常，肌表固密，外邪难以入侵。气充养全身，是人体脏腑生命活动的动力，也是机体防御功能的体现。《灵枢·决气》说：“上焦开发，宣五谷味，熏肤、充身、泽毛，若雾露之溉，是谓气。”凡外邪入侵，气必汇聚病所，与邪抗争，正如《灵枢·刺节真邪》中所说“有所结，气归之”。营来源于水谷精微，是维持人体生命活动的营养物质，营行脉中，《素问·痹论》说：“荣者，水谷之精气也，和调于五脏，洒陈于六府，乃能入于脉也，故循脉上下，贯五脏，络六腑也。”血为营气所化，营注于脉，化以为赤则成血。营血功能相似，对全身及脏腑起着营养和滋润作用。正如《灵枢·邪客》所说："营气者，泌其津液，注之于脉，化以为血，以荣四末，内注五脏六腑。"由上述可知：卫、气属阳，行于脉外，分布层次较浅，功能重在防御；营、血属阴，同行脉中，分布层次较深，功能重在营养。叶氏将卫气营血分布的表里层次差别和化生的先后不同，引申发挥，用以阐明温病病变的浅深层次、分析病机变化、提示病情轻重、归纳证候类型，从而指导温病的辨证施治。

## 一、卫气营血的证候与病机

### （一）卫分证

卫分证是指温邪初犯人体肌表，引起卫气功能失调而出现的一类证候类型。其临床表现主要为：发热、微恶风寒、头痛、无汗或少汗、咳嗽、口微渴、舌苔薄白、舌边尖红、脉浮数等。不同的温邪（如风热病邪、湿热病邪、燥热病邪等），侵犯卫分，临床表现各具特点，但以发热微恶寒，口微渴为辨证要点。

温邪既可由肌表而入，与人体卫气相争，亦可从口鼻侵入人体而犯肺，肺卫相通，故温邪初犯，多先犯肺卫。肺与皮毛相合，故病变部位以表为主。卫气是人体阳气的一部分，温邪初袭人体，卫分首当其冲，卫气抗邪故发热；卫阳被邪所遏，温养失职则恶寒；因温邪性属阳邪，故多表现热重寒轻；卫气被郁，腠理开合失司，则无汗或少汗；肺卫相通，卫气被郁，肺气失宣故咳嗽，但咳嗽不著；阳热上扰清空，经气不利故头痛；温邪初伤津液故口微渴；舌边尖红、舌苔薄白、脉浮数为表热之征。综上，卫分证的病理特点可概括为邪郁卫表，肺气失宣。

邪在卫分，病变层次表浅，一般病情较轻，如治疗及时、准确，邪可外透而解。若感邪过重，或失治误治，则邪可由卫入气，病势进一步发展。若患者素体心阴虚、心气虚夹痰瘀，则温邪可由卫分径传心营血分，出现重险证候。

### （二）气分证

气分证是指温邪入里，影响人体气的生理功能所产生的一类证候类型。气分证的病变较广泛，凡温邪不在卫分，又未入营动血的一切病证，皆属气分范围。由于气分病变涉及的部位有肺、胃、脾、肠、胆、募原等不同，气分的病邪性质也有温热、湿热之别，因此，气分证的临床表现也各有区别。其中以热盛阳明最具代表性，其临床特点为：壮热、不恶寒、反恶热、汗多、渴欲凉饮、尿赤、舌质红、舌苔黄燥、脉洪大等。其辨证要点是：壮热、不恶寒、口渴、苔黄。

卫分温邪不解，继而传入气分；或某些温邪径犯气分；或某些伏邪始发气分；或营分邪热转出气分，直接影响气的正常功能，从而出现气分证。如邪入阳明气分，正盛邪旺，正邪剧争，故现壮热；此时，邪已离表入里，故多表现不恶寒而但恶热；里热蒸腾，迫津外泄则汗多；热盛伤津，汗泄亦伤津，故大渴喜凉饮；舌质红、舌苔黄燥、脉洪大为阳明气分里热之征。综上，热盛阳明的病理特点可概括为：正邪剧争，热炽津伤。

湿热病邪所引起的气分证，病机变化较复杂，临床表现各异（详见三焦辨证）。其共有的症状是：发热、脘腹痞满、苔腻。根据湿与热偏轻偏重的不同，其发热类型各异：湿偏盛者，多表现身热不扬；热偏盛者，多表现身热汗出，且身热不为汗衰。湿热阻滞气机，故脘腹痞满；湿热在气，故苔腻；湿多热少，则苔白腻；湿渐化热，湿热俱盛则舌苔变为黄腻或黄浊。

邪在气分，邪气既盛，正气抗邪力亦强，此时若正气奋起抗邪，或经及时、正确的治疗，可冀邪退病愈；反之，若正气不支，正不敌邪，或失治、误治，温邪由气分深入营血分，则病情趋于严重。若气分邪热过盛，津气耗伤亦甚，或素体元气亏损，可致津气欲脱的危重证候。

（三）营分证

营分证是指温邪深入营分，劫灼营阴，扰神窜络而出现的一类证候类型。其临床特点为：身热夜甚、口干反不甚渴饮、心烦不寐、时有谵语、斑疹隐隐、舌质红绛、脉细数等。其中以身热夜甚、心烦谵语、舌质红绛为辨证要点。

营分病变的形成，一是气分邪热失于清泄，或湿热病邪化燥化火，传入营分；二是肺卫之邪乘虚内陷营分；三是温邪直接侵入营分；四是伏邪自营分发出。

温邪深入营分，营热亢盛，营阴耗损，故表现身热夜甚、脉细数；营热蒸腾营阴上潮，故口虽干反不甚渴饮；心主血属营，营热扰神则神志异常：轻则心烦不寐，重则时有谵语；营分热邪，窜于肌肤血络，则斑疹隐隐；舌质红绛、脉细数为营热阴伤之征。综上，营分证的病理特点可概括为：营热阴伤，扰神窜络。

各类温病的营分证病机变化及其证候类型大多基本相似。但气分湿热病邪（或暑湿病邪），只有化燥化火方传入营分，此时在临床表现上，既有身热夜甚、心烦谵语、斑疹隐隐、舌质红绛、脉细数等营热阴伤的症状，又有湿邪未能完全化净之胸闷、苔腻等湿阻之象。

营分病变介于气分、血分之间，有向外转出气分或内传血分之机。治之得法，则可外出气分而邪退病减；若失治、误治，营分邪热深逼血分，则病情加重转危。

（四）血分证

血分证是指温邪深入血分，引起耗血动血之变所出现的证候类型。其临床特点是：身热灼手、躁扰不安，或神昏谵狂、吐血、衄血、便血、尿血、斑疹密布、舌质深绛等。其中以舌质深绛、斑疹及出血见症为辨证要点。

血分证的形成，一是营分邪热未能透转气分，深逼血分；二是卫分或气分邪热未解，越期传入血分；三是伏邪从血分发出；四是某些温邪直入血分。

温邪深入血分，血热炽盛，灼伤血络，经血离经妄行，故出现多部位、多窍道急性出血，如呕血、咯血、衄血、便血、尿血、妇女非时经血等；若血溢于肌肤则出现斑疹密布或肌衄等；血热炽盛，耗血炼血，热瘀交结，阻滞脉络，故见斑疹色紫、舌质深绛等；心主血藏神，热瘀交结，扰乱心神，则见躁扰不安甚或神昏谵狂等严重神志异常表现。综上，血分证的病理特点可概括为：动血耗血，热瘀交结。

血分证是温病病变最深重的一个阶段，病情虽然危重凶险，但经积极而正确的救治，血分邪热渐衰，正气渐复，病情可望逐步缓解。若血分热毒极盛，血脉瘀阻，可致脏气衰竭，或急性失血，气随血脱而死亡。

卫气营血各阶段的病机、证候及辨证要点见表4-1。

表4-1 卫气营血辨证表

| 证型 | 病理 | 证候 | 辨证要点 | 备注 |
|---|---|---|---|---|
| 卫 | 邪郁卫表 肺气失宣 | 发热，微恶风寒，头痛，无汗或少汗，咳嗽，口微渴，舌苔薄白，舌边尖红，脉浮数 | 发热，微恶风寒，口微渴 | |
| 气 | 正邪剧争 热炽津伤 | 壮热，不恶寒，反恶热，汗多，渴喜冷饮，溺赤，舌质红，舌苔黄，脉数有力 | 壮热，不恶寒，口渴，苔黄 | 气分证病变范围广泛，此以热盛阳明为代表 |
| 营 | 营热阴伤 扰神窜络 | 身热夜甚，口干反不甚渴饮，心烦不寐，时有谵语，斑疹隐隐，舌质红绛，脉细数 | 身热夜甚，心烦谵语，舌质红绛 | |
| 血 | 耗血动血 瘀热交结 | 身热灼手，躁扰不安，神昏谵狂，吐血、衄血，便血，尿血，斑疹密布，舌质深绛 | 身灼热，斑疹，急性多部位、多窍道出血，舌质深绛 | |

## 二、卫气营血证候的相互关系及其传变

### （一）相互关系

卫气营血证候之间有着不可分割的关系，亦有病位浅深之别、病情轻重之分。温病邪在卫分，病位最浅，病情最轻，属于表证，持续时间较短，易于治疗；邪在气分，影响脏腑的功能活动，故属里证，病位较卫分为深，病情较卫分为重，但此时正气尚盛，抗邪力强，若治疗及时、正确，每易驱邪外出，使病情趋向好转痊愈；热入营分，营热阴伤，心神被扰，其病重；邪热深入血分，为病最重，若治之失时，甚可危及生命。

### （二）传变

温病卫气营血证候的传变形式，主要有以下类型。

**1. 一般传变** 指温邪循卫气营血浅深层次依次渐进性传变，此即叶天士所说"卫之后方言气，营之后方言血"的演变程序。这种传变方式多见于新感温病。

**2. 特殊传变** 包括由里达表与传变不分表里渐次两种。

（1）由里达表 伏邪温病多具这种传变形式。伏邪始发气分或营血分，其传变究竟是由里达表或由里继而内陷，取决于邪正消长情况。若气分伏邪从气达表，营分伏邪由营转气，血分伏邪自血而营，则病情逐渐减轻，虽然发病时病情较重，但因邪有外透之机，一般预后较好。

（2）传变不分表里渐次 即温邪不循卫气营血表里层次传变。卫气营血证候的传变模式并非一成不变，临床可见由卫分不经气分而传至营分；有的病证不仅发病时可以气、卫、营同病，而且在病变过程中可呈现卫气同病、气营（血）两燔，甚至卫、气、营、血分同时受累的复杂病证。正如王孟英《王孟英医案·风温》中所说："然气血流通，经络贯穿，邪之所凑，随处可传，其分其合，莫从界限。故临证者，宜审病机而施活变，弗执死法以困生人。"

此外，温病还可出现不传变的情况。所谓不传，是指邪在卫分或气分，经治疗后邪从外透而病愈。温病的传变规律虽有卫气营血的传变顺序，但并非遵循固定的形式演变。因此，关键是要抓住卫气营血各个阶段的证候特点。掌握这些证候特点，明确各证候间病变部位浅深区别，就能掌控其病情发展及病机传变的变化，从而确定相应的治疗方法。

# 第二节 三焦辨证

"三焦"一词首见于《内经》。《内经》中有关三焦的记述颇多，概念不一，有用三焦将人体划分为上、中、下三个部位的，如《灵枢·营卫生会》篇说："上焦出于胃上口，并咽以上，贯膈而布胸中……；中焦亦并胃中……；下焦者，别回肠，注于膀胱而渗入焉。"吴鞠通在三焦部位划分的基础上，结合温病发生发展的一般规律，将三焦概念引申作为温病的辨证纲领，用以阐明三焦所属脏腑在温病发生发展中的病理变化，确定温病病变部位，归纳温病证候类型，从而为确立温病治疗提供依据。三焦辨证既与卫气营血辨证有密切的联系，又补充了卫气营血辨证理论的不足。因此，三焦辨证的创立，使温病学辨证体系趋于系统、完善。

## 一、三焦的证候与病理

### （一）上焦证

上焦证主要包括手太阴肺和手厥阴心包的病变。其常见的证候类型有如下。

**1. 邪袭肺卫证** 温邪从口鼻而入，多先犯肺，肺合皮毛而统卫，故温邪犯肺之初，肺卫同时受邪。其病理特点为：卫受邪郁，肺气失宣。临床以发热、微恶风寒、咳嗽、头痛、口微渴、舌边尖红、舌苔薄白欠润、脉浮数等为主要表现。温邪侵袭肺卫，正气抗邪，故发热；卫气受郁，肌肤失于温煦，故微恶风寒；温邪袭肺，肺气失宣，故咳嗽；温邪初伤津液，故口微渴。本证属于卫气营血辨证中的卫分证。其辨证要点为：发热、微恶风寒、咳嗽。

**2. 邪热壅肺证** 肺卫之邪不解，由表入里，可演变为本证。其病理特点为邪热壅肺，肺气闭郁。临床以身热、汗出、咳喘、口渴、苔黄、脉数等为主要表现。温邪入里，故身热而不恶寒；里热迫津外泄，故汗出；里热伤津，汗泄亦伤津，故口渴；邪热壅肺，肺气闭郁，肺失宣降，故咳嗽气喘；苔黄、脉数为气分热盛之征。本证辨证要点为：身热、咳喘、苔黄。

**3. 湿热阻肺证** 湿热病邪或暑湿病邪犯肺，使卫受湿遏，肺失宣肃。即吴鞠通所说："肺病湿则气不得化。"临证以恶寒、身热不扬、胸闷、咳嗽、咽痛、苔白腻、脉濡缓等为主要表现。由于湿郁卫表，卫阳被遏，故恶寒；热被湿遏则身热不扬；湿热郁肺，宣肃失职，故胸闷、咳嗽、咽痛等；湿热初起，多为湿邪偏盛，故见舌苔白腻、脉濡缓等。其辨证要点为：恶寒、身热不扬、胸闷、咳嗽、苔白腻。

**4. 热闭心包证** 温邪内陷，机窍阻闭，神明内乱，症见身灼热、神昏、肢厥、舌謇、舌质红绛等。本证的形成：一是肺卫之邪不解，逆传心包；二是邪由表入里，渐传心包；三是邪热直中心包；四是营血分邪热犯于心包。由于心主神明，心包代心行令与受邪，邪热内陷心包，机窍阻闭，心不主神，故神昏谵语，甚或昏愦不语；邪热阻闭心窍，气血运行郁阻，四肢失于温煦，故身灼热、四肢厥冷不温，一般冷不过肘膝；心开窍于舌，热闭心包，机窍阻闭故舌謇；心主血属营，热陷心包，营血受病故舌质红绛。本证以神昏、肢厥、舌绛为辨证要点。

热闭心包证还常夹痰夹瘀，正如何秀山所说："非痰迷心窍，即瘀塞心孔。"此外，本证可引起其他病变：如心包邪热过盛，津液耗竭，不能与阳气相维系或邪热闭阻，消耗心气，可导致阴阳离决而正气外脱。

**5. 湿蒙心包证** 本证的病理特点为：气分湿热酿蒸痰浊，蒙蔽心包。症见身热、神志昏蒙、时清时昧、舌苔垢腻、舌质红或绛等。由于痰湿蔽窍，心神受扰，故神志昏蒙、时清时昧；邪在气分，则舌质红，如湿遏热伏或气营同病，可见舌绛；气分湿邪内阻，故舌苔垢腻。湿蒙心包以神志时清时昧、舌苔垢腻为辨证要点。

上焦手太阴肺的病变一般为温病初期，病情轻浅，如正气充足或治疗及时、准确，邪多能从表而解，不再传变。如感邪过重，或治疗失误，温邪由表入里，肺气大伤，甚者可致化源欲绝而危及生命；上焦手厥阴心包的病变，本属重证，若不能得到及时正确的治疗，则可内闭外脱而死亡。正如吴鞠通所指出的，温病死证，"在上焦有二：一曰肺之化源绝者死；二曰心神内闭，内闭外脱者死。"

（二）中焦证

中焦证主要包括足阳明胃、手阳明大肠、足太阴脾的病变，常见的证候类型如下。

**1. 阳明热炽证** 指邪热入胃，里热蒸迫的病理变化。症见壮热、大汗、心烦、面赤、口渴引饮、舌红苔黄燥、脉洪大而数等。足阳明胃为多气多血之经、十二经气血之海。热入阳明，正盛邪旺，邪正剧争，里热蒸迫，则外而肌肉，内而脏腑，无不受其熏灼，故见壮热、舌红苔黄燥、脉洪大而数；热盛迫津外泄，故大汗；邪热扰心则心烦；阳明经主面，邪热上蒸，故面赤；里热伤津，汗出也伤津，故口大渴喜冷饮。因蒸腾之热弥漫内外而未里结成实，故称这种病理变化为"无形热盛"。本证辨证要点为：壮热、大汗、渴饮、脉洪大而数。

**2. 阳明热结证** 指邪热与糟粕搏结于肠，耗伤阴液，肠道传导失司的病理变化，又称阳明腑实或热结肠腑。症见日晡潮热、大便秘结，或热结旁流、腹部硬满疼痛、神昏谵语、舌苔黄灰黑而燥、脉沉实有力。阳明经气旺于申时，阳明热结，与邪剧争，故日晡发热益甚；热结津伤，大肠传导失职，故大便秘结，若热迫津液从燥结旁流则表现为纯利稀水；肠道燥热与糟粕相搏，阻碍气机，故腹部硬满胀痛；胃肠邪热扰乱心神，故神昏谵语；腑实津伤，则舌苔老黄干燥，甚则灰黑干燥；脉沉实有力为肠腑热结之征。若热结肠腑日久不愈，消烁肾液，则预后不好。阳明热结证辨证要点为：潮热、便秘、苔焦燥、脉沉实有力。

**3. 湿热中阻证** 指湿热性质的病邪，如湿热病邪、暑湿病邪困阻中焦脾胃的病理变化。本证因湿与热偏轻偏重程度有差别，故临床表现各异。湿重于热者，病偏于脾，湿困脾气，气机郁阻，则症见身热不扬、胸脘痞满、泛恶欲呕、舌苔白腻，或白苔满布，或白多黄少等。因湿重于热，热处湿中，热被湿遏，故身热不扬；湿阻气机，故胸闷脘痞；脾失健运，胃失和降，浊气上逆，故泛恶欲呕；舌苔白腻或白苔满布或白多黄少，均为湿重于热之征。若湿渐化热，形成湿热并重，甚而热重湿轻者，则症见发热持续不退且不为汗解、烦躁不安、脘腹痞满、恶心欲呕、舌苔黄腻或黄浊。由于里热转盛，故发热较盛而持续不退；湿性黏腻，湿热相蒸，故虽汗出而热势不衰；湿热互结中焦，脾胃气机受阻，故脘腹痞满；脾胃升降失司，故恶心呕吐；舌苔黄腻或黄浊，为热重湿轻之征。湿热中阻的辨证要点为：身热不扬、脘痞、呕恶、苔腻。

**4. 湿热积滞搏结肠腑证** 指肠腑湿热与积滞糟粕相搏，肠道传导失司的病理变化。症见身热、烦躁、汗出不解、呕恶、脘腹痞满疼痛、大便溏垢、色黄赤如败酱、便下不爽、舌苔黄腻或黄浊、脉滑数等。因肠腑湿热交蒸，故身热、汗出不解、烦躁；湿热积滞阻滞气机，故脘腹痞满疼痛；大肠传导失司，故大便溏垢如败酱、便下不爽；苔黄腻或黄浊、脉滑数，均为热重湿轻之征。其辨证要点为：身热、腹痛、大便塘垢、苔黄腻或黄浊。

中焦病证，一般发生于温病的中期或极期阶段。此时病邪虽盛，正气亦未大伤，故犹可祛邪外出而解。但若燥热内结，耗竭阴液，或中焦湿热秽浊偏盛，弥漫上下，阻塞机窍，则病情危重甚至死亡。正如吴鞠通所说，中焦温病死证有二："一曰阳明太实，土克水者死"；"二曰秽浊塞窍者死"。

**（三）下焦证**

下焦证主要包括足少阴肾和足厥阴肝的病变，一般为温病的后期阶段。下焦温病常见的证候类型如下。

**1. 肾精耗损证** 指温邪深入下焦，耗伤肾精，脏腑失于濡养的病理变化。症见低热、手足心热甚于手足背、神惫萎顿、消瘦无力、口燥咽干、耳聋、舌绛不鲜干枯而萎、脉虚等。由于肾精耗损，阴虚生热，故见低热、手足心热甚于手足背；肾精耗损，形体失养，则神惫萎顿、消瘦无力、脉虚；肾精不足，不能上养耳窍，故耳聋，所谓"精脱者耳聋"；肾精不足，不能上济故口燥咽干、舌绛不鲜干枯而萎。其辨证要点为：手足心热甚于手足背、口干咽燥、舌绛不鲜干枯而萎、脉虚。

**2. 虚风内动证** 指肾精耗损，肝失涵养，虚风内动的病理变化。症见神倦、肢厥、耳聋、五心烦热、心中憺憺大动、手指蠕动甚或瘛疭、舌干绛而萎、脉虚弱等。本证是在肾精耗损的病理基础上发展形成的，故有肾精虚损的基本表现：如神倦、肢厥、耳聋、五心烦热、舌干绛而萎、脉虚弱等；同时，肝为风木之脏，赖肾水以涵养。肾水受劫，肝失涵养，筋失濡润，虚风内生，则见手指蠕动甚或瘛疭；肾水枯竭，不能上济心火，则见心中憺憺大动。其辨证要点为：手指蠕动甚或瘛疭、舌干绛而萎、脉虚。

下焦温病，一般处于温病的后期阶段，多属邪少虚多证。若正气渐复，正能敌邪，尚可逐渐痊愈。但若阴精耗竭，阳气失于依附，则可致阴竭阳脱而死亡，正如吴鞠通所说："在下焦则无非邪热深入，消烁津液，涸尽而死也。"

三焦所属脏腑的病理特点、临床表现与辨证要点见表4-2。

表4-2 三焦辨证表

| 证 型 | | 病 理 | 临床表现 | 辨证要点 | 备 注 |
|---|---|---|---|---|---|
| 上焦 | 手太阴肺 | 邪袭肺卫 肺气失宣 | 发热，微恶风寒，咳嗽，头痛，口微渴，舌边尖红，舌苔薄白，脉浮数 | 发热，微恶风寒，咳嗽 | |
| | | 邪热壅肺 肺气闭郁 | 身热，汗出，咳嗽气喘，口渴，苔黄，脉数 | 身热，咳喘，苔黄 | |
| | | 湿热阻肺 肺失清肃 | 恶寒，身热不扬，胸闷，咳嗽，咽痛，苔白腻，脉濡缓 | 恶寒，身热不扬，胸闷，咳嗽，苔白腻 | |
| | 手厥阴心包 | 邪热内陷 机窍阻闭 | 身灼热，神昏，肢厥，舌謇，舌绛 | 神昏，肢厥，舌绛 | |
| | | 湿热酿痰 蒙蔽包络 | 神志昏蒙，时清时昧，舌苔垢腻，舌红或绛 | 神志时清时昧，舌苔垢腻 | |
| 中焦 | 阳明热炽 | 胃经热盛 热炽津伤 | 壮热，大汗，心烦，面赤，口渴引饮，舌红，苔黄燥，脉洪大而数 | 壮热，汗多，渴饮，苔黄燥，脉洪大 | |
| | 阳明热结 | 肠道热结 传导失司 | 日晡潮热，神昏谵语，大便秘结或热结旁流，腹部硬满疼痛，舌苔黄灰黑而燥，脉沉实有力 | 潮热，便秘，苔焦燥，脉沉实有力 | |
| | | 湿热积滞 搏结肠腑 | 身热，汗出不解，烦躁，胸闷痞满，腹痛不食，大便溏垢如败酱，便下不爽，舌赤，苔黄腻或黄浊，脉滑数 | 身热，腹痛，大便溏垢，苔黄腻或黄浊 | |
| | 湿热中阻 | 湿热困阻 升降失司 | 身热不扬，胸脘痞满，泛恶欲呕，舌苔白腻等；或高热持续，不为汗衰，烦躁，脘腹痛满，恶心欲吐，舌红绛苔黄腻 | 身热不扬，脘痞，呕恶，苔腻 | 有湿热偏轻偏重区别 |

续表

| 证　型 | | 病　理 | 临床表现 | 辨证要点 | 备　注 |
|---|---|---|---|---|---|
| 下焦 | 肾精耗损 | 邪热久羁耗损肾阴 | 低热不退，神惫萎顿，消瘦无力，口燥咽干，耳聋，手足心热甚于手足背，舌绛不鲜，干枯而萎，脉虚 | 手足心热甚于手足背，口燥咽干，舌绛不鲜，干枯而萎，脉虚 | |
| | 虚风内动 | 肾精虚损肝失涵养 | 神倦肢厥，耳聋，五心烦热，心中憺憺大动，手指蠕动或瘛疭，舌干绛而萎，脉虚弱 | 手指蠕动或瘛疭，舌干绛而萎，脉虚 | |

## 二、三焦证候的相互传变

三焦所属脏腑的病理变化和证候表现，反映了温病病程发展过程的先后阶段：如上焦手太阴肺的病变，多为温病的初期阶段，吴鞠通说："凡病温者，始于上焦，在手太阴"；中焦足阳明胃的病变，多为温病中期或极期阶段；下焦足少阴肾及足厥阴肝的病变，多为温病后期阶段。吴鞠通曰"上焦病不治，则传中焦，胃与脾也；中焦病不治，即传下焦，肝与肾也。始上焦，终下焦"，揭示了温病的病程发展阶段和传变的一般规律。但这是对于一般病发于表的温病而言。

由于温病的病邪性质不同，患者的体质类型有差异，所以温病三焦病机的发生及演变，不一定皆按照上述传变程序。如湿温初起，病变重心在足太阴脾，兼邪郁肌表；暑热病邪多径入阳明，亦可直中心包、直中肝经，未必皆始于上焦手太阴，正如王孟英所说："夫温热究三焦者，非谓病必上焦始，而渐及中下也。伏气自内而发，则病起于下者有之；胃为藏垢纳污之所，湿温疫毒，病起于中者有之；暑邪夹湿者，亦犯中焦。又暑属火，而心为火脏，同气相求，邪极易犯，虽始上焦，亦不能必其在手太阴一经也。"同样，"始上焦，终下焦"，仅是温病一般的传变情况，并非固定不变。人体是一个有机的整体，上焦、中焦、下焦的病变不能截然划分，临证有上焦证未罢又见中焦证，亦有中焦证未退而又出现下焦证，甚至有时相互交错、相互重叠。

三焦温病的传变包括了两种传变形式：其一是温邪始犯上焦手太阴肺，再传至中焦阳明胃的过程，称为顺传；其二是温邪自手太阴肺卫传至手厥阴心包，迅即出现昏谵甚或昏愦、舌謇、肢厥等者称为逆传。逆传是相对顺传而言，主要在于突出温邪传变迅速、病情呈骤变性发展、病势重险的特性。顺传的特点是：温邪以脏传腑，正气逐邪外出，病情趋于缓解，预后较好。逆传的特点是：发病急骤，来势凶猛，病情危重，预后较差。

# 第三节　卫气营血辨证与三焦辨证的关系

卫气营血病机变化与三焦脏腑的病机变化，既有联系，又有区别。如上焦手太阴肺卫的病变，相当于邪在卫分，但以肺气失宣为主，而温病邪在卫分以卫气受郁为显；邪热壅肺而无表证者，则属于气分范畴。上焦热闭心包的病变，虽归属于营分范围，但其病机变化及证候与营分病变不尽相同：热闭心包的病理特点为邪热内陷，机窍阻闭，神明内乱，故神志异常较重；热入营分的病理特点是营热阴伤，心神被扰，故神志异常不严重。气分湿热酿蒸痰浊，蒙蔽心包，其病程阶段在气分。中焦阳明胃肠及足太阴脾的病变皆属气分范围，但气分病变所涉脏腑不只限于胃、肠、脾，凡邪不在卫分，又未入营动血的一切病证，都属于气分病变范围，显然，气分病变范围较中焦病变范围更广泛。下焦肝肾的病变与邪在血分，其病理变化和证候表现均明显有别：肾的病理特点为邪热久羁，耗损肾阴，其证属虚，肝的病变是在肾阴耗损的基础上，出现虚风内动；而血分病变的病理特点为血热炽盛、迫血妄行、瘀热互结，其证以实为主，或实中夹虚，且病位不一定涉及下焦。

卫气营血辨证和三焦辨证都是用以分析温病病理变化、明确病变部位、判断病势轻重、认识病情传变、归纳证候类型，从而确立治法的辨证纲领。卫气营血辨证和三焦辨证立论的基点不同：卫气营血辨证主要从人体气血的生理病理变化来阐述温病的演变规律，揭示卫气营血的功能失常及其损伤；而三焦辨证主要是从脏腑的生理病理来分析温病的病变部位及其病机演变规律，重点揭示脏腑的功能失常及其损伤。但人体是一个有机的整体，在生理上气血脏腑之间相互为用，密切相关；在温病过程中，卫气营血的病理变化必然会影响脏腑功能，而脏腑功能的病变也必然会导致卫气营血的功能失常。因此两种辨证方法在很大程度上有着共通之处，是经纬相依、相辅而行的，二者各有侧重，互有长短。一般而言，卫气营血辨证长于辨析病变的阶段、浅深、轻重，三焦辨证长于辨析病变的部位、性质和证候类型，因此，在临床运用时，必须将两者有机结合，方能全面指导温病的辨证论治。

 小 结

温邪侵犯人体发病后的病理变化，主要表现为人体卫气营血及三焦所属脏腑的功能失调和实质损害，由此形成温病独特的辨证理论——卫气营血辨证与三焦辨证。本章的学习，要以卫气营血辨证和三焦辨证各证的临床表现、病机特点、辨证要点及其传变为重点，从而抓住两种辨证方法的应用关键；明确两种辨证方法各有侧重，互有长短，不能互相取代，临证应将卫气营血辨证和三焦辨证有机结合，以全面指导温病的辨证治疗。

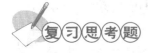 复习思考题

1. 温病辨证形成的理论和实践基础是什么？

2. 卫气营血证候的病机特点、证候表现及辨证要点各是什么？

3. 卫气营血与三焦温病的传变形式有哪些？

4. 营分证与心包证有何区别与联系？

5. 三焦温病各包括哪些病变，其主要证候类型、证候表现及其辨证要点各是什么？

6. 中焦温病与邪入气分有何区别与联系？

7. 如何理解卫气营血辨证与三焦辨证的关系？

（黄　琴）

# 第五章　温病常用的诊法

**要点导航**

　　本章重点学习温病独特的诊断方法，如辨舌验齿、辨斑疹白㾦，以及温病常见主症的辨识，如发热、口渴、汗出异常、神志异常、痉、厥脱等的临床表现、产生机制、属虚属实等。通过温病各种常用诊法，以确定温病病因、判断病证性质、明确病变部位、了解邪正消长，分析病变趋势，为正确分析病证的病机提供可靠的依据。

　　温病的诊断方法不外望、闻、问、切四诊，根据温病的临床特点，温病的常用诊法主要包括温病的特色诊法如辨舌验齿、辨斑疹白㾦，以及辨常见症状如辨发热、口渴、汗出异常，等等。

## 第一节　温病的特色诊法

　　温病有别于内科杂病，其临床表现有特殊性，如舌苔、舌质、齿龈、斑疹、白㾦等随病情的发展而有动态变化，故形成了辨舌验齿、辨斑疹白㾦等独具特色的温病诊断方法。

### 一、辨　舌

　　辨舌是通过观察舌象的变化，来判断病证的性质。舌与心、肝、肾、脾、膀胱、三焦等脏腑有许多经络相通，使舌与全身各脏腑关系密切，舌犹如内脏的一面镜子，同时，人体气血津液的盈亏情况也可以从舌象上反映出来。正如吴坤安所说："病之经络、脏腑、营卫气血、表里阴阳，毕形于舌。"由于温病的发展变化较快，而舌象对病情的反应较敏感，能较及时地反映病情，所以舌诊对温病的诊断尤为重要，有"杂病重脉，温病重舌"之说。温病辨舌包括辨舌苔、辨舌质、辨舌态三方面，分述如下。

　　（一）辨舌苔

　　主要观察舌苔的色泽、润燥、厚薄等。温病舌苔的变化，主要反映卫分和气分的病变。

**1. 白 苔** 白苔有厚、薄之分。总的来说，薄者主表，候卫分之邪，一般见于温病初起，病变尚轻浅；厚者主里，候气分之邪，多因于湿热为患。温病白苔有以下几种。

（1）苔薄白欠润，舌边尖略红 为外感温邪初袭人体，客于卫分的征象。多见于风温病初起。风寒表证也可见薄白苔，但质地润泽、舌色正常，且恶寒较甚而无汗，与风热表证不同。

（2）苔薄白而干，舌边尖红 比苔薄白欠润者更为干燥，而舌边尖呈红色。系表邪未解，肺津已伤的征象。多见于素体津液亏损而外感风热者，或感受风热病邪较重而津液耗伤者，或见于燥热病邪侵袭肺卫者。

（3）苔白厚而黏腻 多伴见口吐浊厚涎沫，其苔白厚布满全舌，垢腻润泽，其上多有黏涎附着。为湿热相搏于气分、浊邪上泛的征象，多见于湿温病湿重于热阶段，湿阻气分而湿浊偏盛的病证。

（4）苔白厚而干燥 为脾湿未化而胃津已伤的征象。亦主胃燥气伤、气不化液之证，即胃津不足不能上承，而肺气又受伤，气不能化液，故舌苔白厚而干。

（5）苔白腻而舌质红绛 一般属气分病变，为湿遏热伏之征象，是由湿热病邪在气分，湿邪阻遏而致热邪内伏不能外达所致。此外，热邪已入营分而又兼有湿邪未化者也可见到此种舌象，同时在临床上会有营分证的其他表现，应结合全身表现进行鉴别。

（6）白苔滑腻厚如积粉而舌质紫绛 为湿热秽浊郁闭膜原的特有舌象，其病变一般虽仍在气分，但传变甚快而病多凶险，多见于湿热性质的温疫病。其舌上苔如白粉堆积，满布无隙，滑润黏腻，刮之不尽，舌质则呈紫绛色。

（7）白苔如碱状 为温病兼胃中宿滞挟秽浊郁伏之征象。其舌上苔垢白厚粗浊而板滞，状如石碱，多见于湿热性温病。

（8）白砂苔 又名水晶苔，其舌苔白而干硬如砂皮，扪之糙涩。系邪热迅速化燥入胃，苔未及转黄而津液被灼的征象，属里热实结之证。

（9）白霉苔 表现为满舌生白衣，或蔓延到颊颚等处，有如霉状，或生糜点，或如饭粒样附着，或如豆腐渣样，刮之易去。为秽浊之气内郁而胃气衰败之征象，预后多属不良。常见于温病患者久治不愈，胃气大伤。若小儿见有类似上述表现，而非出现在温病中，多属鹅口疮，不与白霉苔同例。

总之，舌苔白薄主邪在表在卫；舌苔白厚，主邪在里在气。润为津未伤，干则液已亏。腻主湿，浊厚则挟秽浊。白苔所主，一般病情较轻，预后较好。但白苔中的白砂苔、白霉苔却是危重证的表现。白砂苔示里有热结，证非轻浅；白霉苔则为正气衰败，预后较差。

**2. 黄 苔** 温病出现黄苔，多为白苔随着病情的发展转化而来，一般是邪热进入气分、里热已盛的重要标志。在临床上，黄苔也有厚、薄、润、燥之分，同时还应观察是否兼有白苔，并与舌质表现相结合加以判断。

一般来说，苔黄而薄者病势较轻浅，苔黄而厚者则病势较深重；苔黄而润泽者津伤不甚，若腻者，多提示湿热内蕴，苔黄而干燥者则多为津液已伤。

（1）薄黄苔　苔薄黄而不燥者，为邪热初入气分，里热不盛而津伤不著；如苔薄黄而干燥，为气分热盛，津液已伤。

（2）黄白相间苔　指黄苔微带白色或有部分白苔未转黄色。其中有邪热已入气分，但表邪尚未尽解所致，其苔一般较薄而干燥；也有黄白相兼而较厚腻之苔，其白色为湿甚之象，黄白相兼是湿热开始化热所致，属邪在气分而非表邪未除的表现。

（3）苔黄干燥　其苔不甚厚而干燥，为气分邪热炽盛，津液受伤的征象。

（4）苔老黄燥裂　指苔色深黄，焦燥起芒刺，苔有裂纹。多为阳明腑实证之征象，并可伴有腹部胀满疼痛，大便不通或热结旁流等症状。

（5）黄腻苔或黄浊苔　指黄苔满布而细腻润泽，或黄而垢浊。主湿热内蕴。湿热或暑湿病邪流连气分多见此种舌苔。

总之，黄苔多由白苔发展而来。黄苔主里，属实，属热，主气分之热。苔色愈深或愈厚，则里热愈盛；察苔质燥腻，可明津伤、湿滞程度。

**3. 灰 苔**　温病过程中出现灰苔，应辨别其润燥的不同，二者所主病证各异，灰而燥者，多从黄燥苔转化而来，主实热之证，属热盛阴伤；灰而润滑者，多从白腻苔或黄腻苔转化而来，主痰湿或阳虚之证。温病过程中常见的灰苔有以下几种。

（1）灰燥苔　指苔色灰而质厚干燥，甚或焦燥起刺。为阳明腑实而阴液大伤之征象。

（2）灰滑苔　指灰苔满布，光滑多津。为温病后期阳虚有寒之征象，多伴有舌质淡、肢冷、脉细或吐泻等症。湿温病因湿胜热微，衍为寒湿者亦可见此种舌苔。

（3）灰腻苔　指苔灰而腻，润泽多黏液。为温病兼夹痰湿内阻的征象，多伴有胸痞脘闷，渴喜热饮，或吐痰浊涎沫等症状。

总之，灰苔所反映的病理变化，有寒、热、虚、实及痰湿等区别，临床须根据苔的润燥及全身证候加以辨别。

**4. 黑 苔**　温病过程中出现黑苔，大多数由黄苔或灰苔发展而来，往往是病情危重的标志，但根据其所表现的厚薄润燥不同，所主病证也有虚实寒热之分。其常见的黑苔有以下几种。

（1）黑苔焦燥起刺，质地干涩苍老　其苔黑而干，中心较厚，焦燥起刺，扪之糙涩无津，为阳明腑实，肾阴耗竭之征象。此舌象多由黄燥苔或灰燥苔发展转化而来，可见于热结肠腑，下不及时，应下失下而致阴液耗竭的危重病证。

（2）黑苔干燥或焦枯　其苔黑干燥无津，但较薄而无芒刺，舌体色绛而枯萎不鲜。为温病后期邪热深入下焦而肾阴耗竭的征象。如见苔黑干燥而舌质红，兼有心中烦不得卧，为真阴欲竭而壮火复炽所致，即所谓"津枯火炽"。

（3）遍舌黑润　其舌遍体黑润而无明显苔垢，为温病兼夹痰湿征象。每见于胸膈素有伏痰而复感温邪者，多伴有发热、胸闷、渴喜热饮等症状而无其他险恶症象。

（4）舌苔干黑、舌质淡白无华　湿温病湿随热化深入营血，灼伤阴络，大量下血，气随血脱时每见此种舌象。虽属虚脱之证，但由于病变发展迅速，苔未及转化而色仍黑，但又因气随血脱而舌质变为淡白无华。

（5）黑苔滑润而舌淡不红　其舌苔色黑而润滑多津，舌淡不红，为湿温病后期湿胜阳微，阳虚有寒的征象，与灰滑苔主病相似。

（二）辨舌质

舌诊除了辨舌苔外，还要辨舌质。舌为心之苗，舌质由血液荣养，所以舌质与心和营血的关系非常密切，其变化也较容易反映心及营血的病变。在温病过程中，当邪热深入营血、营阴受伤、耗血动血时，舌质必然有相应的变化。通过对舌体的色泽、形态等方面的观察，可以辨别热入营血的病候，从而反映出邪热的盛衰和脏腑、营血、津液的盈亏。

**1. 红舌**　多为邪渐入营分的标志。此处所说的红舌是指比正常人红舌稍深之舌，多为邪热较甚，或渐入营分的标志，也有因阴伤而致者。温病邪在卫分、气分时，可见红舌，但多局限于舌的边尖，或罩在苔垢之下，而热入营分后，则全舌纯红而每无苔垢，二者有所不同。温病主要的红舌有以下几种。

（1）舌尖红赤起刺　指舌红而尖部尤甚，且有红刺。一般为心火上炎之征象，在温病中亦可见于邪热初入营分时，多为红绛舌之早期。

（2）舌红中有裂纹如人字形，或舌中生有红点　为心营热毒炽盛之征象。

（3）舌质光红柔嫩，望之似乎潮润，手扪之却干燥无津　为阴液损伤之象，多由邪热初退而津液未复而致，且多见于肺胃阴伤者。

（4）舌色淡红而干，其色不荣　此为红舌中一种特殊的舌象，即比正常舌色更淡的一种舌色。多为心脾气血不足，气阴两虚之征象。多见于温病后期邪热已退而气血阴液亏虚的病证。

总之，温病过程中见红舌大多为邪热内盛之征象，或为气分热盛，或为心营火毒。若舌红而苔燥则属邪热在气分；若红赤鲜明而无苔垢者则属邪热深入营分。若热邪初退，津伤失布，或失血伤气，舌多红嫩或淡红而不荣。

**2. 绛舌**　绛指深红色，多由红舌发展而来，绛舌与红舌所候病变基本相同，只是反映的病变更深重。临床所见绛舌主要有如下几种。

（1）纯绛鲜泽　指舌色绛而鲜明润泽，多为热入心包之征象。

（2）绛而干燥　指舌色绛而舌面干燥无津，为邪热入营，营阴耗伤之征象。

（3）绛而兼有黄白苔　为邪热初传入营而气分之邪未尽之征象。

（4）绛舌光亮如镜（镜面舌）　舌绛光亮如镜，舌面干燥无津，为胃阴衰亡的表现。

（5）舌绛不鲜，干枯而萎　为肾阴枯涸的征象，病情多危重，多见于温病后期。

总之，温病过程中见绛舌大多为邪热入营之征象，表明病情较为深重。绛舌也有虚实之分，实者绛舌鲜艳干燥，虚者光亮如镜，或干枯不荣。察绛舌上罩苔垢，黄苔为气分之热未尽；上罩黏腻苔垢者，为兼痰湿秽浊之气。

**3. 紫舌** 舌紫较舌绛其色更深且暗。紫舌一般由绛舌发展而来，所反映的病候更为深重，常为营血热毒极甚的征象。此外，亦有其他因素而而使舌色变紫的。温病常见的紫舌有以下几种。

（1）焦紫起刺 又叫杨梅舌，指舌体紫红而有点状颗粒突起于舌面，状如杨梅，为血分热毒极盛之征象。常为热盛动血或动风的先兆。

（2）紫晦而干 又名猪肝舌，其色如猪肝，为肝肾阴竭之危重证候的反映，示预后不良。

（3）紫而瘀暗，扪之潮湿 为内有瘀血的征象，临床多有胸胁或腹部刺痛等症状，常见于患温病而兼挟宿伤瘀血的病人。

此外，舌色淡紫而青滑者，多属阴寒之证，伴有恶寒、肢冷、脉微等一列虚寒征象，在温病中甚为少见。

总之，紫舌所反映的病候有虚实之别，焦紫起刺为热毒极盛，紫而瘀暗为兼瘀血，属实证。紫晦干枯为肝肾阴竭，属虚证。至于紫而青滑多属虚寒，温病中较少见。

（三）辨舌态

舌态即舌体的形态与运动，其变化可以反映出邪正虚实情况，在温病的辨证中具有一定的参考价值。

（1）舌体强硬 指舌体强硬，转动不利，言语不清。为气液不足，络脉失养所致，有动风趋势。

（2）舌体短缩 指舌体短缩，不能伸出口外。系内风扰动，痰浊内阻的征象。

（3）舌卷囊缩 指舌体卷曲，兼阴囊陷缩，是病入厥阴的危险征象。

（4）舌体痿软 指舌体痿弱乏力，不能伸缩或伸不过齿，为肝肾阴液将竭的征象。

（5）舌斜舌颤 指舌体歪斜或发生颤抖，为肝风内动之征象。

（6）舌体胀大 指舌体明显肿大。若兼黄腻苔垢满布者，系湿热蕴毒上泛于舌的征象。若舌体肿大，其色紫晦者，为酒毒冲心之征象。

（四）温病舌诊注意点

温病的舌象包括了舌苔、舌质、舌态三部分，舌诊除了准确掌握以上三部分的征象外，还要辨别其病理变化以及所主病证。临证尤其注意以下两点。

**1. 舌苔舌质互参** 温邪侵犯人体，反映在舌苔和舌质上的邪正状况应该是一致的，但有所侧重，通过舌质的征象，一般可表明邪热的盛衰，预测热邪对气血、脏腑的影响和病位的浅深，判断营血、津液的盛衰；而通过舌苔的征象，一般可表明病邪的性质，判断津液的盈亏以及病变的阶段。如舌红而苔黄燥者反映了热邪炽盛于气分，津液已伤，病位尚不深入。但也有二者的变化不一致的情况，如舌质红绛可与白苔并见，其中有舌红绛而苔白滑腻者，为湿浊未化而邪热已入营分，气分之邪未尽之征象。因此，在舌诊时必须把舌苔与舌质的变化结合起来进行综合分析，才能得出正确的判断。

**2. 注重舌象的动态变化**　在温病的发展过程中，不但要对舌苔、舌质、舌态的即刻征象进行综合判断，而且还要观察其动态的变化，从而有效把握其邪正的进退和气血、津液的盛衰。如舌苔从白苔变为黄苔或灰苔，甚至进而变为黑苔，表示病邪自表传里，病情由轻增重；如舌苔、舌质由润转燥，提示津液已伤，或湿邪逐渐化燥；如舌苔从厚浊变薄，或由胶滞板结而转浮罩松散状，多为病邪消退之象；如原有舌苔突然退净而光亮如镜，则预示胃阴已经衰亡。如伏气温病初起舌红无苔而渐显舌苔，多为内伏邪热由营血分外转气分之象；如舌质由红绛而突然转为淡红，多为阳气暴脱所致。

## 二、验　齿

验齿是温病学中一个独特的诊断方法，主要是通过诊察牙齿的润燥、齿缝流血和齿龈等情况，来判断热邪的轻重、病变部位、津液存亡。如叶天士说："温热之病，看舌之后，亦须验齿。齿为肾之余，龈为胃之络，热邪不燥胃津，必耗肾液。"强调了齿、龈与胃津、肾液的密切关系，突出了验齿的重要意义。

**1. 牙齿干燥**　牙齿的润燥与否主要观察门齿。由于津液不足或津液不能上布，牙齿失于濡润就会表现为干燥不润。齿燥的情况有所不同，其病理变化也有轻重浅深之别。

（1）光燥如石　指齿面干燥，但形体不枯，仍有光泽。为胃热津伤，肾阴未竭，病情尚不甚重的征象。若见于温病初起，而有恶寒无汗者，则为卫阳受郁，津液不布所致。一经发散，则表疏气通，布津于上，齿燥即可转润。

（2）燥如枯骨　指齿面干枯而无光泽。为肾阴枯涸，预后不良的征象。

（3）齿燥色黑　指齿面干燥无津，其色焦黑，为邪热深入下焦，肝肾阴伤，虚风渐动之征象。

**2. 齿缝流血**　在温病中所发生的齿缝流血有虚实之分，因于胃者属实，因于肾者属虚。

（1）齿缝流血兼齿龈肿痛　血从齿龈外溢，色鲜红而量较多，为胃火冲激，其病属实。

（2）齿缝流血齿龈无肿痛　血从齿缝渗出，多为肾火上炎，其病属虚。

## 三、辨斑疹

斑疹是温病过程中在肌肤上出现的红色皮疹。观察其色泽、形态、分布等，并结合全身状况，可以帮助了解感邪轻重、病变浅深、气血津液盛衰、病势进退、预后顺逆等，对于指导临床治疗具有重要意义。

**1. 斑疹的形态**　斑指皮疹点大成片，平摊于皮肤，有触目之形，而无碍手之质，压之色不褪，消后不留皮屑者；疹指皮疹中点小呈琐碎小粒，形如粟米，突出于皮面，抚之碍手，压之而色褪。另有一种丹痧与疹相类，其表现为肌肤潮红，上面密布细小如针尖状之痧点，高出于皮肤，抚之碍手，压之褪色。疹与丹痧在消退时常有发生皮肤脱屑，尤以丹痧为甚。

**2. 斑疹的分布** 斑的发生，多先起于胸腹，继而分布于四肢。疹的外发，有多种形式，其中如麻疹，一般先起自上腭、口腔，继而布于耳后、头面及背部，再则布于胸腹四肢，约3~4日内，以手足心见疹为出齐；丹痧则多先见于颈项，渐及胸、背、腹部及四肢，一日之内即可蔓延全身。

**3. 斑疹的成因** 斑疹皆系热邪深入营血的征象，但二者的成因不同，斑多为阳明热炽，内迫营血，血从肌肉外渍而形成；而疹多为邪热郁肺，内窜营分，从肌肤血络而出所成，故陆子贤说"斑为阳明热毒，疹为太阴风热"。

**4. 斑疹透发前的征兆** 斑疹欲透未透之际，往往有灼热、烦躁、口渴、舌绛、苔黄、脉数等症。如兼见闷瞀、耳聋、手足发冷、脉伏等症，则为发斑之征；如兼见面目红赤、胸闷、咳嗽等症，则为出疹先兆。

**5. 斑疹辨察要点** 在温病过程中出现斑疹，表明邪热深入营血，但又有外达之机。如叶天士说："斑疹皆是邪气外露之象"，故通过观察其形态、色泽、分布及兼症，可判断病邪的浅深轻重，正气的盛衰，为正确的治疗提供辨证依据，也可帮助判断预后的好坏。

（1）观察色泽：红轻，紫重，黑危 红活荣润为顺，系血行尚属流畅及邪热外透的佳象；色艳红如胭脂为血热炽盛，紫赤类鸡冠花为营血热毒深重的表现；色紫黑为火毒极盛，最为凶险之象。如黑而光亮，虽属热胜毒盛，但气血尚充，依法治之，尚可救治；若黑而隐隐，四旁赤色，为火郁内伏，气血尚活；黑而晦暗，则为元气衰败而热毒锢结的征象，预后不良。总之，一般来说：斑疹色泽愈深，则病情愈重。

（2）审视形态： 松浮、紧束 斑疹的形态与病情轻重、预后好坏有一定关系。斑疹松浮色鲜，如洒于皮面者，为邪毒外泄，预后大多良好，属顺证；斑疹紧束有根，从皮里钻出，"履透针，如矢贯的"，系热毒深伏有根，锢结难出之象，主预后不良，属逆候。

（3）注意分布：稀疏、稠密 斑疹分布的稀密可反映邪毒之轻重，斑疹分布稀疏均匀，为热毒轻浅，一般预后良好；分布稠密融合成片，为热毒深重，预后不佳。故叶天士称斑疹"宜见不宜见多"。宜见指斑疹稀疏，示邪热外透；见多指斑疹稠密，示热毒深重。

（4）结合脉证 辨别斑疹时，结合脉症分析，有助于正确辨证。斑疹透发热势下降，神情清爽，为邪热外达，外解里和之象；斑疹透发而热不解，或甫出即隐，神志昏愦，肢厥脉伏，为正不胜邪，毒火内闭之险恶征象。

**6. 斑疹治疗原则与禁忌** 斑多属阳明邪热迫于血分，疹多属太阴风热内窜血络，所以治斑一般宜清胃泄热，凉血化斑，治疹一般宜宣肺达邪，清营透疹，如果挟斑带疹，则以化斑为主，兼以透疹。如里实壅盛，斑疹蔽伏不透，宜通下腑实，迫至内壅一通，表气从而疏畅，则热随斑透。其初发之际，不可过用寒凉，以免邪热冰伏，发生变症；斑疹亦不可妄用升提和滋补，恐助长热势或致邪热内闭，出现吐血衄血、痉厥、神昏等症。

### 四、辨白痦

**1. 形态和分布** 白痦是皮肤上出现的细小白色疱疹。包括晶痦和枯痦两种，前者形如粟米，内含浆液，白色晶莹，表面隆起；后者内无浆液，平塌凹陷，形如糠皮。白痦一般不融合成片，周围无红晕，摸之碍手，消退时皮屑脱落，无色素沉着和斑痕形成。

**2. 成 因** 晶痦主要由于湿热病邪留恋气分，胶结难解，湿热郁蒸肌肤而成。每随发热汗出而透发；枯痦为正不胜邪，津气俱竭而成。

因湿热病邪黏腻滞着，非一汗即能透解，每随身热增高，热达汗出，即透出一批，所以白痦常反复多次透发。一般在透发之前，每因湿热郁蒸而有胸闷不舒之症，既透之后，由于病邪外达，则胸闷随之缓解。

**3. 临床意义** 白痦是湿热病证的重要体征，多见于属湿热性质的湿温、暑温挟湿、伏暑等病。观察白痦有助于辨别病邪的性质及津气盛衰程度。凡出现晶痦，分布均匀，颗粒清晰，透出后热势渐减，神清气爽者，为津气俱足，正能胜邪，邪却外透的佳象；反之，若出现枯痦，白痦色如枯骨，空壳无浆，或透发后身热不退，甚则神昏谵语者为津气俱竭、正不胜邪，邪气内陷的危险征象。

**4. 治疗禁忌** 晶痦当清热祛湿，宣畅气机；枯痦当养阴益气为主，佐以清泄湿热。白痦的产生为湿热所酿，其病变部位在气不在卫，所以在治疗时忌用辛温疏散，或纯用苦寒清里，故吴鞠通说："纯辛走表，纯苦清热，皆在所忌。"


# 第二节　辨常见症状

温邪入侵，可以引起卫气营血及三焦所属脏腑生理功能的失常，出现各种临床证候。通过对温病临床症状的分析，可以辨识其病因病机，分析邪正消长的态势，为准确辨证、确立治法提供重要依据。温病的症状表现繁多，其常见的症状辨别如下。

## 一、发 热

发热是各种温病必具的症状。一般说，凡口腔温度超过37.3℃，腋下温度超过37.0℃，或肛门温度超过37.6℃者，即属发热。温病的发热是由于感受温邪后，机体对温邪的一种全身性的反应，为正气抗邪、邪正相争的表现。如正能胜邪则热退而邪却；正邪俱盛，则热势持续；发热过甚，可耗气伤津，甚至导致阴竭阳脱而危及生命。

某些内伤疾病也可以引起发热，其原因是由于脏腑功能紊乱，气血失和，阴阳失调，阳气偏盛而致，其起病较缓，病程较长，热势多不甚，或时断时续，并伴有脏腑、气血病变。

温病发热与伤寒发热均为外感热病的发热。但伤寒发热系外感风寒所致，初起属表寒证，发热较轻而恶寒较重，病变过程多按六经传变，故与温病发热也有所不同。

温病发热有虚实之分。一般而言，温病初期，正气较盛，病变尚轻浅，多属实证发热。温病中期，正盛邪实，邪正剧争，证虽属实，但阴液已有耗伤，其阴伤较甚者，已属虚实相兼之证，温病后期，邪热久羁，耗损阴津，多属虚证发热，其中有余邪未尽者，为虚多邪少之证。

温病卫气营血各阶段皆可见发热，但其发热表现及伴见症状各不相同，发生的病机也各异，因而对发热的诊断有助于判别病邪之性质、病变之浅深、病情之轻重及其病势之进退。

**1. 发热恶寒** 指发热时伴有恶寒。如温病初起，见发热重而恶寒轻，伴见口微渴、咳嗽、咽痛、苔薄白舌边尖红、脉浮数者，为风热之邪在肺卫、卫气失和之象；如温病初起，见发热恶寒而少汗，头身沉重，肢倦胸闷，苔白腻，脉濡缓者，为湿热之邪初犯卫气、湿遏卫阳之象。

古人曾有"有一分恶寒，就有一分表证"之说，强调外感病出现发热恶寒并见，多为表证。但对此不可一概而论，如邪热炽盛于阳明，里热蒸迫津液外出，汗大出，气随汗泄而致腠理疏松时，亦可在壮热的同时有背微恶寒，此种发热微恶寒与表证之发热恶寒显然不同。

**2. 寒热往来** 指恶寒与发热交替出现，定时或不定时发作。为热郁半表半里，少阳枢机不利之征象。如发生于湿热性温病中，往往属痰热在少阳，可伴有口苦、烦渴、溲赤、脘痞呕恶、苔黄腻等症状。

另有表现为寒热起伏，即恶寒与发热此起彼伏，连绵不断，多为湿热秽浊郁闭膜原之证象，其寒热之势多呈恶寒重而热象相对不甚显著，可伴苔白腻如积粉等湿浊之象。

**3. 壮热** 指热势炽盛，通体皆热，不恶寒但恶热。为邪热盛于阳明气分，邪正剧争，里热蒸迫之征象。可伴有大汗、口渴和脉洪大等症状。

**4. 日晡潮热** 指发热于下午为甚。日晡即申时，相当于午后3~5时。日晡潮热多为热结肠腑，阳明腑实所致，多伴有便秘、腹满痛、舌苔焦黄等症。

但如潮热伴见口干而嗽水不欲咽，下腹部硬痛，舌见瘀斑或青紫，脉细涩，则属瘀热蓄积于下焦；如见午后低热较著，手足心热，心烦盗汗，舌红而光，脉细数者，当属阴虚而虚热内生。

**5. 身热不扬** 指身热稽留而热象不显，即自觉热势不盛，初扪体表不觉很热，但扪之稍久则觉灼手。面不红赤而反淡黄，口不渴而反黏腻，大便不结而反溏。为湿热病蕴阻卫气，湿重于热，热为湿遏，湿蕴热蒸之征象。身热不扬同时亦可见下午热势稍盛，并伴有汗出热不解，渴不欲饮，胸闷脘痞，身重纳呆，苔白腻，脉濡缓等症状。

**6. 发热夜甚** 指发热入夜更甚，为热灼营阴之征象。同时还可伴时有谵语，口渴不欲饮，斑疹隐隐，舌绛，脉细数等营分见症。

**7. 夜热早凉** 指至夜发热，天明时热退身凉，多伴见热退无汗。为温病后期，余邪留于阴分之征象。

**8. 低 热** 指温病后期热势低微，手足心热甚于手足背，为温病阴伤虚热之征象。如兼见口渴欲饮，不欲食，舌绛光亮者，为胃阴大伤，虚热内生；如兼见手足心热甚于手足背，舌质枯痿者，为肝肾阴虚，邪少虚多之证。

## 二、口 渴

口渴是温病的常见症状之一，其发生原因较多，但不外津液不足和津液不布。由于温病以热盛阴伤为基本病机，所以温病的口渴一般是由热盛伤阴所致，但也有因各种原因导致的津液输布失常而引起的，所以应对其进行辨察。

**1. 口微渴** 邪在卫分，热未炽盛、津伤未甚，所以口渴不甚，多见于温病初起邪在卫分阶段。

**2. 口渴欲饮** 指口渴明显而多饮水。多为热盛伤津的表现。在里热亢盛之时，津伤较重，所以口渴也较明显，特别是阳明气分证时，热盛而津大伤，所以可见口大渴而喜凉饮。如在湿热性温病中见口虽渴而欲饮热水，则为湿浊痰饮中阻，津不上承之象，不可与热盛津伤证相混。但如湿热性温病中见口渴而欲冷饮，兼见苔黄燥者，则应考虑湿已化燥，形成热重于湿之证。

**3. 口渴不欲饮** 多为湿郁不化，气不布津，津不上承所致，主要见于湿温病的湿重热轻阶段。但在温病夹痰饮时，亦可见口渴而不欲饮，或渴喜热饮。另外，当邪热进入营分时，往往表现为口干而不甚渴饮，是营阴受灼而上蒸之象，与湿郁不化的病证不同。

**4. 口苦而渴** 多为邪热化火，津液受伤之象，主要见于胆火内炽或里热亢盛而化火、热毒炽盛之证，同时可伴见心烦、尿赤、脉弦数等症状。

## 三、汗出异常

汗液为水谷精微所化生。正常人在天气温暖时，气血趋向体表，腠理疏泄，故常有汗，而当天气寒冷时，阳气内藏，气血趋于里，故少汗或无汗。在正常情况下，汗出具有润泽肌肤、调和营卫，发散多余阳热而调节体温，排除有害物质等作用。在温病过程中，由于感受外邪而致腠理开合失司，或阳热亢盛而迫津外泄，或津液亏损而致汗源不足等原因，均可出现汗出之异常。临床上通过对温病过程中汗出异常的辨察，有助于了解邪热的轻重浅深和津液正气的盛衰，正如章虚谷说："测汗者，测之以审津液之存亡、气机之通塞也。"

**1. 无 汗** 即皮肤无明显汗液，皮肤干涩不润。如见于温病初起，伴有发热、恶寒、头痛、苔薄白等症状，为邪在卫分，邪郁肌表，闭塞腠理所致。如见于温病极期，伴有身热夜甚、烦躁，舌绛，脉细数等症状，为邪在营血，劫烁营阴，津液不足，无作汗之源所致。

**2. 时有汗出**　指汗随热势起伏而时出。一般表现为汗出热减，继而复热，为湿热郁蒸之象，多见于湿温病和暑湿等湿热性温病。

体虚外感风寒所致的太阳中风也可见时有汗出，太阳中风兼有恶风、周身酸楚，苔薄白，脉浮缓等症状，与湿热郁蒸则有湿热蕴郁中焦的气分见证，两者的表现和病机各不相同。正如吴鞠通所说："若系中风，汗出则身痛解，而热不作矣；今继而复热者，乃湿热相蒸之汗。湿属阴邪，其气留连，不能因汗而退，故继而热。"

**3. 大汗**　指全身大量汗出。温病过程中每可见大汗，如伴有壮热，大渴，脉洪大等症状，为阳明气分热炽，蒸腾内外，迫津外泄所致；上述证候如兼见背微恶寒，脉洪大而芤等症状，为热盛阳明而兼有气阴不足。如表现为骤然大汗，淋漓不止，并见气短神疲，甚则喘喝欲脱，唇干齿燥，舌红无津，脉散大等症状，为津气外脱的亡阴征象。如表现为冷汗淋漓不止，并见肤冷肢厥，面色苍白或青惨，神气衰竭，语声低微，舌淡无华，脉微欲绝等症状，为气脱亡阳征象。

**4. 战 汗**　指病人先全身战栗，继之热甚，并见全身大汗，汗出后热势骤降。为邪气留连气分，邪正相持，正气奋起鼓邪外出之征象。在战汗欲作时，常可见四肢厥冷、爪甲青紫、脉象沉伏等先兆。

温病过程中发生战汗往往是疾病发展的转折点。若战汗后，热退身凉，脉象平和，为正能胜邪，病情向愈之佳象；若战汗后，身热不退，烦躁不安，为病邪未衰；若战汗后，身热骤退，但冷汗淋漓，肢体厥泠，躁扰不卧或神情萎顿，脉急疾而微弱，此为正不胜邪，病邪内陷而阳气外脱之象。此外，还有全身战栗而无汗出者，多因中气亏虚，不能升发托邪所致，预后甚差，正如吴又可说："但战而不汗者危，以中气亏微，但能降陷，不能升发也。"

### 四、呕 恶

**1. 恶心呕吐**　发生于温病的初起，多属温邪侵袭于表而影响胃气和降，一般呕恶程度较轻。若发生于湿热性温病中，多由湿热之邪干于中焦，导致胃气上逆所致，一般泛恶较明显，有的还会有明显的呕吐。

**2. 呕吐酸腐**　指呕吐物有明显的酸腐馊味，多属伤食停滞之象，可见于温病兼食滞者。

**3. 呕吐如喷**　指呕吐频繁而呈喷射状，且发生急骤，恶心不明显，多为肝经火盛引动肝风犯于胃所致。

**4. 干呕气逆**　指干呕而不吐，仅表现为气逆作哕。若见于病之早期，发生于夏秋者，猝然腹中绞痛，欲吐不得吐，欲泻不得泻，烦躁闷乱，甚则面色青惨，四肢厥冷，头汗淋漓，脉象沉伏等，属干霍乱之危证。若频频干呕，气逆作哕见于湿热性温病过程中，伴口大渴，脉细数，舌光如镜，为胃阴受劫，胆火上逆。若见于温病后期，伴见口干、舌光红者，属胃阴大伤而胃气上逆之象。

**5. 呕吐清水、痰涎**　指呕吐物为酸苦清水或清稀痰涎，多属湿热内留，胆胃失和，饮停气逆之象，每见于湿温、伏暑等湿热性温病。

### 五、胸腹不适

胸腹不适是指在胸、胁、脘、腹等部位有胀满疼痛等感觉，或胀痛并见，或但痛不胀，或但胀不痛。诊察胸腹是诊断温病的重要方法之一，古代医家对此非常重视，如王孟英说："凡视温证，必察胸脘。"

**1. 胸部疼痛**　多为邪热郁于肺，肺气不利所致伴随症状；如胸部闷痛或如针刺，并见身灼热，舌质紫暗而扪之湿，多属素有瘀伤宿血在胸膈中，又感受温邪。

**2. 胸闷脘痞**　指胸脘痞闷不畅。以脘部痞满为主症者，称为痞证。有湿热阻遏中焦气机者、有无形邪热壅聚而胃气不和者、有邪热壅聚而胃虚不运胃气壅滞者，以及温病兼有气滞者。

**3. 胁肋疼痛**　指两胁部疼痛，其原因多与肝胆有关，可由气滞、湿热、痰饮、瘀血等病邪阻滞肝胆而引起。

**4. 胃脘满痛**　指胃脘部痞满而疼痛。有湿热痰浊内阻，气机郁滞所致的痰热结胸证、有痰湿郁阻者、有湿热或痰热所结者，以及有食滞于中者。

**5. 脘腹胀痛**　指胃脘连及大腹部胀满疼痛，多为邪阻中焦，脾胃升降失司，气机郁滞所致。有湿热中阻者、有实邪内结肠腑者。

**6. 腹痛阵作**　多由肠腑气机阻滞引起。有湿热与宿滞相搏，肠道传导失司者，有热邪与食积搏结于肠道者，有热蕴肠道，传导失司所致者。

**7. 腹胀硬痛**　多为热结肠腑之象，多伴有腹部拒按，可并见潮热便秘，谵语神昏，舌苔焦黄或黑，脉沉实等症状。

**8. 少腹硬满疼痛**　多为下焦瘀热搏结之象，即为蓄血证，常并见大便色黑，神志如狂，漱水不欲饮，舌质紫绛等症。也可见于热入血室证。

### 六、神志异常

心藏神，主营血的运行，温病中邪热侵扰心、营（血），皆可出现神志异常。由于病邪性质有殊，侵扰途径不同，神志异常表现各异，其所反映的病机亦有差别，故应结合有关证候，注意鉴别。

温病发生神志异常的病机，可分为扰、蒙、闭、脱四类。

扰，是由其他脏腑的热邪影响心神所致，如胃热扰心、肠热扰心、营热扰心、血热扰心、瘀热扰心。其神志症状相对较轻。

蒙，是指湿热酿痰蒙蔽心包，病机重点仍在气分，病情相对较轻。

闭，是指热闭心包，为热邪内陷或直中心包，病情较重。

脱，即正气外脱，引起心神溃散而神昏。其中有内闭外脱者。

**1. 烦躁不安** 表现为心中烦乱，并可有身体及手足躁扰。温病邪热在气分和营分都可出现烦躁，尤以热入营血分更为多见，常是昏谵的前兆。温病后期，肾阴已亏，心火仍炽，亦见心烦不寐。

**2. 神志昏蒙** 指表情淡漠，神呆寡言，意识模糊，呈朦胧状态，神志时清时昧，似醒似寐，时有谵语，甚时可见嗜睡如昏，但呼之能应。多伴有身热有汗不解、苔黄腻等湿热郁蒸症状，为气分湿热之邪不解，蒸酿痰浊而蒙蔽心包，扰及心神所致。多见于湿温等湿热性温病中。

**3. 神昏谵语** 简称昏谵。指神志不清，意识丧失，语无论次或胡言乱语等表现。多为热扰心包或邪热闭于心包之征象。如见心烦不安，时有谵语，而身热夜甚，或斑疹隐隐，舌绛无苔者，为营热扰心所致；如见昏谵似狂，身灼热，斑疹显露，吐血、便血者，则为血热扰心所致；如见神昏而体热肢厥，舌謇语涩，舌纯绛鲜泽者，为热陷心包，扰乱神明所致。此外，如见神昏谵语，语声重浊，身潮热，便秘或热结旁流，腹满硬痛，舌苔黄燥焦厚者，则为热结肠腑，胃热扰心的气分病变；若伴见肢厥，舌謇语涩，神昏较甚者，亦需注意有热结肠腑而伴热陷心包之证的可能。

**4. 昏愦不语** 指意识完全丧失，沉迷不语，呼之不应，甚至对外界各种刺激全无反应，是神志异常中昏迷程度最深者。多为热闭心包，或邪热夹痰闭阻心包，或瘀热闭阻心包之象。也有属于内闭而兼外脱者，则可见肢体厥冷，面色灰惨，舌淡无华，脉微欲绝等症，此种神昏又称为神散，系心神失养，神无所倚而致神志异常。在汗、泻、亡血太过时，可因阴竭阳脱而致神散，属于危笃之证。

**5. 神志如狂** 指神志昏乱，躁扰不安，妄为如狂。多为下焦蓄血，瘀热扰心所致，并可伴见少腹硬满疼痛，大便色黑，舌质紫暗等症。

## 七、痉 厥

痉是指筋脉拘急而手足抽搐，称为痉，或称动风；神志不清，四肢逆冷，则为厥。因为痉与厥常多并见，故合称痉厥。温病中出现痉厥，与足厥阴肝、手厥阴心包络密切相关。邪热炽盛，木火相煽，或阴精耗损，心肝失济，皆可导致痉厥。

**1. 实风内动** 来势急剧，抽搐频繁有力，表现为手足抽搐，颈项强直，牙关紧闭，角弓反张，两目上视等，同时可见肢冷，神昏，脉洪数或弦数有力，是因热极而风从内生。如并见壮热，渴饮，汗多，苔黄者，因阳明热盛，引动肝风；如并见高热，咳喘，汗出者，为金（肺）受火刑，木（肝）无所制，而肝风内动（金囚木旺）；如并见昏谵，舌绛者，则为心营热盛引动肝风。

**2. 虚风内动** 表现为手足徐徐蠕动，或口角震颤，心中憺憺悸动等。并常见低热，颧红，五心烦热，消瘦，神倦，口干舌燥，耳聋失语，舌绛枯痿等。为热邪深入下焦，耗损阴精，筋脉失于濡养所致。多出现于温病的后期。

凡温病出现痉厥，皆系病重的表现，若发作频繁，难于止息，则预后很差。此外，肝风内动尚有肝失濡养而痰湿不化的虚实兼挟证，多见于暑温病的后期。

## 八、厥 脱

厥脱包括了厥与脱两种证候。厥证有两个概念：一是指突然昏倒、不省人事，即为前述之昏厥；二是指四肢清冷不温，即为肢厥，多由阳气虚衰或阳气内郁不能外达所致。脱证则是指阴阳气血严重耗损后，元气不能内守而外脱。以下主要讨论以肢厥和脱证为主要表现的厥脱。

**1. 热 厥** 指四肢清冷，但胸腹灼热，并伴有烦躁，气息粗大，汗多，尿短赤，便秘等热盛于里的症状，或伴有神昏谵语，喉间痰鸣，牙关紧闭，舌红或绛，苔黄燥，脉沉实或沉伏而数等表现。为热毒炽盛，郁闭于内，气机逆乱，阴阳气不相顺接，阳气不能外达四肢所致，往往具有热深厥深的特点。

**2. 寒 厥** 指身无热，通体清冷，同时可伴有面色苍白，汗出淋漓，或下利清谷，气短息微，精神萎靡，舌质淡，脉沉细微欲绝等症状。为阳气大伤，虚寒内生，全身失于温煦所致，病情严重者可发生阳气外脱。

**3. 阴 竭** 又称亡阴。见身热骤降，汗多气短，肢体尚温，神情疲倦或烦躁不安，口渴，尿少，舌光红少苔，脉散大无力或细数无力。为邪热耗伤阴液，或因汗、泻、亡血太过而致阴液大伤，阴竭而元气无所依附所致，所以也称为气阴外脱。本证可与热厥并见，或由热厥发展而来，也可在温病过程中由大汗、剧泻或大出血后而造成。

**4. 阳 脱** 即阳气外脱，又称亡阳。见四肢逆冷，全身冷汗淋漓，面色苍白，神情淡漠或神识朦胧，气息微弱急促，舌淡而润，脉微细欲绝。为阳气衰竭不能内守而外脱之象。本证可与寒厥并见，或由寒厥发展而来；也可由阴竭而致阳气外脱，从而形成阴阳俱脱之证。

## 九、出 血

温病过程中发生出血，一般为邪热深入营血，迫血妄行所致。多为急性多部位出血，或以一个部位出血为主而兼有其他部位的出血。对于温病出血的辨别，须观察其出血的部位、出血量的多少、血的颜色以及并见症状等。

**1. 广泛出血** 包括咯血、衄血、便血、尿血、肌血、阴道出血等。血色鲜红，为热盛动血引起，多并见昏谵，舌质深绛等。若出血过多，乃至气随血脱，可见血溢不止，肢体厥冷，昏沉不语，舌淡无华等。

**2. 咯 血** 指血由咳唾而出，为肺出血的表现。血量不多，其色瘀晦，并见胸痛、气促者，多为风热壅肺，肺络受损所致。起初咳唾粉红色血水，继则咯血不止，或血从口鼻喷出，并见躁扰不宁，面色反黑，脉搏急疾等，多为暑热伤肺，经血沸腾，血从清窍上溢所致，预后极差，常因化源速绝而死亡。

**3. 便 血** 便下鲜血，系肠络损伤的表现。多为湿热化燥深入营血，损伤肠络引起。此外，大便色黑，亦是便血的征象，如吴又可说："尽因失下，邪热久羁，无由以泄，血为热搏，留于经络，败为紫血，溢于肠胃，腐为黑血，便色如漆。"多见于肠腑蓄血证，并见少腹硬满疼痛，神昏如狂，舌质瘀紫等。

小 结

　　本章介绍了温病常用的诊断方法，由于温病临床表现的特殊性，形成了辨舌验齿、辨斑疹白痦，以及辨发热、汗出异常、神志异常等常见症状等一套特殊的诊断方法。

　　辨舌要抓住舌苔主要反映卫分和气分的病变，舌质主要反映营分和血分的病变这一纲领。辨斑疹则以"斑为阳明热毒，疹为太阴风热"为一般规律，通过观察斑疹的色泽、分布和形态，帮助了解感邪轻重、病变浅深、气血津液盛衰、病势进退、预后顺逆等。通过对温病各种常见症状的辨析，可以辨识其病因病机，分析邪正消长的态势，是准确辨证、确立治法的重要依据。在临床运用温病这些诊断方法时，应当注意四诊合参。

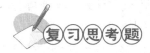

复习思考题

　　1. 简述白、黄、灰黑苔在温病诊断上的意义。

　　2. 试述斑疹的成因及其诊断意义。斑疹的诊察要点是什么？

　　3. 温病过程中有哪些热型？各主何种病机？

　　4. 温病神志异常有哪些表现？其形成机制如何？

　　5. 温病动风是怎样引起的？临床如何辨别？

（郑旭锐）

# 第六章　温病的治疗

**要点导航**

　　通过本章的学习，在了解温病治疗概念基础上，重点学习温病十大内治法的概念、作用、适应证以及代表方，熟悉温病常见兼夹证的治疗方法、适应病证及范围、代表方，从而正确运用温病的治法，以达到祛除病邪，调整功能，扶助正气，从而促使患者恢复健康的目的。

　　温病的治疗，是在温病辨证论治的理论指导下，根据温病的证候表现，明确其病因病理，制订相应的治疗方法，选用恰当的方药，以驱除病邪，调整功能，扶助正气，从而促使患者恢复健康。正确及时的治疗可以帮助患者减轻病情，缩短病程，减少病痛，促使其早日恢复健康，提高治愈率，减少后遗症的发生，同时还可以阻止传染性温病的传播蔓延，保护健康人群。

## 第一节　温病治则

　　温病的治则，除了一般治则，如"热者寒之"、"实者泻之"、"虚者补之"等外，主要是祛除温邪，顾护阴液的原则及卫气营血证治及三焦证治的原则。

　　温病的主要病因是温邪，因此祛除温邪是温病治疗的关键。尽早祛除病邪，可尽快减少温邪对机体的损害，减少并发症的发生，阻止病变进一步的发展。在温病的发生发展过程中，温邪主要导致卫气营血和三焦所属脏腑的功能失调和实质损害，其中包括了病变的层次、阶段、病位、病性等，病理变化不同，所用治法亦不相同。在各种温病辨证中，辨明不同温病的病程阶段，卫气营血的病理变化尤为重要，叶天士根据卫气营血病机演变，提出不同阶段的治疗原则："在卫汗之可也，到气才可清气，入营犹可透热转气，……入血就恐耗血动血，直须凉血散血。"如邪在卫分主要用"汗"法治疗，"汗"法即解表透邪法，在温病卫分证主要以辛凉透表为主。邪在气分主要用"清气"法治疗，清气法以清泄无形里热为主，但由于气分证病位不同，病邪性质差异，往往尚需使用化湿、攻下、和解等法。邪在营分以"透热转气"法为主，即在清营之剂中配伍轻清宣透之品，使营分邪热透出气分而解。血分证治疗既要清热凉血，又要滋阴散瘀。

吴鞠通根据三焦所属脏腑病理变化的证候特点，确立了上焦、中焦、下焦证候的治疗大法，指出："治上焦如羽（非轻不举）；治中焦如衡（非平不安）；治下焦如权（非重不沉）。"指明温病初起，邪在肺卫，宜用质轻辛凉之品，轻宣上焦邪热。温邪传入中焦，用药既不可轻清越上，又不可重坠趋下，宜平衡气机升降为准。温邪传入下焦，耗伤真阴，以质重咸寒之品填补肝肾之阴为主要方法。

## 第二节　温病治法的确立依据

在温病治则的指导下，针对温病不同的病证确立相应的具体治法。正确的治法来源于对病证本质的准确判断，而正确的治法又是选择方药并确定其剂量、用法的前提。温病治法的确立，主要是依据病邪种类及性质和证候类型及病机，同时，也有根据某些特殊症状而制定某些特定的治法。温病治法确立的依据主要有如下两个：

### 一、审因论治

即根据引起温病发生的各种病因种类和在病变中形成的各种病邪的性质而确定治法。不同季节发生的温病，由不同性质不同温邪引起，这些病邪有各自的致病特点，侵袭人体后表现出不同的证候，因而要审证求因，审因论治。如温病卫表证时，其病邪有风热、湿热、燥热等不同，就分别有疏风泄热，宣表化湿，疏表润燥等不同治法。

### 二、守机定法

即根据证候及不同的病机而确立相应的治法。温病的过程，主要表现在卫气营血和三焦所属脏腑的功能失调和实质损害，因此，需运用卫气营血和三焦辨证纲领，明确证候类型，区分病变部位，确定病邪性质，分析邪正虚实，全面分析病机，从而确立相应的具体治法。

## 第三节　温病的主要治法

温病的主要治法包括解表法、清气法、和解法、祛湿法、清营凉血法、通下法、滋阴法、开窍法、熄风法、固脱法等。

### 一、解表法

解表法是驱除在表温邪，解除温病卫分表证的一种治法。属于八法中"汗"法的范围。适用于温病初起，邪在卫表之证。其主要作用是疏泄腠理、逐邪外出、透表泄热。根据温病卫表之证感邪有风热、暑湿、湿热、燥热的不同，本法又可分为如下几种。

**1. 疏风泄热** 即通常所说的"辛凉解表"，即以辛散凉泄之品，疏散轻透肺卫肌表风热病邪。主治风温初起，风热病邪袭于肺卫之证。症见发热，微恶风寒，口微渴，无汗或少汗，咳嗽，舌边尖红，苔薄白，脉浮数或伴有咽痛，头痛等。代表方剂如银翘散、桑菊饮等。

**2. 透表清暑** 主治夏日暑湿蕴阻于内，寒邪郁闭肌表之证。症见恶寒发热，头痛，无汗，身形枸急，口渴心烦等。辛温解表之品配合清暑化湿之品，外散肌表之寒束，内清在里之暑湿。代表方剂如新加香薷饮。

**3. 宣表化湿** 主治湿温初起，湿热病邪郁阻卫气分之证。症见恶风寒，身热不扬，头重如裹，身重肢倦，胸闷脘痞，苔白腻，脉濡缓等。芳香宣透化湿之品以宣散芳化肌表湿热之邪。代表方剂如藿朴夏苓汤。

**4. 疏表润燥** 用辛宣凉润之品，解除卫表燥热之邪。适用于秋燥初起，燥热在肺卫。症见发热，微恶风寒，头痛，口鼻咽喉干燥，咳嗽少痰，舌红苔薄白。代表方剂如桑杏汤。

温病在运用解表法时应注意：①一般忌用辛温开表发汗，以免助热化火；②应中病即止，以免过汗伤津。

## 二、清气法

清气法是通过寒凉清热之品以解除气分无形里热的一种治法，属于八法中"清法"的范围。适用于温病气分无形热盛，里热虽已亢盛，但尚未与燥屎、食滞、痰湿、瘀血等有形实邪相互搏结的证候。其主要作用是清泄里热，保津止渴，除烦泄火。由于气分无形邪热的所在部位、病势浅深、病邪性质各有不同，本法又可分为以下几种。

**1. 轻清宣气** 即以寒凉轻清和辛凉（平）宣散之品宣畅气机，透热外达。主治邪热初入气分，热郁胸膈，热势不甚而气失宣畅之证。症见身热微渴，心中懊恼不舒，起卧不安，舌苔薄黄，脉数等。代表方剂如栀豉汤加味。

**2. 辛寒清气** 即以辛寒之品大清气分邪热，透热外达。主治热炽阳明气分。症见壮热，大汗出，心烦，口渴，苔黄燥，脉洪数等。代表方剂如白虎汤。

**3. 清热泻火** 即以苦寒清热泻火解毒之品直清里热，泻火解毒。主治热在气分，郁而化火之证。症见身热不退，口苦而渴，烦躁不安，小便黄赤，舌红苔黄等。代表方剂如黄芩汤、黄连解毒汤。

运用清气法时，应注意以下几点：①本法所治气分里热属于无形热盛，如邪热已与有形实邪（如燥屎、食滞、瘀血、痰湿等）相搏结，单用本法往往只能"扬汤止沸"，必须去其所依附的有形实邪才能解除邪热。②湿热性温病湿中蕴热而流连气分时，不可一味寒凉清热，当重视伍用祛湿之品。③素体阳虚者在使用本法时，切勿过剂，应中病即止，以防寒凉过甚戕伤阳气。

### 三、和解法

和解法是通过和解、疏泄、分消、祛除半表半里病邪，达到外解里和的一种治法。属于八法中的"和法"。适用于温病痰热郁阻少阳，湿浊郁伏膜原，湿热留连三焦的半表半里之证。其主要作用是清泄少阳，分消走泄，开达膜原。温病常用的和解法有如下几种。

**1. 清泄少阳** 即以辛苦芳化之品清泄少阳邪热兼以化痰和胃。主治邪热兼（夹）痰湿郁阻少阳胆经半表半里，枢机不利、胃失和降之证。症见寒热往来，口苦胁痛，烦渴溲赤，脘痞呕恶，舌红苔黄腻，脉弦数等。代表方剂如蒿芩清胆汤。

**2. 分消走泄** 即以辛开苦泄之品以宣展气机，分消邪热，泄化三焦痰湿。主治痰热、湿浊阻遏三焦、气化失司之证。症见寒热起伏，胸痞腹胀，溲短，苔腻等。代表方剂如温胆汤加减，或如叶天士所说的杏、朴、苓之类为基本药。

**3. 开达膜原** 即以辛通苦燥之品疏利透达膜原湿热秽浊之邪。主治湿热秽浊之邪郁伏气分膜原之证。症见寒热如疟，寒甚热微，脘痞腹胀，身痛肢重，苔白腻如积粉而舌质红绛甚或紫绛。代表方剂如达原饮。

运用和解法时应注意：①清泄少阳法只适用于邪热挟痰湿在少阳者，对里热炽盛而无痰湿则不适用。②分消走泄与开达膜原二法清热之力较弱，其作用侧重于疏化湿浊，宣畅气机，故不宜用于湿已化热、热象较著及热盛津伤者。

### 四、祛湿法

祛湿法是通过驱除三焦湿热之邪，解除湿热证候的一种治法。适用于各种湿热性质的温病。其主要作用为化湿泄热，宣畅气机，运脾和胃，通利水道。由于湿热病邪的所在病位和湿与热的轻重之不同，本法可分为如下几种。

**1. 宣气化湿** 即以芳香宣透之品疏通表里气机，透化湿热之邪。主治湿温初起，湿中蕴热，湿热郁遏表里气机，湿重于热之证。症见身热不畅，午后热甚，或微恶寒，汗出不解，胸闷脘痞，小便短少，苔白腻，脉濡缓等。代表方剂如三仁汤。

**2. 燥湿泄热** 即以辛开苦降之品以苦温燥湿，苦寒清热。主治湿热俱盛郁阻中焦之证。症见发热，汗出不解，口渴不欲多饮，腹痞腹胀，呕恶欲吐，苔黄腻，脉濡数或滑数等。代表方剂如王氏连朴饮。

**3. 分利湿邪** 即以淡渗利湿之品利尿渗湿使湿热之邪从小便而去。主治湿热郁阻下焦，膀胱气化失司之证。症见小便短少不利甚或不通，热蒸头胀，大便或溏，渴不多饮，苔腻舌红等。代表方剂如茯苓皮汤。

以上祛湿三法在临床实际应用时往往相互配合，如宣气化湿虽以芳香为主，同时配伍苦温和淡渗，燥湿泄热虽以苦温为主，同时配伍淡渗和芳香，分利湿邪虽以淡渗为主，同时配伍芳香和苦温。此外祛湿法还常根据病情需要，配合退黄、和胃、消导诸法使用。

运用祛湿法时，还应注意以下几点：①本法为祛湿清热兼顾之法，二者不可偏废，故吴鞠通说："徒清热则湿不退，徒祛湿则热愈炽。"②须权衡湿与热的偏轻偏重及邪之所在部位而选用相应的祛湿法及方药。③如湿已化燥，即不可滥用祛湿之法，以免苦温淡渗之品助热伤阴。④在温病中如属阴液亏耗而致小便不利者，不可滥用渗湿利尿之法，应以清热养阴治之。

### 五、通下法

通下法是攻逐里实，通导泻下，泄除邪热的一种治法。又称攻下法，属于八法中"下法"的范围。适用于温病邪热与有形实邪如燥屎、湿滞、瘀血等互结于胃肠及下焦的证候。其主要作用是通腑泄热、荡涤积滞、通瘀破结等。由于内结实邪性质、部位的不同，本法又可分为如下几种。

**1. 通腑泄热**　是用苦寒攻下之品攻逐肠腑实热燥结。主治热入阳明，内结肠腑之阳明腑实证。症见潮热谵语，腹胀满，甚则硬痛拒按，大便秘结或热结旁流，苔老黄或焦黑起刺，脉沉实等。代表方剂如调胃承气汤、大承气汤。

**2. 导滞通便**　即以苦辛合苦寒之品通导肠腑湿热积滞，疏通胃肠气机。主治湿热积滞交结肠胃之证。症见身热，脘腹痞满，恶心呕逆，便溏不爽，色黄赤如酱，苔黄厚浊等。代表方剂如枳实导滞汤。

**3. 增液通下**　是用通下剂配合滋养阴液之品以泻下肠腑热结的治法。主治肠腑热结而阴液亏虚。症见身热不退，大便秘结，口干唇裂，舌苔干燥等。代表方剂如增液承气汤。

**4. 通瘀破结**　即以泻下逐瘀及活血破结之品以破散逐除下焦瘀血蓄结。主治温病热瘀互结，蓄于下焦之证。症见身热，少腹硬满急痛，大便秘结或色黑，小便自利，或神志如狂，舌紫绛，脉沉实等。代表方剂如桃仁承气汤。

运用通下法时应注意：①如里未成实者，不宜盲目使用。②平素体虚或病中阴液、正气耗伤较甚而又里结者，应攻补兼施，不可单纯攻下。③温病后期由于津枯肠燥而致大便秘结者，应治以润肠增液，忌用苦寒攻下。④在临床运用下法时，尚须根据病情及兼挟病邪的不同而加减化裁，《温病条辨》中所创制的五个加减承气汤的运用即是例子。

### 六、清营凉血法

清营凉血法是清解营血分邪热，消散营血分血液瘀滞的一种治法。亦属于八法中"清法"的范围。适用于温病热入营血分，营热或血热亢盛的证候。其主要作用为清营泄热，凉血解毒，滋养阴液，通络散血。邪入营血分，病位虽有浅深之别，病情也有轻重之异，但病变机制并无本质之不同，治法亦多有联系，所以将清营法与凉血法合并论之。常用的有如下几种。

**1. 清营泄热**　即以清解营分邪热之品伍以辛凉轻清透泄之品，使营分邪热从气分外出而解。主治温病邪热入营。症见身热夜甚，口干而不甚渴饮，心烦不寐，时有谵语，斑疹隐隐，舌绛等。代表方剂如清营汤。

**2. 凉血散血**　即以清热凉血养阴和活血化瘀散血之品，以清散血分瘀热。主治温病血分热盛，迫血妄行，热瘀交结之证。症见灼热躁扰，甚则昏狂谵妄，斑疹密布，吐血、衄血或尿血、便血，舌质紫绛等。代表方剂如犀角地黄汤。

**3. 气营（血）两清**　本法包括了气营两清和气血两清，是清营泄热法或凉血散血法与清解气热法的配合应用，以双解气营或气血之邪热。主治温病气营两燔或气血两燔证。症见壮热，口渴，烦躁，外发斑疹，甚或神昏谵妄，两目昏瞀，口秽喷人，周身骨节痛如被杖，或有尿血、便血、吐血、衄血，苔黄燥或焦黑，舌质深绛或紫晦等。代表方剂如加减玉女煎、化斑汤、清瘟败毒饮。

运用清营凉血法时应注意：①热在气分而未入营血者，不可早用。②营血分病变兼挟有湿邪者，应慎用。③热入营血，多影响厥阴心、肝，故常需与开窍、熄风诸法配合运用。

## 七、开窍法

开窍法是通过开通机窍阻闭，促使神志苏醒的一种治疗方法。主治热入心包或痰浊湿热上蒙机窍而引起的神志异常证候。具体分为以下两种治法。

**1. 清心开窍**　即以清心、透络、开窍之品，促使神志苏醒。主治温病热邪内闭心包。症见灼热夜甚，神昏谵语或昏愦不语，舌謇肢厥，舌红绛或纯绛鲜泽，脉细数。代表方剂如安宫牛黄丸、至宝丹、紫雪丹。

**2. 豁痰开窍**　即以芳香宣化湿热痰浊之品以宣通机窍，促使神志恢复正常。主治温病湿热郁蒸，酿生痰浊，蒙蔽机窍。症见身热不畅，神识昏蒙，时清时昧，时有谵语，苔白腻或黄腻，舌质红，脉濡数等。代表方剂如菖蒲郁金汤或苏合香丸。

运用开窍法时应注意：①温病中出现神昏的证候，其病机有虚实之别：因邪闭心包而致神志异常者，无论是热邪内闭或是湿热痰浊蒙蔽，俱属实证，当用本法。若因正气衰微，心阳外脱，心神异常或元神将亡，其证属虚，当用固脱之法，不可投用开窍方药。但若邪闭心包也可并发正气外脱，其证为虚实并见，此时则应开窍法与固脱法并用。②本法为急救治法，属于应急处理，一旦神志恢复正常，即不要再用。

## 八、熄风法

熄风法是指平息内风，制止痉厥的一种治法。适用于温病里热燔灼，热盛动风或阴虚风动之证。由于内风有虚实之别，故熄风法有如下两种。

**1. 凉肝熄风**　即以甘苦合酸寒之品清热凉肝，熄风止痉。主治温病邪热内炽，引动肝风，风火相煽之热盛动风证。症见身灼热，手足抽搐，甚或角弓反张，口噤神迷，舌红苔黄，脉弦数等。代表方剂如羚角钩藤汤。

**2. 滋阴熄风**　即以咸寒合酸甘之品滋水涵木，育阴潜阳以平息虚风。主治温病后期真阴亏损，水不涵木，虚风内动之证。症见低热或五心烦热，手指蠕动，甚或瘛疭，肢厥神倦，舌干绛而萎，脉虚细等。代表方剂如三甲复脉汤、大定风珠。

熄风法在临证运用时尚需根据病情需要予以化裁配合，例如热盛动风兼神昏谵语者，此为手足厥阴俱病，需在凉肝熄风法中加以清心开窍之品；如阳明热盛煽动肝风，或热盛动风兼有气分热盛者，应在凉肝熄风法中配伍辛寒清气之剂；如兼有营血分热盛者，需伍以清营凉血之品等。

熄风法在使用时应注意：①需辨别温病动风之属虚属实，实风重在凉肝，虚风重在滋阴，两者各有侧重。②用风药止痉（特别是虫类药）时需使其不劫伤津液，因而阴虚动风证用药时要慎而适当；滋阴药需防其滋腻阴柔而恋邪不出，邪热亢盛而热极生风时用之不宜太重。③小儿患者在卫、气分阶段因高热而引起痉厥者，往往只需投用清热透邪之剂，或用物理降温方法，热退而抽搐自止，不一定要用熄风之法治疗。④熄风法是为温病痉厥而设的，故而未出现痉厥或痉厥已经消失即不必使用。

### 九、滋阴法

滋阴法是通过滋养阴液来补充人体阴液耗伤一种治法，属于八法中"补法"的范围。适应于温病后期邪热已退，阴液亏损诸证。阴液之耗损程度，常关系着温病的预后，正如吴锡璜所说："存得一分津液，便有一分生机。"根据阴液耗伤的程度和病位的不同，滋阴法又可分为以下几种。

**1. 滋养肺胃**　即以甘寒濡润之品以滋养肺胃津液。主治温病后期肺胃津液耗伤而邪热已退者或肺阴不足之证。症见口咽干燥，干咳少痰，或干呕而不思食，苔干燥或舌质光红无苔等。代表方剂如沙参麦门冬汤、益胃汤。

**2. 增液润肠**　即以甘寒合咸寒之品滋润大肠津液以润下大便。主治温病后期邪热基本解除，阴伤未复，津枯肠燥而便秘者，即所谓"无水舟停"。症见大便秘结，咽干口燥，舌红而干等。代表方剂如增液汤。

**3. 填补真阴**　即以咸寒、甘寒、酸寒之品以填补肝肾阴液，又称为"滋补肝肾法"。主治温病后期，温邪久羁而劫灼肝肾真阴，邪少虚多之证。症见低热面赤，手足心热甚于手足背，口干咽燥，神倦欲眠，或心中憺憺大动，舌绛少苔，或干绛枯萎，脉虚细或结代等。代表方剂如加减复脉汤。

滋阴法在使用时应注意：①阴伤而邪热仍盛或兼有其他邪者，滋阴法常与他法配合运用，如滋阴解表、滋阴通下、滋阴熄风、滋阴清热等。②对温病既有阴伤，又有湿邪未化者，使用滋阴法时应注意滋阴而不碍湿，化湿而不伤阴。③凡体质偏于阳虚或脾虚便溏者应慎用本法，以免滋腻碍脾影响运化或阴柔更伤阳气。

### 十、固脱法

固脱法是通过大补元气，敛液护阴以救治脱证的一种治法。属于八法中"补法"的范围。适用于温病亡阴（气阴外脱）、亡阳（阳气暴脱）之脱证。针对温病中正气外脱的不同类型，具体可分为如下两种。

**1. 益气敛阴** 即以甘温益气、甘酸敛阴之品益气生津，敛汗固脱。主治温病气阴大伤而正气欲脱者。症见身热骤降，汗多气短，体倦神疲，脉散大无力，舌光红少苔等。代表方剂如生脉散。

**2. 回阳固脱** 即以辛热、甘温之品峻补阳气，回阳救逆，急救厥脱。主治温病过程中阳气暴脱之证。症见四肢逆冷，汗出淋漓，神疲倦卧，面色苍白，舌淡而润，脉微细欲绝等。代表方剂如参附汤、参附龙牡汤。

固脱法虽各有适用范围，但临床上亦有阴津与阳气俱脱者，此时应将两法配合使用，还可视病情的需要与其他治法配合使用，如气阴或阳气外脱，神志昏沉，手厥阴心包症状仍然显著者，此为内闭外脱之候，则固脱法需与开窍法并用。

运用固脱法时应注意：①固脱法为急救法，故用药必须快速、及时、准确。生脉散、参附汤现已制成相应的注射剂，供静脉滴注，临床上可酌情选用。②应根据病情轻重而适当掌握给药次数、间隔时间、用药剂量，并随时依据病情变化作相应调整。③用本法后如虚脱得到纠正，即应注意有无火热复炽，阴液欲竭现象，并根据具体情况辨证论治。

## 十一、外治法

外治法是在中医整体观念和辨证论治原则的指导下，通过皮肤、诸窍、腧穴等途径的给药方式来治疗温病某些病证的一种治疗方法。适应于温病各阶段的多种病证。人体的皮肤、九窍与内在脏腑及全身的功能活动密切相关，因而通过皮肤、九窍给药可以起到祛除病邪、调整脏腑及全身功能活动等作用。温病中较为常用的外治法有以下几种。

**1. 洗浴法** 本法是用中药煎剂进行全身沐浴或局部浸洗，以发挥散热、透疹、托毒外出等作用。主治温病表证无汗，热势壮盛或疹出不畅等证。如感受风热病邪而致高热、无汗，可用荆芥、薄荷各等份煎水擦浴等。

**2. 灌肠法** 本法是根据辨证论治所确定的方剂，煎成一定浓度的汤液做保留灌肠或直肠点滴以发挥疗效。主治病证范围较为广泛，对较难口服煎剂的患者，如小儿及处于昏迷状态者尤为适用。具体用法为：灌肠所用药物煎汤过滤去渣，温度保持在38℃左右，患者取左卧位，肛管插入20~30cm，将药液灌入，灌肠次数依病情而定。如风温病肺胃热盛者用白虎汤加千金苇茎汤灌肠等。

**3. 敷药法** 本法是用药物制成膏药、搽剂、熨剂等，在病变局部或穴位做外敷。主治各种温病在局部出现热毒壅滞症状者，也可治疗其他一些病证。如温毒所发生的局部肿痛，可用水仙膏外敷，敷后如皮肤出现小黄疮如黍米者，改用三黄二香散外敷。

**4. 吹喉法** 本法是把具有清热解毒，去腐生新作用的药物研细，吹于喉部患处少许，治疗烂喉痧咽喉红肿糜烂，具有解毒消肿，利咽清热的作用。代表方如锡类散。

**5. 搐鼻法**　本法是把辛窜芳香气味的药物研细，抹入鼻孔少许，通过鼻腔黏膜的吸收，或使病人打喷嚏，达到开窍醒神的目的。适用于温病热入心包或中暑神昏。代表方如朱丹溪的通关散（细辛、皂角按6∶1调配）治疗高热头痛或神昏，呼吸不畅，鼻塞等症。

温病的外治法还有很多，如雾化吸入、熏蒸、吹耳、灸疗、冰敷等。

外治法在使用时应注意以下几点：①许多外治法在方药选择上也要注意辨证论治，不可机械搬用。②部分外治药物对皮肤、黏膜有一定的刺激性，因而必须注意药量、治疗时间、外用部位和使用方法。③注意适应证与禁忌证，以及操作方法应正确无误，如吹鼻及吹喉应避免将药物吹入气管。

# 第四节　温病兼夹证的治疗

在温病发展过程中，不仅温病的主要病因温邪和正气起着重要作用，而且一些兼夹的病理因素如痰饮、瘀血、食滞、气郁等，对温病的病理演变、病情发展和预后都具有重要的影响，因而对兼夹证的治疗也是温病治疗中的重要一环。

## 一、兼痰饮

温病兼夹痰饮，一方面为患者素体有停痰宿饮，感受温邪后，即与痰湿互结，出现痰湿气阻的兼夹证。另一方面由于在温病过程中体内津液不能正常布化所致，如湿热类病邪流连三焦，使三焦气机阻滞，水道通调失利，津液输布受阻而成痰饮；或热邪炽盛，煎熬津液，炼液成痰，痰热互结。常用于兼夹痰饮的治法有以下两种。

**1. 燥湿化痰理气**　适用于痰湿气阻者，症见胸脘痞闷，拒按，泛恶欲呕，渴喜热饮而不欲多饮，舌苔黏腻。可在主治方中加半夏、陈皮、茯苓等，也可用温胆汤类。

**2. 清热化痰开结**　适用于痰热互结，由于痰热所在病位不同，其证情与治疗用药也随之不同。痰热壅肺者，症见身热，咳嗽或气喘，胸闷甚则胸痛，痰黄而黏稠，舌苔黄腻，可在主治方中加瓜蒌、川贝、蛤粉、胆南星等。痰热结胸者，症见发热，胸下按之痛，舌苔黄滑腻，脉滑数等，可在主治方中加用小陷胸汤等。痰热闭窍者，症见神昏，舌謇肢厥，喉中有痰声，舌红绛苔黄腻，可在清心开窍剂中加用胆南星、天竺黄、竹沥、菖蒲、郁金及猴枣散等。痰热阻于肝经者，症见灼热，肢体抽搐，甚至角弓反张，喉间痰鸣，舌质红绛苔黄滑，脉弦滑数，可在清热熄风剂中加用牛黄、天竺黄、竹沥等。

## 二、兼血瘀

温病兼夹血瘀，主要原因有三：一是素有瘀血宿伤，比如外伤所致的瘀血内停，及各种疾病引起的血瘀证，当感受温邪以后，易形成瘀热互结；二是温病过程中热盛动血，迫血妄行，离经之血停蓄在体内，或热邪炽盛，耗阴灼液，血液黏稠，脉络血行不畅；或温病后期脏气虚衰导致血行无力；三是恰逢妇女经血适来或产后而病温，热陷血室，热瘀互结，导致经停或恶露不行成瘀。温病血瘀的治法除在"温病常用治法"中的凉血散血和通瘀破结等治法所论及外，根据温病过程瘀血所在部位不同，还有以下相应的治法。

**1. 清营血，化宿血**　是用清解营血、活血化瘀之品以治疗体内原有瘀伤宿血和热入营血并见证。症见身体灼热，胸胁或脘腹刺痛或拒按，舌质有瘀斑或紫晦，扪之湿润。常在清营凉血方中加入活血散瘀之品，药如桃仁、红花、赤芍、丹皮、丹参、当归尾、延胡索、山楂等。

**2. 清血室，化瘀热**　是用凉血化瘀之品以治疗热入血室证。症见壮热或寒热往来，小腹胀满，昼日明了，暮则谵语等。常在小柴胡汤中加延胡索、当归尾、桃仁等。

### 三、兼食滞

温病兼夹食滞，一方面由于病前宿食未消，停滞于中；另一方面由于病中脾胃的受纳运化功能减弱，勉强进食，难以消化，以致食滞内停而成。尤其多见于温病的恢复期。根据食滞部位的侧重不同，常用以下两种治法。

**1. 消食和胃**　适用于食滞胃脘，症见胸脘痞闷，嗳腐吞酸，恶闻食臭，舌苔厚垢腻，脉滑实。常在主治方中加用消化食滞之品，如神曲、山楂、麦芽、莱菔子、陈皮等，也可加保和丸。

**2. 导滞通腑**　适用于食滞肠腑，症见腹胀而痛，肠鸣矢气，其气臭秽，大便秘或泻，舌苔厚而浊腻，脉沉涩或滑。常在主治方中加用消化导滞，通导肠腑之品，如枳实、槟榔、大黄、厚朴及神曲、山楂等，也可用枳实导滞丸。

### 四、兼气郁

温病兼夹气郁，多因情志失调而引起气机郁结，主要见于肝脾不和之证，症见胸胁满闷或胀痛，时有嗳气或叹息，泛恶，不思饮食，脉沉伏或细弦。常在主治方中加用理气解郁、疏肝理脾之品，如香附、郁金、青皮、枳壳、木香、苏梗、佛手、绿萼梅等，也可用四逆散。

## 第五节　温病瘥后调理

温病瘥后调理是指温病邪气已退，但机体尚未恢复正常状态，或者余热未清，津液尚未恢复，此时应采取一些积极有效的调理措施，促使病体早日康复。瘥后调理包括内容很多，如调节饮食，劳逸结合，调摄精神，适避寒热以及药物调理等。药物调节是一个重要环节。药物调理主要包括补益虚损、调整功能及清泄余邪等方面。

### 一、补益虚损

在温病过程中经常出现体虚未复的表现。根据虚弱的部位和性质不同，可采用补益虚损的方法，如温病后期气阴两虚治以补益气液；胃肠阴液亏虚者治以滋养胃肠；温病后期气血亏虚治以补养气血。

### 二、清泄余邪

在温病过程中邪热消退后，正气虚衰，体内尚存未尽之余邪，此时需根据正气之强弱及余邪的种类而采取清泄余邪的治法。如温病后期余热未净、气阴两伤可采用清解余热，益气养阴法；温病后期湿热余邪未净而胃气未复时可采用芳化湿邪，醒胃和中法等。

### 三、调整功能

调整功能的方法适用于温病复证，温病的复证是指在温病瘥后，因正气未复，调摄不当而邪热复起，又称"复病"或"病复"。如若属气虚劳复者，治以益气健脾，甘温除热；若属阴虚劳复者治以养阴清热；若属余热劳复者，治以清透余热，解郁除烦；若温病瘥后，脾胃虚弱，余热未尽，暴饮暴食或过食油腻之品而复伤脾胃，导致饮食停滞，余热复作治以消食化滞，和胃理气；若温病瘥后，余热未尽，复感新邪，导致病发治以辛凉解表剂或辛温解表剂。

学习温病治法，首先要抓住病因种类，以及卫气营血辨证和三焦辨证所明确的病机特点，是温病治法的确立依据为基础这一前提，进而把握温病十大内治法的适应证及其作用特点，再进一步辨析十大内治法中各个小法的作用要点和区别。同时，注意结合本教材各论中各相关证型具体方药的应用，方能做到理法方药一线贯穿。

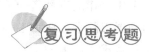

1. 温病有哪些治疗方法？各自的适应证和代表方是什么？
2. 温病的兼夹症应如何治疗？
3. 清心开窍法与豁痰开窍法的作用与适应证有何不同？
4. 凉肝熄风法与养阴熄风法的作用与适应证有何不同？
5. 通腑泄热法与导滞通便法的作用与适应证有何不同？

（郑旭锐）

# 第七章 温病的预防

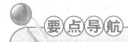

**要点导航**

通过本章的学习，主要了解温病预防的重要意义，了解古代中医学家对预防温病的认识，掌握中医药预防温病的主要方法。

预防是指在疾病发生之前就预先采取一定的措施以防止疾病的发生。通过预防，有效地减少或避免温病的发生和流行，以保护人类的健康。我国古代积累了有关温病预防的许多经验，值得重视和积极挖掘。

## 第一节 温病预防的意义

### 一、温病预防的重要性

温病多数具有程度不等的传染性，在一定条件下可以引起流行，其起病急，病情重，给人类健康造成威胁，所以温病的预防具有非常重要的意义。在我国历史上，由于战乱饥荒、自然灾害、贫困、卫生水平的低下，温病的发生和流行极为频繁，波及范围甚广，其发病率和死亡率甚高。如据李东垣《内外伤辨惑论》记载，公元1232年汴京发生的一次疫病，共造成了近百万人的死亡。在清代的267年间，据不完全统计，发生瘟疫大流行达三百多次，平均不到一年就有一次，每次疫病流行都会导致成千上万人的死亡。因此，对温病除了要采取积极有效的治疗措施外，还须重视其预防，"防患于未然"。

中华人民共和国成立以来，中央政府把"预防为主"作为卫生工作的方针之一，逐级成立了爱国卫生运动委员会，设立了各级防疫机构，大力开展以除害灭病为中心的爱国卫生运动，推广了疫苗的预防接种，急性传染病预防工作取得了巨大的成就。目前天花、鼠疫、脊髓灰白质炎等急性传染病已被消灭，流行性脑脊髓膜炎、流行性乙型脑炎、霍乱、疟疾、猩红热等传染病的发病率也大为下降。

### 二、古代对温病预防的认识

中医学对疾病的预防思想，早在《内经》中就有论述，如《素问》说："圣人不治已病治未病"，"夫病已成而后药之，乱已成而后治之，譬犹渴而穿井，斗而铸锥，不亦晚乎？"古人还发现有些疾病可以传染和流行。《素问》有"温气流行"，

"五疫之至，皆相染易，无问大小，病状相似"的记载，并进而指出："不施救疗，如何可得不相移易者？……不相染者，正气存内，邪不可干。"主张保持正气强盛以防止病邪侵袭。《内经》以后，历代医家通过临床实践，总结了丰富的预防知识。如《诸病源候论》认为，温病可"预服药及为法术以防之"。《肘后备急方》、《千金要方》载有20余首辟温方剂。古代预防疾病传染有许多方法，如《礼记》说"鸡初鸣……洒扫室堂及庭"。《楚辞·渔父》载有"新沐者必弹冠，新浴者必振衣"之句。《千金要方》谓："勿食生肉"，"常习不唾地"。宋代庄绰《鸡肋编》说"纵细民在道路，亦必饮煎水。"清·王孟英《霍乱论》云："人烟稠密之区，疫疠时行……故为民上及有心有力之人，平日即宜留意，或疏浚河道，毋使饮浊，直可登民寿域。"

基于对温病传染性的认识，古代医家提出防止相互染易的重要环节是"避其毒气"，主要措施是避免与患者接触。《晋书·王彪之传》云："朝臣家有时疾染易三人以上者，身虽无疾，百日不得入宫。"唐释道宣《续高僧传》有收容麻风病患者的"疠人坊"的记述，谓："收养疠疾，男女别坊。"明代萧大享《夷俗记》云："凡患痘疮，无论父母兄弟妻子，俱一切避匿不相见。"

预防传染病最积极最有效的措施为免疫接种。在《肘后方》中即有"疗猘犬咬人方：仍杀所咬犬，取脑敷之，后不复发"的记载。《医宗金鉴》对清代的种痘术有较全面的记载，如痘衣法、痘浆法、旱苗法、水苗法等。种痘术的推广应用，是世界医学史上的重大事件之一，对于预防天花，保护广大人民健康发挥了积极作用。

# 第二节　温病的预防方法

温病的预防总的来说不外为增强人体正气抗御病邪的能力，以及防止感受病邪两个方面。

## 一、培固正气，阴平阳秘

《素问·刺法论》言："正气存内，邪不可干。"《素问·生气通天论》说："阴平阳秘，精神乃治。"都指出人体正气充足，阴平阳秘，可以提高机体抗御病邪入侵的能力，使病邪不易侵犯人体，或即使感邪也不会发病，或即使发病其病情也较轻微，易于治愈、康复。培固正气，使阴阳平衡的具体措施很多，大致有以下四个方面。

### （一）锻炼身体，强壮体质

我国人民创造了许多养生保健方法，如气功、太极拳、五禽戏、八段锦、武术运动等，都可以增强体内正气。现代的各种体育运动也同样可以增强体质，选择适当的锻炼项目，持之以恒，有助于抵御外界温邪的侵袭。

### （二）顺应四时气候变化

大自然寒来暑往，阴阳交替，气机升降。人类生存于自然界之中，与自然环境及条件密切相关，如四时气候变化超过了人体的适应能力，会导致温病的发生与流行。在日常生活中，应根据季节的变化和气温的升降，合理安排作息时间、及时调整衣被和室内温度。冬日不可受寒，也不宜保暖过度，夏日不可在炎日下过度劳作，也不宜贪凉露宿。这对小儿来说尤其重要，因为小儿生活上自理能力差，脏腑娇嫩，故受外界气候变化的影响也较大，应该更加重视适应四时气候的变化。顺应四时气候变化是保护人体正气、平衡阴阳的重要方面，如忽视了这一点，人体对温邪的抵御能力往往会减弱而患病。

### （三）避免过度消耗正气

《素问·金匮真言论》指出："夫精者，身之本也，故藏于精者，春不病温。"这说明了保护体内阴精对预防温病发生的重要意义。其实不仅是阴精，凡是人体的正气都要注意保护。保护正气的方法除了上述的顺应气候变化外，还包括在日常生活中注意劳逸结合，生活有规律，不能长期疲劳过度，注意不要因汗出过多而耗伤津气。在平时应保持心情舒畅，避免各种精神因素的过度刺激。以维护阴阳的平衡。此外，应注意避免房劳过度，不宜早婚、早育等。

### （四）注意食品卫生安全

在饮食上不食用腐败变质食物，不过食辛辣炙煿之品，不嗜烟酒等，以免损伤正气，阴阳失衡。

## 二、及时诊治，控制传播

对有传染性的温病患者，必须早期发现，早期隔离，早期治疗。及早发现诊断患者，采取必要的隔离措施，可以控制传染源，切断传播途径，对预防温病的流行甚为重要。同时应及时向有关防疫部门报告，使防疫部门能及时掌握疫情，以便采取相应的防疫措施，从而有效地控制温病的传播与流行。

早期发现并治疗具有传染性的温病患者，不仅有利于患者及早得到诊治，提高治愈率，缩短病程，减少病死率和后遗症，使患者早日恢复健康，同时也有助于及早控制疾病的传播，防止发生流行。因此，必须熟悉各个不同季节多发的传染性温病，熟悉这些温病的初起临床表现及相关的诊断标准，提高早期的确诊率，及时采用相应的治疗方法。

对于传染性强，早期确诊了的温病患者，要及时进行隔离，对具有强烈传染性的温疫，更要严格隔离，对于疑似患者、病源携带者等要根据不同情况进行医学观察，必要时要及时隔离。早期隔离可以切断传播途径，有效地控制传染性温病的传播。患者隔离期要尽量避免与健康人或其他疾病患者接触，如需接触时亦必须采取一定措施，如穿戴隔离衣帽、鞋、戴口罩等，病室及周围要消毒，患者的痰液、呕吐物、粪便、血液等不得随便向外排放，应集中消毒处理。患者的衣物、生活用品等要消毒处理。

流行期间应根据温病的感邪途径不同采取相应不同的措施以切断其传染途径，如通过呼吸道传染者，应进行室内空气消毒，保持公共场所的空气流通，尽量少去公共场所，外出时戴口罩。通过消化道传染者，应注意饮食与饮水卫生，以防"病从口入"。应广泛开展爱国卫生运动，除害灭虫，消除蚊虫、跳蚤、虱子、老鼠等传播媒介。

对温病患者要早期治疗、正确治疗，提高治愈率可减少病死率及后遗症发生率，更可以及早控制传染源。

### 三、预施药物，防止染病

预施药物是指在温病流行期间，在一定范围内，对可能感受温邪的人群使用药物，以防止温病的发生与传播。常用药物预防的方法有外用和内服两种。外用法是把一些具有预防某种温病作用的药物制成粉、散、丸剂，有的可随身佩带，有的可作粉身用，有的可用鼻嗅，有的可作室内烟熏或悬挂，此外，还可把某些药物制成药液喷于鼻咽部。外用药物多数是用于预防通过呼吸而传染的温病。内服法预先服用某些药物的煎剂、丸剂或散剂等，一般常用清热解毒类药物。目前使用较多的预防方法有以下几种。

#### （一）熏蒸祛邪法

即用药物燃烧烟熏或煮沸蒸熏。此法常用于以呼吸道为传播途径的温病的预防。如温病流行期间可用食醋按每立方米空间 2~10ml加水一倍，在居室内煮沸蒸熏1小时，可以用于流感的预防。苍术、艾叶烟熏剂在室内燃烧烟熏，可用于腮腺炎、水痘、猩红热、流感等传染病的预防。

#### （二）滴鼻驱邪法

即用药物滴入鼻腔，或喷入咽部，用于呼吸道传染病的预防。如流行性感冒、流行性脑脊髓膜炎流行期间，可用食醋冷开水稀释后滴鼻，或用白芷3g、冰片1.5g、防风3g，研细末吹鼻，或置于口罩内慢慢吸入亦可。又如白喉流行期间，可用锡类散喷入咽喉部，有一定的预防作用。

#### （三）预施药物法

即用一味或多味中药煎服，或制成丸、散剂内服以预防温病。此法关键在于方药的选择。如预防流行性感冒可选用银花、连翘、野菊花、贯众等；预防流行性脑脊髓膜炎可选用大蒜、银花、连翘、千里光、野菊花、蒲公英等；预防流行性乙型脑炎可选用大青叶、板蓝根、牛筋草等；预防肠伤寒可选用黄连、黄柏等；预防传染性肝炎可选用板蓝根、茵陈、六月雪等；预防痢疾可选用马齿苋、大蒜、食醋等；预防流行性腮腺炎可选用银花藤、板蓝根等。实际使用时可选其中一味或数味煎汤内服，每日1剂，连服 2~4天。选用复方制剂时还应因时、因地、因人制宜进行辨证、辨病用药施防。

此外，还有不少流传于民间的简便易行的预防温病的方法，还应努力发掘，总结和推广使用。

小 结

　　基于大多数温病具有程度不等的传染性，并在一定条件下可以流行的特点，理解温病的预防必须控制传染源，切断传播途径，增加易感人群的免疫力，学习中医药预防温病的方法。通过培固正气以增强体质、及时诊治、预施药物等方法，有效减少或避免温病的发生和流行，从而保护人类的生命健康。

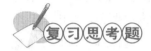复习思考题

　　1. 试述温病预防的意义。
　　2. 预防温病有哪些方法？

（曾　琳）

中　篇 >>>

# 第八章　温热类温病

温热类温病是由温热性质温邪如风热病邪、温热病邪、暑热病邪、燥热病邪等引起的一类外感热病，主要包括风温、春温、暑温、秋燥等。

风温由风热病邪所致，好发于冬春两季，初起以肺卫表热证为主要特征；春温由"伏寒化温"的温热病邪所致，亦多发于冬春季节，但初起以气分或营分里热见证为特征，为伏气温病；暑温由暑热病邪所致，好发于夏季，初起以阳明气分热盛为主要证候，属新感温病。秋燥由燥热病邪所致，好发于秋季，初起以邪在肺卫伴有津液干燥见症为主要特征。

此类疾病均属于阳热之邪所致，具有温热、酷烈、炎上、易化燥伤阴等特性。以起病较急、热象显著、易伤津液、传变较快、易内陷生变等为特征，因此，治疗以清热祛邪为主，并注意时时顾护阴液。

# 第一节　风　温

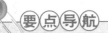
要点导航

　　风温是冬春季常见的急性外感热病，为新感温病的代表病种。通过本节的学习，在了解风温概念、病因病机、初起证候表现和传变过程的基础上，重点学习风温的诊断和发生发展过程中的主要证候及其辨证治疗，从而能够熟练运用于临床实际。

　　风温是感受风热病邪引起的初起以肺卫表热证为特征的急性外感热病。本病一年四季均可发生，但以冬春两季多见，其发生于冬季的又称冬温。临床初起以发热，微恶寒，口微渴，咳嗽，舌边尖红，苔薄白，脉浮数等肺卫表热证为主要特征。

　　风温病名首见于《伤寒论》："太阳病，发热而渴，不恶寒者，为温病，若发汗已，身灼热者，名风温。"但张仲景所指的风温为热病误汗之后的坏证。唐代孙思邈《备急千金要方》引《小品方》之葳蕤汤作为治疗张仲景所述风温的主方。宋代庞安时在《伤寒总病论·卷五》中说："病人素伤于风，因复伤于热，风热相搏，则发风温"，指出风温病由"风热相搏"，症见"四肢不收，头痛身热，常自汗出不解"，治则为"少阴厥阴，不可发汗，汗出则谵语"。清代叶天士在《三时伏气外感篇》

中，不仅明确风温是感受春季时令之邪所致的新感温病，而且还阐明了其病机特点、传变趋向以及治疗原则。清代陈平伯著有《外感温病篇》，全篇专论风温，对风温的病因、病机和证治作了系统的论述。如陈氏曰："风温为病，春月与冬季居多，或恶风，或不恶风，必发热，咳嗽，烦渴"，指明本病的发病季节和初起的临床特征。清代其他医家如吴鞠通、章虚谷、吴坤安、王孟英等都对风温的因、证、脉、治作了阐述和补充，丰富了风温辨证论治内容。

根据本病的病理特点和临床表现，西医学的流行性感冒、上呼吸道感染、急性支气管炎、大叶性肺炎、病毒性肺炎、肺部感染、手足口病等可参考本病辨证治疗。

## 一、病因病机

风温的病因为风热病邪。春季风木当令，气候温暖多风，阳气升发，易形成风热病邪；冬季气候反常，应寒反暖，也易形成风热病邪。若人体素禀不足，正气虚弱，卫外不固，或起居不慎，寒暖失调，则邪易乘虚而入。

风热病邪属阳邪，其性升散、疏泄，多从口鼻而入，肺居高位首当其冲，所以本病初起先犯上焦肺卫。由于肺主气属卫，外合皮毛，风热袭肺，则肺卫失宣，见发热、微恶寒、口微渴、咳嗽、舌边尖红，苔薄白、脉浮数等肺卫表热证。如肺卫之邪不解，病邪深入，其发展趋向大致有两种情况：一是传入气分，出现邪热炽盛之肺胃相关证型，如肺卫表邪不解，致肺热渐炽出现邪热壅肺证；热郁于肺，炼液为痰，可致痰热阻肺，腑有热结证；或痰热互结于上焦，气机失于通降而成痰热结胸证；或肺热波及营分而出疹；肺与大肠相表里，肺热下移大肠，既可致肠腑气机不行，燥热内结而便秘，也可因肺热移肠，大肠传导失司而泄泻；若肺热传于阳明，则阳明胃热炽盛，或出现阳明热结等。二是逆传于心包，出现痰热内闭心包的病证，临床表现为神昏谵语或昏愦不语，舌謇、肢厥等，多因素体心气亏虚，或感邪过重所致。本病后期，因邪热耗伤肺胃阴液，多呈现肺胃阴伤之证。

## 二、诊断要点

（1）发病　一年四季均可见，冬春多见。

（2）初起特点　起病急，初起见发热、微恶寒、口微渴、咳嗽、舌边尖红、舌苔薄白、脉浮数等肺卫表热证，不少病例可传染并引起流行。

（3）病变过程　初起见肺卫表热证，继之出现邪热壅肺等多种气分证，后期出现肺胃阴伤是诊断本病的主要依据；部分病例可迅速出现神昏谵语或昏愦不语、舌謇肢厥等热陷心包之证。

（4）本病与风热感冒、麻疹鉴别

① 与风热感冒鉴别：风热感冒与风温的病因均为风热病邪，初起病变部位均在上焦肺卫，其临床表现均为表热证。但风热感冒病情多轻浅，初起多以肺卫失宣，清窍不利为主，一般多见头痛、鼻塞、喷嚏、流涕、咳嗽、咽痛、发热不甚等，病程较

短，数日即愈，较少传变；风温全身症状重，病情较重，可传变。

② 与麻疹鉴别：风温与麻疹均可发病于冬春两季，初起均易表现肺卫表热证。但麻疹小儿多见，易发生流行，一般初起除肺卫表热证外常伴有两眼发红，怕光，眼泪汪汪等，2~3天后出现皮疹。

### 四、辨证施治

#### （一）辨证要点

（1）肺为病变中心　风温以手太阴肺为病变中心，应注重肺经证候的辨析。其初起即见肺卫表证，症见发热微恶寒，咳嗽，头痛，咽痛等；继则邪热壅肺，症见身热，咳喘，汗出，口渴，若伤及肺络，可见胸痛，咯痰带血，或吐铁锈色痰。后期多表现为肺胃阴伤，症见低热，咳嗽少痰，口干咽燥等。

（2）重视肺热对相关脏腑的影响　如肺热移胃，症见壮热，汗出，口渴，脉洪大等；肺热移肠，其热结者，可见潮热、便秘，腹痛等；其热迫大肠者，可见下利色黄热臭；肺热波及营分，扰及血络者，则见肌肤红疹。

（3）注意证候的传变　邪热由肺卫传入肺、胃、肠腑，热势虽盛，但邪尚在气分；若出现神志异常，神昏谵语，多为邪热传入心包，病情较重；如出现正气外脱或化源欲绝，则病情更为危重。

#### （二）论治要点

风温以清热泄肺为基本治疗原则。初起邪在肺卫，治宜辛凉解表；邪渐入里，辛寒清气，根据不同脏腑的病变，配合不同治法；若邪热逆传心包以清心芳香开窍，其阳气外脱者，益气敛汗固脱；后期肺胃阴伤者，宜甘寒滋养肺胃之阴。

#### （三）常见证型辨治

**1. 邪袭肺卫**

【证　候】发热，微恶风寒，无汗或少汗，头痛，咳嗽，口微渴，舌边尖红，苔薄白，脉浮数。

【病　机】此为风温初起，邪袭肺卫之证。邪犯于表，卫气被郁，故发热、微恶风寒；开合失司，故无汗或少汗；头为诸阳之会，卫气郁阻，经脉不利则见头痛；风热之邪侵犯肺经，肺气失于宣畅则咳嗽；风热之邪易于损伤阴津，病邪初犯人体，津伤不甚故口微渴。舌苔薄白，舌边尖红，脉浮数，均为风热袭表之征。

【治　法】辛凉解表，宣肺泄热。

【方　药】银翘散或桑菊饮。

银翘散（《温病条辨》）

连翘一两　银花一两　苦桔梗六钱　薄荷六钱　竹叶四钱　生甘草五钱　荆芥穗四钱　淡豆豉五钱　牛蒡子六钱

上杵为散，每服六钱，鲜苇根汤煎，香气大出，即取服。勿过煎，肺药取轻清，过煎则味厚而入中焦矣。病重者，约二时一服，日三服，夜一服。轻者三时一服，日二服，夜一服。病不解者作再服。

方中银花、连翘、竹叶辛凉宣透，轻清泄热；荆芥穗、豆豉、薄荷辛散解表，透邪外出；牛蒡子、甘草、桔梗轻宣肺气；苇根生津止渴。全方取轻清宣透之品以清宣肺卫之邪，正符合吴鞠通所说"治上焦如羽，非轻不举"的治疗原则。本方以辛凉为主，而稍佐辛温之品，吴鞠通称之为"辛凉平剂"，为辛凉解表代表方剂，用于风热客表，邪势较盛而表气郁闭较甚，临床表现为发热恶寒、无汗者较为合适。

桑菊饮（《温病条辨》）

杏仁二钱　连翘一钱五分　薄荷八分　桑叶二钱五分　菊花一钱　苦桔梗二钱　生甘草八分　苇根二钱

水二杯，煮取一杯，日二服。

本方药用桑叶、菊花、连翘、薄荷辛凉轻透以泄风热；桔梗、甘草、杏仁宣开肺气以止咳嗽；苇根以生津止渴。用药力轻平和，宣肺之力较银翘散更宏，吴鞠通称之为"辛凉轻剂"，也为辛凉解表方剂之一，用于风温初起邪袭肺卫偏邪在肺经，表证较轻，以咳嗽为主症者。

【临床运用】 若恶寒明显，用银翘散加配辛散疏表之品，如羌活、防风、苏叶等；咽痛明显，加马勃、玄参、青黛、射干；咳嗽较甚，加杏仁、前胡、瓜蒌、浙贝母、橘红等宣利肺气；鼻衄者，加白茅根、仙鹤草、栀子炭等；胸闷，苔腻者，加藿香、郁金、白豆蔻；若兼见热入气分而气粗似喘者，可加炒栀子，或生石膏、知母以清气分之热；如肺热甚，则加黄芩、鱼腥草、银花、连翘等以清肺热；如热盛伤津口渴者，可加花粉以生津。

银翘散和桑菊饮均为辛凉解表剂，适用于风温邪袭肺卫之表热证。但两方作用略有不同需鉴别运用。银翘散由于有荆芥穗、豆豉、薄荷等辛散透表的药物，解表力强，用药剂量重，吴鞠通称之为"辛凉平剂"，用于风温邪袭肺卫偏邪在卫分以发热、微恶寒、头痛、无汗者为宜；桑菊饮所用药物多为辛凉之品，且桔梗、杏仁宣肺止咳，解表力弱，用药剂量轻，吴鞠通称之为"辛凉轻剂"，用于风温邪袭肺卫偏邪在肺经以发热、咳嗽者为宜。

**2. 肺热炽盛**

（1）邪热壅肺

【证 候】 身热，汗出，烦渴，咳喘，咳痰黏稠或黄稠不爽，胸闷胸痛，舌红苔黄，脉数。

【病 机】 邪在肺卫不解，顺传气分，致肺热渐炽出现本证。邪热传里，肺热郁蒸，热邪更炽则身热；里热迫津外泄则汗出；热盛伤津则烦渴而欲饮；邪热壅肺，肺气失于宣降则咳喘；肺气郁闭则胸闷胸痛；肺热炼液为痰则咯痰黄稠；舌红苔黄，脉数为里热征象。

【治 法】 清热宣肺平喘。

【方 药】 麻杏石甘汤（《伤寒论》）。

麻黄三钱（去节） 杏仁三钱（去皮尖，碾细） 甘草二钱（炙） 石膏三钱（碾）

水八杯，先煮麻黄，减二杯，去沫，纳诸药煮取三杯，先服一杯，以喉亮方度。

本方以麻黄、杏仁开宣肺气，平喘止咳；石膏辛寒，清泄肺热。麻黄配杏仁重在宣肺止咳，麻黄配石膏一温一凉，清泄肺热，石膏用量多倍于麻黄5~10倍；甘草生津止咳，调和诸药。

【临床运用】 如热毒炽盛者，可加银花、连翘、黄芩、鱼腥草等以助清肺解毒化痰之力；咳喘甚痰黄稠加川贝母、瓜蒌、炙桑白皮、黄芩、炙枇杷叶清肺化痰；喘甚不得卧者加葶苈子、苏子、地龙等以降气平喘；若咯吐腥臭脓痰者加千金苇茎汤合桔梗汤（苇茎、薏苡仁、冬瓜仁、桃仁、桔梗、甘草）清肺化痰排脓；痰中带血或咯血者加茜草炭、白茅根、侧柏炭、仙鹤草、焦栀子等以凉血止血。

本方在临床上注意与银翘散和桑菊饮鉴别运用：三方同为辛凉之剂，银翘散、桑菊饮重在肺经卫分，以解表为主；麻杏石甘汤重在宣透肺热，病位在肺经气分。

（2）肺热腑实

【证 候】 潮热便秘，痰涎壅盛，喘促不宁，苔黄腻或黄滑，脉右寸实大。

【病 机】 此为肺经痰热壅阻，肠腑热结不通之肺肠同病之证。肺热炽盛则炼液为痰，痰热阻肺，则出现喘促不宁、痰涎壅盛、右脉实大；由于肺与大肠相表里，肺气不降则腑气不通，见潮热、便秘；肺气不降则腑气不易下行，腑气不通，肺热无外泄之机，肺与大肠之邪互为因果。苔黄腻或黄滑为痰热之征。

【治 法】 宣肺化痰，泄热攻下。

【方 药】 宣白承气汤（《温病条辨》）。

生石膏五钱 生大黄三钱 杏仁粉二钱 瓜蒌皮一钱五分

水五杯，煮取二杯，先服一杯，不知再服。

本方取麻杏石甘汤、承气汤两方之义变制而成，具有宣肺通腑之功效，吴鞠通称"脏腑合治法"。方中生石膏清肺胃之热；杏仁、瓜蒌皮宣降肺气、化痰定喘；大黄攻下腑实。腑实得下，则肺热易清；肺气清肃，则腑气易通，因有宣肺通腑之效，故称宣白承气汤。

【临床运用】 如痰涎壅盛，加贝母、半夏、天竺黄、桑白皮、炙枇杷叶等清肺化痰；如喘促较盛，可加苏子、葶苈子、地龙等降气平喘；咯吐腥臭脓痰加千金苇茎汤；胸闷、胸痛加蒌壳、枳壳、郁金；热毒甚者，可加鱼腥草、银花、黄芩等。

本证注意与邪热壅肺证鉴别：两者病位均在肺，见身热、咳嗽等症。但邪热壅肺证病机为邪热壅肺，肺失宣降；本证病机为痰热壅肺，兼腑实热结，故痰盛、便秘。

（3）肺热移肠

【证 候】 身热，咳嗽，口渴，下利色黄热臭，肛门灼热，腹痛，苔黄，脉数。

【病 机】 本证为肺胃邪热下移大肠所致。邪热在肺，肺失清肃，则见身热、咳嗽；热伤肺胃阴液则口渴；肺与大肠相表里，肺热不解，邪热下迫大肠，传导失司，故下利色黄热臭、肛门灼热。苔黄、脉数均为里热之征。

【治　法】　清热止利。

【方　药】　葛根黄芩黄连汤（《伤寒论》）。

葛根半斤　甘草（炙）二两　黄芩三两　黄连三两

上四味，以水八升，先煮葛根，减二升，纳诸药，煮取二升，去滓，分温再服。

方中葛根解肌清热，生津止渴，升清气而止利；黄芩、黄连苦寒清热，坚阴止利；甘草甘缓和中，调和诸药。本方正如陈平伯所说："温邪内逼，下注大肠则下利，治之者，宜清泄浊邪，不必专于治利。"

【临床运用】　若肺热较甚，可加入银花、鱼腥草、桔梗等以清肺宣气；如咳嗽较甚可加桑白皮、枇杷叶等；如腹痛较甚，可加白芍和营止痛；下利较甚可加白头翁、马齿苋、藿香等以清热化湿止利；如呕吐恶心者，可加藿香、姜竹茹以化湿止呕。

（4）肺热发疹

【证　候】　身热，咳嗽，胸闷，肌肤红疹，苔薄黄，舌质红，脉数。

【病　机】　本证为肺经气分热邪外窜肌肤，波及营络所致。邪热内郁则身热；肺气不宣，肺气壅滞则见咳嗽、胸闷；肺热波及营分，窜入血络，则可外发皮疹，疹点红润，点小稀疏。热郁于里故见苔薄黄，舌质红，脉数。

【治　法】　宣肺泄热，凉营透疹。

【方　药】　银翘散去豆豉，加细生地、丹皮、大青叶，倍玄参方（《温病条辨》）。

连翘一两　银花一两　苦桔梗六钱　薄荷六钱　竹叶四钱　生甘草五钱　荆芥穗四钱　细生地四钱　大青叶三钱　丹皮三钱　玄参一两

本方为银翘散去豆豉加细生地、丹皮、大青叶、玄参而成。因邪不在表，故去豆豉，恐辛温助热；生地、丹皮、大青叶、玄参凉营泄热解毒。诸药合用，共奏宣肺泄热，凉营透疹之效。

【临床运用】　若无表邪见证，还可去荆芥；皮疹较多瘙痒者，则可加入蝉蜕、防风、白鲜皮、蛇床子等疏风透疹。

**3. 痰热结胸**

【证　候】　身热面赤，渴欲饮水，饮不解渴，得水则呕，按之胸下痛，便秘，苔黄滑，脉洪滑。

【病　机】　此为邪热内传，痰热结于胸脘，气机失于通降之证。邪热炽盛，故身热面赤；邪热炼液为痰，痰热内阻胸脘，阻滞气机，津不上承，故渴欲饮水，饮不解渴；气机失于通降，胃气上逆，故得水则呕；胸中气滞，故按之胸下痛；腑气不通故便秘。苔黄滑、脉洪滑为痰热内阻之征。

【治　法】　清热化痰开结。

【方　药】　小陷胸加枳实汤（《温病条辨》）。

黄连二钱　瓜蒌三钱　枳实二钱　半夏五钱

急流水五杯，煮取二杯，分二次服。

本方以黄连苦寒清热，以瓜蒌辛开行气，宽胸化痰，其与半夏相配，共奏化痰之功，与枳实相配，则增强开结之力。四药合用，辛开苦降，清热化痰，使痰热分离而邪解。

【临床运用】 小陷胸汤主治痰热结胸证，因其痰热内阻腑失通降，吴鞠通加枳实一味，则功效尤著。若呕恶较甚者，可加姜汁、竹茹等宣通胃气，清化热痰；如便秘较甚者，宜加重枳实用量。

### 4. 邪入阳明

（1）热炽阳明

【证候】 壮热，不恶寒，反恶热，汗大出，口渴甚且喜冷饮，苔黄而燥，脉浮洪或滑数。

【病机】 此因风温之邪内传，或上焦之邪传入中焦气分，无形邪热燔炽阳明之经所致。阳明胃热亢盛，里热蒸腾，故壮热、恶热；里热迫津外泄，故汗大出；热盛伤津，则渴喜冷饮。苔黄而燥，脉浮洪或滑数为里热内盛，热盛津伤之象。

【治法】 清热保津。

【方药】 白虎汤（《温病条辨》）。

石膏一两（碎） 知母五钱 生甘草三钱 白粳米一合

水八杯，煮取三杯，分温三服。病退减后服，不知再服。

白虎汤为张仲景所创清泄阳明胃热的代表方剂，吴鞠通称"辛凉重剂"，用治肺胃气分热盛证。方中生石膏辛寒，清泄里热；知母苦寒而性润，入肺胃二经，清热养阴。知母配石膏，可增强清热止渴除烦之力。生甘草泻火解毒，调和诸药，配粳米可保养胃气，祛邪而不伤正，配石膏则可甘寒生津。本方四药相配，共奏清热保津之功。

【临床运用】 如热毒较盛者，可加银花、连翘、板蓝根、大青叶等清热解毒之品；如津伤显著者，可加石斛、沙参、芦根等养阴生津；如热盛而津气耗损，兼有背微恶寒，脉洪大而芤者，可加人参以益气生津，即为白虎加人参汤；如同时见肺热壅盛而咳喘较明显者，可加杏仁、蒌皮、黄芩、鱼腥草等以清肺化痰。

吴鞠通提出白虎汤有"四禁"，即"脉浮弦而细者，不可与也；脉沉者，不可与也；不渴者，不可与也；汗不出者，不可与也"。是指邪在肌表、少阳，里虚者，阳明腑实或阴寒内结者，热势不浮盛于内外者都不可用白虎汤。但在临床上也不必完全拘泥于此"四禁"，有阳明热盛而火郁肌表无汗者，亦可用白虎汤。

（2）热结肠腑

【证候】 日晡潮热，时有谵语，大便秘结，或纯利恶臭稀水，肛门灼热，腹部胀满硬痛，苔老黄而燥，甚则灰黑而燥裂，脉沉实有力。

【病机】 此为肺经邪热不解，传入胃肠，与肠积滞相结而成。邪热内结肠腑，里热熏蒸故日晡潮热；邪热与肠中糟粕相结，传导失职，故大便秘结不通；若是燥屎内阻，粪水从旁流下，则可表现为纯利稀水，是谓"热结旁流"，其所下之水必恶臭异常，且肛门有灼热感；燥屎内结，腑气壅滞不通，所以腹部胀满硬痛，按之痛甚；

热结于内，里热熏蒸，腑热上扰神明，则时有谵语；里热迫津外泄则汗出；腑热内结，津液受损则苔老黄而燥，甚则灰黑而燥裂。因有燥屎内结，邪热伏于里，故脉沉实有力。

【治　法】　软坚攻下泄热。

【方　药】　调胃承气汤（《伤寒论》）。

甘草（炙）二两　芒硝　大黄四两（去皮，清酒洗）

上三味，以水三升，煮二物至一升，去滓，纳芒硝，更上微火煮一二沸，温顿服之，以调胃气。

温热之邪，最易耗伤津液，故用药忌温燥，下法多用调胃承气汤。方中以大黄苦寒攻下实热；芒硝咸寒软坚泄热润燥，助大黄泻下腑实；甘草以缓硝、黄之峻，调胃气。本方既攻下肠腑热结，也有泄胃中积热，调胃气之功，故名为调胃承气汤。

【临床运用】　如腹胀满较甚，加枳实、陈皮行气导滞；如见苔灰黑而燥，伴口唇干燥者，则为津伤已甚，可加玄参、生地、麦冬等以攻下泄热，生津养液，即为增液承气汤；若热毒较甚，可加入黄连、黄芩、栀子、黄柏以苦寒攻下，清热解毒。

**5. 邪入心包**

（1）热陷心包

【证　候】　神昏谵语，或昏愦不语，身体灼热，四肢厥冷，舌謇，舌色鲜泽而绛，脉细数。

【病　机】　此证多因气分、营血分邪热传入心包所致，也可发生于病变初期，肺卫之邪不顺传气分，而直接传入心包而成，即为逆传心包。本证来势凶险，病情较重，属危重之证。邪热内陷，阻闭包络，堵塞窍机，扰乱神明，则见神昏，或昏愦不语；心包热盛，营阴耗损，心之苗窍不利则舌謇而舌色鲜泽而绛；营阴耗损则脉象细数；邪热内闭，阻滞气机，阳气不达于四肢，故见四肢厥冷。其热闭浅者，则肢厥较轻，热闭愈重则肢厥愈甚，即所谓"热深厥亦深"。

【治　法】　清心开窍，凉营泄热。

【方　药】　清宫汤送服安宫牛黄丸、紫雪丹、局方至宝丹。

清宫汤（《温病条辨》）

玄参心三钱　莲子心　竹叶卷心二钱　连翘心二钱　犀角尖二钱（磨冲）　连心麦冬三钱

方中原用犀角，能清心凉营，现临床上都用水牛角代之；玄参心、莲子心、连心麦冬可清心滋液；竹叶卷心、连翘心则清心泄热。诸药合用，共奏清心泄热、凉营滋阴之功。

安宫牛黄丸（引《温病条辨》，为市售成药）

牛黄一两　郁金一两　犀角一两　黄连一两　朱砂一两　冰片二钱五分　麝香二钱五分　真珠五钱　山栀一两　雄黄一两　黄芩一两

上为极细末，炼老蜜为丸，每丸一钱，金箔为衣，蜡护。脉虚者人参汤下，脉实者，银花、薄荷汤下，每服一丸。大人病重体实者，日再服，甚者三服，小儿服半丸，不知再服半丸。

紫雪丹（引《温病条辨》，为市售成药）

滑石一斤　石膏一斤　寒水石一斤　磁石二斤

捣煎，去渣，入后药：

羚羊角五两　木香五两　犀角五两　沉香五两　丁香一两　升麻一斤　玄参一斤　炙甘草半斤

以上八味，并捣锉，入煎药汁中煎，去渣，入后药：

朴硝　硝石各二斤

提净，入煎药汁中，微火煎，不住手将柳木搅，候汁欲凝，再加入后二味：

辰砂（研细）三两　麝香（研细）一两二钱

入煎药拌匀。合成退火气，冷水调服一二钱。

局方至宝丹（引《温病条辨》，为市售成药）

犀角（镑）一两　朱砂（飞）一两　琥珀（研）一两　玳瑁（镑）一两　牛黄五钱　麝香五钱

以安息香重汤炖化，和诸药为丸一百丸，蜡护。

安宫牛黄丸、至宝丹、紫雪丹三方皆有清热解毒，透络开窍，苏醒神志之功，属凉开之剂，是传统治疗温病神昏之要药，俗称为"三宝"。三方药物组成不同，其功效也各有差异：安宫牛黄丸药性最寒凉，长于清热兼能解毒，主要用于高热昏迷之症；紫雪丹寒凉之性稍次之，长于止痉熄风、泻热通便，多用于高热惊厥之症；至宝丹寒凉之性更次之，长于芳香辟秽，多用于窍闭谵语之症。

【临床运用】临床运用犀角均以水牛角（5~10倍剂量）代替，并可加大青叶、银花、紫草、生地等凉血解毒之品。若症见痰热蒙蔽心包，神昏肢厥、舌苔浊腻者，可去莲心、麦冬，加入芳香透泄、宣化湿浊之银花、赤豆皮，以清心豁痰、芳香开窍。本证病情严重，可采用中西医结合治疗。现代临床上常用清开灵注射液或醒脑静注射液静脉滴注，两者均是以安宫牛黄丸为基础而改成的新剂型。

（2）热入心包兼阳明腑实

【证　候】身热，神昏，舌謇，肢厥，便秘，腹部按之硬痛，舌绛，苔黄燥，脉数沉实。

【病　机】此为手厥阴心包与手阳明大肠俱病之证。热陷心包，心经热盛则身热、舌色绛；邪热内盛，阳气闭郁，不能外达则肢厥；邪阻包络，闭塞机窍则神昏谵语。阳明腑实，燥屎内结，故大便秘结、腹部按之硬痛；苔黄燥，脉数沉实，为热结肠腑之征。

【治　法】清心开窍，攻下腑实。

【方　药】牛黄承气汤（《温病条辨》）。

牛黄承气汤：用安宫牛黄丸二丸，以水化开，调生大黄末，先服一半，效果不显著者再服。

【临床运用】　如肠腑燥结及津伤较甚者，可加入芒硝、玄参等以软坚生津，不仅有助通下泄热，而且能顾护津液。

本证所见的身热、神昏、肢厥等症，在一般的阳明腑实证也能出现，但单纯的阳明腑实证不致舌謇而言语不利，神昏程度也较轻，以此为辨。

（3）内闭外脱

【证候】　身体灼热，肢厥，神昏谵语，汗多，气短，甚或身热骤降，面色苍白，汗出淋漓，四肢厥冷，脉细欲绝。

【病机】　风温发生正气外脱可见于热陷心包之后，即由邪热内闭于心包，继而正气外脱而致，称为"内闭外脱"。此时由于邪热闭于心包，故身灼热而神昏；又有正气外脱，则见倦卧、气息短促、汗多、脉散大或细数无力。内闭外脱可进而引起气脱亡阳。本证也可发生在风温病变过程中，甚至在病之早期，因邪气太盛而正气大虚，导致气阴外脱或阳气暴脱。阳气外亡，则发热骤降而四肢厥冷；气失固摄，津不内守则汗出不止；气虚不足以息，则呼吸短促；心失所养，心神散佚则虚烦躁扰；心阳虚衰，心血不能上荣则面色苍白而舌淡；脉微细欲绝为心阳虚衰、正气暴脱之征。

【治法】　益气敛阴固脱或回阳固脱，如属内闭外脱者，配合清心开窍。

【方药】　生脉散或参附汤，属内闭外脱者配合安宫牛黄丸。

生脉散（引《温病条辨》）

人参三钱　麦冬二钱（不去心）　五味子一钱

水三杯，煮取八分二杯，分二次服，渣再煎服，脉不敛，再作服，以脉敛为度。

方中用人参补益气阴，麦冬与五味子酸甘化阴，守阴留阳，气阴内守则汗不外泄、气不外脱。全方有益气敛阴固脱之功，适用于气阴外脱之证。

参附汤（《校注妇人良方》）

人参一两　熟附子五钱

人参另炖，熟附子加姜、枣水煎，取汁合服。

方中以人参大补元气，附子温壮真阳。二药合用，具有回阳、益气、固脱的功效，适用于阳气暴脱之证。

安宫牛黄丸（见本章）

【临床运用】　若汗出淋漓不止者，可加龙骨、牡蛎以止汗固脱。本证偏于气阴外脱者，以生脉散为主；偏于阳气暴脱者，以参附汤为主。现代临床多用生脉注射液或参附注射液。

**6. 肺胃阴伤**

【证候】　低热或不发热，干咳或痰少而黏，口舌干燥而渴，舌光红少苔，脉细数。

【病机】　此证多见于风温病恢复期。低热不退说明尚有余邪未净，如不发热则提示邪热已解。肺阴耗伤，不能润养肺金，肺气失于宣降，则咳嗽而无痰，或痰少而黏；肺胃阴伤则口舌干燥而渴。舌干红少苔，脉细均为阴液不足的征象。

【治　法】　滋养肺胃。

【方　药】　沙参麦冬汤（《温病条辨》）。

沙参三钱　玉竹二钱　生甘草一钱　冬桑叶一钱五分　麦冬三钱　生扁豆一钱五分　天花粉一钱五分

水五杯，煮取二杯，日再服。

方中以沙参、麦冬、玉竹、天花粉甘寒生津，润养肺胃；生扁豆、甘草扶助胃气；桑叶轻清宣透以散余邪。诸药合用，共奏清养肺胃之功。

【临床运用】　若舌红干燥胃阴伤明显者，加石斛、白芍、芦根益胃养阴；干咳明显，痰少加杏仁、贝母、枇杷叶、紫菀、款冬花等；纳呆者加炒谷麦芽、神曲等。低热加知母、青蒿、地骨皮等育阴清热。

 小 结

　　风温是冬春季节新感类温热型疾病代表病种。感受风热病邪，以手太阴肺为病变中心，初起见肺卫表热证，若肺卫之邪不解，可传入于气，其各种证候类型大多病位在肺或由肺传及相关脏腑；少数病例可由肺卫逆传心包，邪热内陷，阻闭包络；病变过程中易化燥伤阴，后期多肺胃阴伤。依循这一主线，有助于把握风温的概念、诊断、治疗原则，及其主要证候的辨证施治。

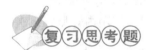 复习思考题

1. 风温的传变形式有几种？如何理解？

2. 风温初起如何鉴别运用银翘散和桑菊饮？

3. 试述风温邪在气分肺经的常见证候类型及辨证治疗。

4. 何谓"内闭外脱"？怎样辨治？

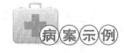 病案示例

**1. 风温犯肺（《蒲辅周医案》）**

张某，男，2岁，1959年3月10日因发热3天住某医院。血化验：白细胞总数$27.4 \times 10^9$/L，中性0.76，淋巴0.24，体温39.9℃，听诊两肺水泡音。诊断：腺病毒肺炎。

**病程与治疗：**住院后，曾用青、链、合霉素等抗生素治疗。会诊时，仍高热无汗，神昏嗜睡，咳嗽微喘，口渴，舌质红，苔微黄，脉浮数，乃风温上受，肺气郁闭，宜辛凉轻剂，宣肺透卫，方用桑菊饮加味。

桑叶一钱　菊花二钱　连翘一钱五分　杏仁一钱五分　桔梗五分　甘草五分　牛蒡子一钱五分　薄荷八分　苇根五钱　竹叶二钱　葱白三寸　共进2剂。

药后得微汗，身热略降，咳嗽有痰，舌质正红，苔薄黄，脉滑数，表闭已开，余热未彻，宜予清疏利痰之剂。

苏叶一钱　前胡一钱　桔梗八分　桑皮一钱　黄芩八分　天花粉二钱　竹叶一钱五分　橘红一钱　枇杷叶二钱　再服1剂。

微汗续出而身热已退，亦不神昏嗜睡，咳嗽不显，惟大便两日未行，舌红减退，苔黄微腻，脉沉数，乃表解里未和之候，宜原方去苏叶加枳实一钱、莱菔子一钱、麦芽二钱。

服后体温正常，咳嗽已止，仍未大便，舌中心有腻苔未退，脉滑数，乃肺胃未和，拟调和肺胃，利湿消滞。

冬瓜仁四钱　杏仁二钱　薏苡仁四钱　苇根五钱　炒枳实一钱五分　莱菔子一钱五分　麦芽二钱　焦山楂二钱　建曲二钱

服2剂而诸症悉平，食、眠、二便俱正常，停药食养痊愈出院。

原按：叶天士谓"风温上受，首先犯肺"，故以桑菊清轻辛凉之剂，宣肺以散上受之风，透卫以清在表之热。二剂即得微汗，再剂即身热已退，慎勿见其为腺病毒肺炎，初起即投以苦寒重剂，药过病所，失去清轻透达之机，则反伤正阳，易使轻者重，重者危。因思吴鞠通所谓"治上焦如羽"，实为临床经验之谈。

**2. 风温痰热痉厥（《丁甘仁医案》）**

徐孩，发热六天，汗泄不畅，咳嗽气急，喉中痰声漉漉，咬牙嚼齿，时时抽搐。舌苔薄腻而黄，脉滑数不扬，筋纹色紫，已达气关。前医叠进羚羊、石斛、钩藤等，病情加剧。良由无形之风温与有形之痰热，互阻肺胃，肃降之令不行，阳明之热内炽，太阴之温不解，有似痉厥，实非痉厥，即马脾风之重证，徒治厥阴无益也。当此危急之秋，非大将不能去大敌，拟麻杏石甘汤加减，冀挽回于十一。

麻黄一钱　杏仁三钱　甘草一钱　石膏三钱　象贝三钱　天竺黄二钱　郁金一钱　鲜竹叶三十张　竹沥五钱（冲）　活芦根（去节）一两

二诊：昨投麻杏石甘汤加减，发热较轻，咬牙嚼齿抽搐均定，佳兆也。惟咳嗽气逆，喉中尚有痰声，脉滑数，筋纹缩退，口干欲饮，小溲短赤，风温痰热交阻肺胃，一时不易清彻，仍击鼓再进。

麻黄一钱　杏仁三钱　甘草一钱　石膏三钱　象贝三钱　广郁金二钱　天竺黄二钱　马兜铃一钱五分　冬瓜子三钱　淡竹沥五钱（冲）　活芦根（去节）二两

三诊：两进麻杏石甘汤以来，身热减，气急平，嚼齿抽搐亦平，惟咳嗽痰多，口干欲饮，小溲短赤，大便微溏色黄。风温已得外解，痰热亦有下行之势，脉仍滑数，余焰留恋，然质小体稚，毋使过之，今宜制小其剂。

蝉蜕八分　川象贝一钱五分　金银花三钱　冬桑叶三钱　通草八分　杏仁三钱　炙远志五分　连翘一钱五分　冬瓜子三钱　天花粉三钱　马兜铃一钱五分　活芦

根一两去节　荸荠汁一酒杯

**按语：** 此属风温，痰热壅肺致痉厥。前医用羚羊、石斛、钩藤等凉肝熄风之品不仅动风之症不能解，且有寒凉阴柔之品遏阻，邪热内闭之弊。丁氏以麻杏石甘汤加减治之，待身热减，气急平，仍有余焰留恋者，丁氏又以小剂疏肺化痰，清解余热治之而告愈。

（陈文慧　孙艳红）

# 第二节 春 温

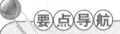

要点导航

　　春温是发生在春季初起即见里热证候为特点的一种急性热病。通过本节的学习，着重理解温病学对春温概念、病因病机基本理论的认识；重点学习春温的诊断和发生发展过程中的主要证候及其辨证治疗，并与风温相鉴别。

　　春温是感受温热病邪，发生在春季，初起以气分或营分里热证候为主要特征的一种急性热病。本病一般起病急骤，病发于里，病情严重，变化较多。初起即见高热、心烦、口渴、舌红、苔黄，甚则神昏、痉厥、斑疹等里热证候为主要表现。多发生于春季或冬春之际。

　　本病初起即以里热证候为主，故在历代文献中认为属伏气温病。其论述肇始于《内经》，如《素问·生气通天论》提出"冬伤于寒，春必病温"。《素问·金匮真言论》指出阴精不足乃是春季温病发病的内在条件，即所谓"藏于精者，春不病温"。晋代王叔和提出"冬时严寒，……中而即病者，名曰伤寒，不即病者，寒毒藏于肌肤，至春变为温病"，说明春温的发生外因为冬伤于寒，内因为冬不藏精，且病邪伏藏在体内有一定的时间过程及部位。其后，宋代医家郭雍首先提出"春温"病名，并在《伤寒补亡论》中说："冬伤于寒，至春发者，谓之温病；冬不伤寒，而春自感风寒温气而病者，亦谓之温；及春有非节之气中人为疫者，亦谓之温。"但其所论之春温还包含春季"自感风寒温气"及"春有非节之气中人为疫"等发生在春季的其他外感温热病。元代王安道认为本病的病理特点为怫热自内而达于外，故起病即见里热之证，并强调治疗以"清里热"为主。至清代，人们对本病的认识也日渐深刻和丰富。叶天士在《三时伏气外感篇》中提出本病病机特点为"冬寒内伏，藏于少阴，入春发于少阳"，治法当"以黄芩汤为主方，苦寒直清里热，热伏于阴，苦味坚阴，乃正治也"。俞根初在《通俗伤寒论》中提出"伏温内发，新寒外束，有实有虚，实邪多发于少阳膜原，虚邪多发于少阴血分、阴分"，对春温的发病部位及证候类型进行了精辟的阐述。陆子贤在《六因条辨》中列"春温条辨"专篇，对本病证治条分缕析，较切合临证实用。柳宝诒的《温热逢源》系统针对春温的病因、病机、证候、辨证及治疗等问题进行论述，形成了春温的辨证施治理论体系，被认为是集历代医家论述之大成。

根据本病的发病季节和证候特点，发生于春季的重型流感、流行性脑脊髓膜炎以及其他化脓性脑膜炎、病毒性脑炎、败血症等，如发病之初即有明显里热证候，多可参考本病内容进行辨证论治。

### 一、病因病机

对于春温的病因，传统的观点认为是"伏寒化温"。即春温的发生是由于冬季感受寒邪，当时未立即发病，邪气伏藏于体内，日久寒邪郁而化热，形成温热病邪，至春季阳气升发之时，发为春温。"冬不藏精"，如喜怒不节，过度劳作，思虑多欲，汗出过多，大病之后，禀赋不足等都可导致少阴水脏先亏，阴精不足等，是春温发生的内在因素。

由于冬季感寒，邪伏郁久而化热形成的温热病邪伏藏的部位不同，阴精亏损程度不一，春温有病发于气分和病发于营分的不同，其病势发展也不一样。病发于气分者，邪热虽盛，但正气抗邪能力尚强，病情较病发于营分者轻，若病情进一步发展，可向营、血分深入。初起病发于营分者，病情较邪发气分者为重，营热炽盛，营阴亏耗，多表现为热郁营分。其病势发展，营分之热既可向外透达，转出气分而解；亦可深入血分或耗伤下焦肝肾之阴，病情更为危重。

春温在病变过程中，里热炽盛，阴精亏损是其基本病理特点。每因阴液耗损严重而呈虚实错杂之候；病变初期，虽里热炽盛而兼有阴津不足，但邪实为病机关键；病至极期，邪热盛极，阴伤渐重，甚或出现气阴两伤，或动风、动血、闭窍等病理变化；病至后期，总以虚多邪少为其病理基础，素体阴精亏损之体，更加邪热久郁不退，耗损阴精，故易致肝肾阴亏，甚或虚风内动之候，病情危重，预后亦差。本病后期在邪热衰退之后，每有余邪久留阴分不去，恢复较慢。

春温初起虽以里热炽盛为主，但亦有因"新感引动伏邪"而发病者，可有短暂的卫表见症，表现为表里同病，或卫气同病，或卫营同病。

### 二、诊断要点

（1）发病  本病多见于春季或冬春之际。

（2）初起特点  初起即见高热、烦渴，甚则神昏谵语、斑疹、痉厥等里热见证，病发于气或病发于营分是诊断本病的主要依据；少数兼短暂的表证。

（3）病变过程  本病在病变过程中起病急，病情复杂，变化迅速，病程中易入营入血出现斑疹、痉厥、神昏、正气外脱等危重证候，后期易致肾阴耗竭、虚风内动。

（4）与风温、感冒鉴别

① 与风温鉴别：二者均发生于春季，同是温热性质的温病，具有发病急、变化多、传变快的特点，临床当分辨之（表8-1）。

表8-1 风温与春温比较表

| 鉴 别 | | 风 温 | 春 温 |
|---|---|---|---|
| 相同点 | | 发于春季，属于温热性质温病，具有发病急，变化多，传变快的特点 | |
| 不同点 | 病因 | 风热病邪 | "伏寒化温"或温热病邪 |
| | | 正气不足，肺卫不固 | 阴精亏损，正气不足 |
| | 病理 | 病发于表，以肺胃为病变中心 | 病发于里，里热炽盛，阴精亏损 |
| | 证候 | 初期 邪袭肺卫呈表热证 | 初期 病发于气或病发于营呈里热证 |
| | | 中期 以肺胃气分证为主，病程中可逆传心包 | 中期 热结阳明出现多种兼证，易入营入血而 |
| | | 后期 肺胃阴伤证 | 出现斑疹、出血、神昏、痉厥等变证重证 |
| | | | 后期 肝肾阴伤证 |
| | 治疗 | 辛凉清解表热 | 苦寒清里热，顾护阴液 |

② 与感冒鉴别：春温若为新感引发者，可伴见恶寒、无汗或少汗等表证，易与感冒相混淆。但感冒一年四季皆可发生，不特发于春季，以鼻塞、喷嚏、流涕、咽痛、头痛等肺卫失宣、清窍不利为主，里热症状不明显，在恶寒消失后，其发热等症亦随之减轻，一般5~7天即愈；春温则多发于春季或冬春之际，发病急，病情重，以突发高热、烦渴、尿赤、斑疹隐隐等里热炽盛证候为主，短暂的恶寒消失后，里热证候反而转盛，病程较感冒长，甚至很快出现神昏、斑疹、惊厥或厥脱等症。

### 四、辨证施治

#### （一）辨证要点

（1）**辨病在气或在营** 本病初起以病发于气或病发于营表现为主，因此，辨病在气或病在营是春温初发证治辨识的关键。病发于气分者，见发热、口渴、舌红苔黄兼相关脏腑症状，如口苦或心烦，胸闷等，此时正气抗邪能力较强，病情尚轻；病发于营分者，症见身热夜甚、口干不甚渴饮、斑疹隐隐、心烦不寐或时谵语、舌红绛、脉细数，此时正气抗邪能力较弱，病情较重。

（2）**辨邪实正虚** 本病系患者阴精先亏，复感温热病邪而发，病程中邪热亢盛与阴液耗损兼夹而呈虚实错杂之候。病变初期，里热炽盛而兼有阴虚，邪实为病机关键；病至中期，热炽阴伤并重，如春温腑实多兼阴液亏损或气液两虚；病变后期，邪热渐退或余邪留伏，肝肾阴伤，邪少虚多成为此期的证候特点。

（3）**辨动风虚实** 春温在疾病中、后期多见动风之变，需辨别虚实。实风多见于春温极期，系热盛动风之候，证属里热炽盛，引动肝风，其证属实；虚风每见于春温后期，乃阴虚动风之候，证属肝肾阴亏，筋脉失养，其证属虚。

（二）论治要点

春温治疗总以清泄里热为主，同时注意透邪外出，顾护阴液。因本病病变部位广泛，病情复杂，临床治疗时应根据不同的病变部位、病变阶段、邪正虚实等情况，灵活变化。

本病初起如热郁胆腑，治宜苦寒清热，宣郁透邪；热郁胸膈，治宜清宣郁热；热在营分，治宜清营泄热；如兼表邪，若为卫气同病者，治宜解表清里；若为卫营同病者，则泄卫透营。热在气分，若热灼胸膈，治宜清泄膈热；阳明热盛，宜清热保津；热结肠腑，宜通腑泄热，并辨别兼症灵活治疗，若阳明热结，阴液亏损，则滋阴攻下；阳明热结，气液两虚，宜攻下腑实，补益气阴；阳明腑实，小肠热盛，治宜攻下腑实，通泄火腑；春温邪热从气分传入营分，若气（营）血两燔，治宜气营（血）两清；若热盛动血，须凉血散血，清热解毒；若热与血结，宜泄热通结，活血逐瘀。春温过程中热入心包者，治宜清心开窍；热盛动风治宜清热凉肝熄风；春温后期，热灼真阴，若阴虚火炽，治宜清热降火、育阴安神；若真阴亏损，治宜滋补肝肾、润养阴液；若阴虚风动的，治宜滋阴熄风；若邪留阴分，治宜滋阴清热、搜邪透络。

（三）常见证型辨治

**1. 初发证治**

（1）气分郁热

① 热郁胆腑

【证候】身热，口苦而渴，干呕心烦，小便短赤，胸胁不舒，舌红苔黄，脉弦数。

【病机】本证病机为热郁胆腑，津液耗伤。热郁气分，故身热而不恶寒；邪热内郁化火，或胆火上扰，故口苦、心烦；胆热犯胃，胃失和降，故干呕；里热伤津，故口渴而小便短赤；胸胁为肝胆经脉所循之处，邪郁胆腑，经脉不畅，故胸胁不舒。舌红苔黄、脉象弦数为里热郁于胆经之征。

胃热炽盛证与本证均为气分热盛之证，均见身热、烦渴、舌红、苔黄、脉数。但前者病位在阳明胃而不在少阳胆，故无口苦、胸胁满闷不舒、脉弦等症，其热势外盛，故有壮热、大汗、大渴、脉洪大等症。

伤寒邪在少阳证，病属少阳经证，邪在半表半里，故以寒热往来、胸胁苦满为主症，与本证少阳胆腑郁热伤津而见身热、口渴、小便短赤、舌红苔黄、脉弦数等不同，临床当仔细辨证。

【治法】苦寒清热，宣郁透邪。

【方药】黄芩汤加豆豉玄参方（《温热逢源》）。

黄芩三钱　芍药三钱　甘草（炙）一钱　大枣（擘）三枚　淡豆豉四钱　玄参三钱
水五杯，煮取八分，三杯。温服一杯，日再服，夜一服。

方中以黄芩苦寒泻火，直清胆热；配合玄参养阴生津，清热解毒；芍药、甘草酸甘化阴；佐用豆豉发郁热，透邪外达，兼以除烦。在临床上运用时，其中芍药可用白芍，炙甘草性偏温补，可改用生甘草清热解毒。黄芩汤虽能直清里热，但无透热之功；虽能苦以坚阴，但养阴之力不足。故柳宝诒在本方基础上加佐豆豉、玄参，使本方"清"、"养"、"透"三法兼备，使之成为治疗春温热郁少阳胆腑之代表方剂。

【临床运用】 本方清热泻火之力较弱，临床运用时可酌加黄连、栀子、龙胆草等以加强其清热泻火之力。若伴见头痛、恶寒，无汗或少汗者，可加葛根、蝉蜕、薄荷、桑叶以透达卫表之邪；若伴寒热往来，胸胁胀闷，心烦者，可加柴胡、栀子以疏解胆经郁热；胆热炽盛，口苦、呕吐甚者，加龙胆草、黄连、竹茹、代赭石以降逆止呕。

② 热郁胸膈

【证 候】 身热不甚，心烦懊憹，坐卧不安，舌红，苔微黄，脉数。

【病 机】 本证病机为热郁胸膈，气机失宣。上焦气分之热郁于胸膈，上扰心神，故心烦懊憹；胸膈之热，上扰于心，下干于胃，故坐卧不安；邪热初入气分，里热不甚，津液尚未大伤，故身热不甚。舌红，苔微黄，脉数为气分郁热之象。

【治 法】 清宣郁热。

【方 药】 栀子豉汤（《伤寒论》）。

栀子十四个（擘） 香豉（绵裹）四合

上二味，以水四升，先煮栀子，得二升半，纳豉，煮取一升半，去滓，分为二服，温进一服，得吐者，止后服。

本证病变部位在上焦胸膈，郁热不甚，故不可过用寒凉，以郁遏气机，故以清宣为主。方中栀子苦寒，清解膈热；豆豉辛散，发而不烈，宣透胸膈郁热，兼以除烦。二药配合，一清一宣，清中寓宣，使胸膈郁热得以轻清宣透。

【临床运用】 如兼卫分表证，可加薄荷、牛蒡子、蝉蜕等解表祛邪；如口渴、咽燥较甚，可加麦冬、花粉、芦根、生地以生津止渴；如兼气逆呕吐者，可加姜竹茹、枇杷叶以降逆止呕。

③ 卫气同病

【证 候】 发热恶寒，无汗或有汗，头项强痛，肢体酸痛，心烦口渴，腹胀，大便干燥，唇焦，舌苔黄燥，脉象滑数或弦数。

【病 机】 本证病机为邪郁于里，又兼新感时令之邪，致卫气同病。时邪困阻卫表，腠理闭塞，故发热恶寒，无汗或有汗；经脉为外邪所阻，经气不利，故头项强痛、肢体酸痛；里热内蕴，扰神伤津，故心烦、口渴、大便干燥、唇焦；邪热内郁，升降失常，气机不畅，故腹胀；舌苔黄燥，舌红脉数为邪热炽盛之征。

【治 法】 解表清里。

【方 药】 葱豉桔梗汤加黄芩或增损双解散。

葱豉桔梗汤（《通俗伤寒论》）

鲜葱白三枚至五枚 淡豆豉三钱至五钱 苦桔梗一钱半 薄荷一钱至一钱半 焦山栀二钱至三钱 连翘钱半至二钱 甘草六分至八分 淡竹叶少许

方中以葱白、豆豉、薄荷、桔梗辛散外邪；黄芩、连翘、栀子、甘草、淡竹叶清泄里热。诸药合用，表里同治，外散里清。

增损双解散（《伤寒温疫条辨》）

僵蚕（酒炒）　滑石各三钱　蝉蜕十二个　姜黄七分　防风　薄荷叶　荆芥穗　当归　白芍药　黄连　连翘　山栀　甘草各一钱　黄芩　桔梗　大黄（酒浸）　芒硝（冲服）各二钱　石膏六钱

水煎，加蜜三匙，黄酒半杯和匀冷服。

增损双解散是在双解散的基础上加减而成。方中以荆芥、防风、薄荷叶、蝉蜕疏表散邪；僵蚕、姜黄、当归、芍药通络和营；黄连、黄芩、山栀、连翘、石膏清透里热；大黄、芒硝通腑，配桔梗以调升降之机，合滑石使热从小便而去。生甘草既和中，又可清热解毒。

【临床运用】　若系外感风热之邪，表热之证明显者，可加银花、牛蒡子、竹叶等以疏风泄热；若系风寒外束，恶寒、无汗较重者，可用苏叶、防风等以疏表散寒；若经气郁滞，头痛、身痛显著者可加羌活、白芷等疏通经脉、行气止痛；若患者里热不甚，无明显大便燥结者，可去大黄、芒硝；阴津损伤，口渴者，可加天花粉生津止渴；气分郁热较甚，口苦、心烦者，主用黄芩、黄连、栀子等苦寒之品以直折里热。

葱豉桔梗汤加黄芩方与增损双解散同为治疗表里同病者，但前者疏表之力较平和，清里之力亦较弱；后者不仅疏表用辛温之品，解表之力较强，而且清里作用较强，并有硝、黄攻下之品，所以对表邪偏于寒而里热亢盛又有腑结者更为适宜。

（2）病发于营

① 热灼营分

【证　候】　身热夜甚，心烦躁扰，甚或时有谵语，斑疹隐隐，咽燥口干而反不甚渴，舌质红绛，苔薄或无苔，脉细数。

【病　机】　此证病机为营热炽盛，营阴耗伤，心神被扰。热入营分，营热亢盛，营阴耗损，故身热夜甚、脉细数；营热蒸腾营阴上潮，故咽燥口干反不甚渴饮；心主血属营，营热扰神，故神志异常，轻则心烦躁扰，甚则时有谵语；营分热邪，窜于肌肤血络，则斑疹隐隐；舌质红绛、脉细数为营热阴伤之征。

营分证可见时有谵语，需与阳明热盛腑实出现的谵语相鉴别。两者有病在气、营之不同，可从是否有大渴、大汗，大便是否燥结，腹部有无满痛，舌上有无苔垢等方面进行鉴别。

【治　法】　清营泄热。

【方　药】　清营汤（《温病条辨》）。

犀角三钱　生地五钱　玄参三钱　竹叶心一钱　麦冬三钱　丹参二钱　黄连一钱五分　银花三钱　连翘二钱（连心用）

水八杯，煮取三杯，日三服。

本方为清泄营分热邪的基本方。方中以犀角、黄连、丹参清营泄热；生地、玄参、麦冬清热滋阴；佐以性凉质轻之银花、连翘、竹叶轻清透热，宣通气机，与清营药配合，可使营热外达，透出气分而解，此即叶天士所谓之"入营犹可透热转气"。

【临床运用】 如兼有表证者，可酌加豆豉、薄荷、牛蒡子等以宣透表邪；若黄苔尽退，舌转深绛，斑疹透发，为热毒由营渐转入血，可撤去银、翘、竹叶等气药，加用凉血解毒之品；若见神昏谵语，舌謇肢厥，为热入心营之证，可加用安宫牛黄丸或紫雪丹。

② 卫营同病

【证候】 发热，微恶风寒，汗少或无汗，咽痛，咳嗽，口渴，肌肤斑疹隐隐，心烦躁扰，甚或时有谵语，舌红绛苔白黄相兼，脉象浮弦数。

【病机】 本证病机为表有邪阻，营有热灼，致卫营同病。外感温邪，卫表失常，故发热而微恶风寒；在卫之邪郁闭腠理，故汗少或无汗；外邪犯肺，肺气失宣，故咽痛、咳嗽；邪热伤及营阴，故口渴而不甚渴饮；营热扰乱心神，故心烦躁扰，甚或时有谵语；营热波及血络，故肌肤斑疹隐隐。舌红绛，苔白黄相兼，脉浮弦数是卫营同病之征。

本证与风温肺热发疹类似，都有发热、皮疹、咳嗽等症状，但本证所发之疹多为出血性皮疹，按之不褪色，且有舌绛等症，故为热在营分，同时兼有表证，属卫营同病，其演变趋势，往往邪热炽盛，病情很快加重。肺热发疹属肺热波及血络，病在气分，故多为充血性皮疹，且无舌绛等营分表现，其邪热多不甚，病情较轻。

【治法】 泄卫透营。

【方药】 银翘散去豆豉，加细生地、丹皮、大青叶，倍玄参方（见第八章）。

方中以银花、连翘、荆芥、薄荷、牛蒡子泄卫透表；生地、玄参、丹皮、大青叶凉营泄热解毒；加生甘草调和诸药，诸药合用，泄卫透表，凉营泄热。

【临床运用】 方中荆芥性温，为增强透邪外达之力而用，若表邪见证不明显，可去之；如皮疹较多，按之褪色者，可加入蝉蜕、浮萍等透疹。

**2. 气分热盛**

春温病的气分证，既可见于初发，也有从卫气同病证发展而来，此前已作介绍。春温气分郁热日久，多可燔灼上、中二焦，病变涉及胸膈、阳明胃、大肠等。

（1）热灼胸膈

【证候】 身热不已，胸膈灼热如焚，烦躁不安，唇焦咽燥，口渴，口舌生疮，齿龈肿痛，或大便秘结，舌红，苔黄，脉滑数。

【病机】 此证病机为热灼胸膈，气热灼津。邪热炽盛，熏蒸胸膈，故身热不已，胸膈灼热如焚；胸膈热炽，扰乱于心，故烦躁不安；热炽上焦，火热炎上，灼伤津液，故唇焦、咽燥、口渴、口舌生疮、齿龈肿痛；胸膈炽热及肠，腑气不通，故大便秘结。舌红，苔黄，脉滑数为里热炽盛之象。

热郁胸膈证与本证均为热在胸膈，但前证为无形热郁，邪热较轻；本证乃有形热灼，微兼腑实，邪热较甚。

【治 法】 清泄膈热。

【方 药】 凉膈散（《太平惠民和剂局方》）。

大黄（酒浸）二两 芒硝一两 甘草六钱 山栀（炒焦）八钱 薄荷七钱 黄芩（酒炒）一两 连翘一两

研为末，每服四五钱至一两，加竹叶十五片，清水煎，去滓，温服。日三夜二，得下热退为度。

本方清透并举，上下兼顾。方中以连翘、栀子、黄芩、薄荷、竹叶清泄头面、胸膈灼热以治上；大黄、芒硝通腑泄热，"以泻代清"而治下；甘草、白蜜缓急润燥。诸药合用凉膈泄热，清上泻下。

【临床运用】 如伤津较甚，而无明显便秘者，可去芒硝，加天花粉、芦根等清热生津；若渴甚，可加天花粉、石膏、知母；如兼热盛动风而发痉，可加菊花、钩藤以凉肝熄风。

（2）阳明热盛

【证 候】 壮热，面赤，汗多，心烦，渴喜凉饮，舌质红，苔黄而燥，脉洪大或滑数。

【病 机】 本证病机阳明热盛，灼伤津液。气分郁热未解，可传入阳明，此时阳明气分热盛，正邪剧争，故壮热；阳明之脉荣于面，邪热循经上蒸，故面赤；热盛迫津外泄，故汗多；热盛扰乱心神，故心烦；热盛津伤，故渴喜凉饮。舌苔黄燥，脉象洪大或滑数为热盛津伤之征。

【治 法】 清热保津。

【方 药】 白虎汤（方见风温章）。

【临床运用】 本证热毒较重，临证用药时可酌加清热解毒方药。若热盛伤津，烦渴甚者，加山栀、竹叶、石斛、芦根等以清热生津；若阳明热盛引动肝风，出现手足抽搦者，可加犀角、羚羊角、钩藤、菊花等凉肝熄风；若兼呕吐者，可加清半夏、竹茹等降逆止呕；若兼气阴两伤而见微喘、脉芤者，可加人参或西洋参以清热益气生津。

（3）热结肠腑

春温上焦气热不解，可传中焦阳明，形成阳明腑实证，由于本病患者每有阴精先亏，同时，病程中因里热炽盛又易伤阴，故阴亏尤为突出，出现腑实证多以兼症形式表现，可兼阴液亏损，气液两虚，小肠热盛等。

① 阳明热结，阴液亏损

【证 候】 身热，腹满，便秘，口干唇裂，舌苔焦燥，脉沉细。

【病 机】 本证病机为热结肠腑，阴液已伤。阳明热盛，燥屎内结，故身热、便秘、脉沉；阳明燥结，腑气壅滞，故腹满；邪热内盛，阴液亏损，故口干唇裂，舌苔焦燥，脉细。

【治 法】 滋阴攻下。

【方 药】 增液承气汤（《温病条辨》）。

玄参一两　麦冬八钱（连心）　细生地八钱　大黄三钱　芒硝一钱五分

水五杯，煮取三杯，先服一杯，不知再服。

本方由增液汤加硝、黄而成。方中以玄参、麦冬、生地养阴润肠，增水行舟；更加大黄、芒硝以泻热软坚，攻下腑实。

【临床运用】　若邪热已去，仅是津枯而肠燥便秘者，吴鞠通称"无水舟停"，则可去硝、黄，纯以增液汤"增水行舟"；若服增液承气汤后，大便虽通而热未退，或退而未尽，口燥咽干，舌苔干黄，或金黄色，脉沉实有力，此为热邪复聚，可去芒硝，加丹皮、知母以撤其热。

② 阳明热结，气液两虚

【证　候】　身热，腹满，便秘，口干咽燥，倦怠少气，或见撮空摸床，肢体震颤，目不了了，苔干黄或焦黑，脉沉弱或沉细。

【病　机】　本证病机为热结腑实，应下失下，气液两虚。身热，腹满，便秘，苔干黄或焦黑均为阳明腑实之征；热结腑实，应下失下，阴液耗伤，故口干咽燥，唇裂舌焦；元气耗散，身无所主，故倦怠少气，撮空摸床，目不了了。

【治　法】　攻下腑实，补益气阴。

【方　药】　新加黄龙汤（《温病条辨》）。

细生地五钱　麦冬五钱（连心）　玄参五钱　生大黄三钱　芒硝一钱　生甘草二钱　人参一钱半（另煎）　当归一钱半　海参二条（洗）　姜汁六匙

水八杯，煮取三杯，先服一杯，冲参汁五分，姜汁两匙，顿服之。腹中有响声或转矢气为欲便也，候一二时不便再如前法服一杯，……如服一杯即得便，止后服。

本方由陶节庵之黄龙汤加减变化而成。方中以大黄、芒硝泄热软坚，攻下燥屎；以人参、甘草大补元气；生地、麦冬、玄参、海参滋养阴液；加姜汁宣胃肠气机，当归和血分之滞。诸药合用共成扶正攻下，邪正合治之剂。

【临床运用】　服药后，若大便见通，可停用本方，改用大队滋阴益气之剂，以期逐步向愈；若便仍不解，可继服本方，使燥热早出，气阴得存。

③ 阳明腑实，小肠热盛

【证　候】　身热，便秘，小便涓滴不畅，溺时疼痛，尿色红赤，时烦渴甚，舌红，脉数。

【病　机】　本证病机为阳明腑实，小肠热盛。热盛于里，腑实内阻，故身热、便秘；小肠热盛，下注膀胱，故小便涓滴不畅、溺时疼痛、尿色红赤；热盛伤津，故时烦渴甚。舌红、脉数为里热内盛之象。

【治　法】　攻下腑实，通泄火腑。

【方　药】　导赤承气汤（《温病条辨》）。

赤芍三钱　细生地五钱　生大黄三钱　黄连二钱　黄柏二钱　芒硝一钱

水五杯煮取二杯，先服一杯，不下再服。

本方由导赤散、调胃承气汤加减组合而成，故名导赤承气汤。方中以赤芍、生地凉血养阴；大黄、芒硝攻下大肠热结；黄连、黄柏清泄小肠火热。此为二肠同治之法，大小肠之热去，则膀胱之热亦解，二便自然通利。

【临床运用】 若尿血者，可加旱莲草、白茅根、小蓟等凉血止血；溺时疼痛急频者，可加蒲公英、海金沙、石韦等利尿通淋止痛；腰胁疼痛较剧者，可加柴胡、白芍等缓急止痛。

本证小便短少为热盛灼津，火腑不通，故治疗以清热滋阴为主，热清阴充，小便自畅，切不可滥用淡渗利水，防其更伤津液，即吴鞠通说"有余于火，不足于水"，故此"小便不利者，淡渗不可与"，"惟以滋水泻火为急务"。

**3. 热炽营血**

春温病出现营血分证，为邪热炽盛，正气渐虚，病情较为危重。其中营分证既可见于初发，也有是从气分病证发展而来的，此前已作介绍。以下介绍其他几种常见的营血分证。

（1）气营（血）两燔

【证 候】 壮热，目赤，头痛，口渴饮冷，心烦躁扰，甚或谵语，斑疹隐隐；甚或大渴引饮，头痛如劈，骨节烦痛，烦躁不安，或时谵语，甚则昏狂谵妄，或发斑吐衄，舌绛或深绛，苔黄燥，脉滑数、弦数或洪大有力。

【病 机】 本证病机为气分邪热未解，营血分热毒又盛。因热邪燔炽于气营（血），故名曰"两燔"，属气营（血）同病之证。邪热炽盛，燔灼气分，故壮热、苔黄燥、口渴饮冷或大渴引饮；火热炎上，故目赤、头痛；热灼营阴，热扰心神，故心烦躁扰，甚或谵语；热伤血络，溢于肌肤，故斑疹隐隐。若气分不解，涉及血分，导致热毒充斥气血两经，则属气血两燔。血分热炽，扰乱心神，故烦躁不安，甚则昏狂谵妄；热盛动血，故发斑、吐衄；热毒充斥，故头痛如劈、骨节烦痛。舌绛、脉数为气营（血）两燔之征。

气营两燔与气血两燔都可见壮热、口渴、苔黄的气分热盛证，但区别在于前者兼心烦、时谵语、或斑疹隐隐、舌绛者，属气营两燔；后者兼斑疹透发、或吐衄下血、舌深绛者，属气血两燔。

【治 法】 气营（血）两清。

【方 药】 加减玉女煎，或用化斑汤、清瘟败毒饮。

加减玉女煎（《温病条辨》）

生石膏一两　知母四钱　玄参四钱　细生地六钱　麦冬六钱

水八杯，煮取二杯，分二次服，渣再煮一盅服。

本方是吴鞠通据《景岳全书》玉女煎去熟地黄、牛膝加细生地、玄参，俗称加减玉女煎。方中以石膏、知母清气分邪热；玄参、生地、麦冬清营滋阴。诸药合用清气凉营。

化斑汤（《温病条辨》）

生石膏一两（捣细）　知母四钱　生甘草三钱　玄参三钱　犀角二钱　白粳米一合

水八杯，煮取三杯，日三服。滓再煮一盅，夜一服。

本方为白虎汤加犀角、玄参而成。方中以白虎汤清气解肌，泄热救阴；配合犀角、玄参清营血以解毒化斑。

清瘟败毒饮（《疫疹一得》）

生石膏大剂六至八两，中剂二至四两，小剂八钱至一两二钱　生地黄大剂六钱至一两，中剂三至五钱，小剂二至四钱　犀角大剂六至八钱，中剂三至五钱，小剂一至一钱半（磨冲）　真川连大剂四钱至六钱，中剂二钱至四钱，小剂一至一钱半　山栀　桔梗　黄芩　知母　赤芍　玄参　连翘　甘草　丹皮　鲜竹叶（各取一般常用量）

水煎服，先煮石膏，后下诸药，犀角磨汁和服。

本方由白虎汤、凉膈散、黄连解毒汤及犀角地黄汤四方组合而成。方内石膏、知母大清阳明气热、清热保津；犀角、生地、玄参、丹皮、赤芍等清营凉血解毒；黄连、黄芩、栀子、连翘清热泻火解毒；竹叶清心除烦；桔梗载药上行，开宣肺气，畅达气机以促药力；甘草解毒利咽。

以上三方皆为气营（血）两清之剂。加减玉女煎因其泻火解毒之力较弱，主要用于气营两燔，热毒尚不甚者；化斑汤主要用于热毒炽盛于气营（血）分而斑疹显露者；清瘟败毒饮大清气血，适用于热毒亢盛至极的气（营）血两燔及气营血三燔之重证。

【临床运用】　在用加减玉女煎治疗气营两燔证时，如热毒较盛者，可加黄连、黄芩、板蓝根、大青叶等清热解毒之品；在用化斑汤治疗斑疹透发时，可加丹皮、大青叶、赤芍等凉血散血、化斑解毒之品；清瘟败毒饮治疗气血两燔重证，如吐衄重者，可去桔梗、甘草加白茅根、小蓟；斑疹紫黑者，可重用生地、赤芍，加紫草、丹参、红花、归尾；大便秘结，腹胀满者，加大黄、芒硝。

（2）热盛动血

【证　候】　身体灼热，躁扰不安，甚或昏狂谵妄，斑疹密布，色深红甚或紫黑，或吐衄便血，舌质深绛，脉数。

【病　机】　本证病机为血热瘀阻，耗血动血。热毒炽盛于血分，故身体灼热；邪热内扰心神，故躁扰不安，甚或昏狂谵妄；热伤血络，迫血外溢肌肤，故斑疹密布；热毒炼血成瘀，瘀热互结，故斑色可呈紫黑；如热伤阳络，血上溢则吐血、衄血，或热伤阴络，血下溢则便血、溺血。舌质深绛，脉数为热毒已入血分之象。

【治　法】　凉血散血，清热解毒。

【方　药】　犀角地黄汤（引《温病条辨》）。

干地黄一两　生白芍三钱　丹皮三钱　犀角三钱

水五杯，煮取二杯，分二次服，渣再煮一杯服。

犀角地黄汤是治疗血分证的代表方，方中以犀角清心凉血，解血分热毒；生地凉血养阴，与犀角相配凉血止血，滋养阴血；芍药配丹皮清热凉血，活血散瘀。四药配合，共奏清热解毒，凉血散血之功，对本证之血热、血瘀、阴伤而针对性用药。

【临床运用】　如吐血可加侧柏叶、白茅根、三七；衄血加白茅根、黄芩、焦栀子；便血加槐米、地榆炭；尿血加小蓟、琥珀、白茅根以凉血止血。若热毒较甚，形成瘀热而症见昏狂、斑色紫者，可加水蛭、大黄、神犀丹以活血祛瘀解毒。如热盛伤阴，出血不止，舌紫绛而干者，加紫草、玄参、三七、西洋参以清热凉血、益阴止血。

（3）热与血结

【证候】 身热，少腹坚满，按之疼痛，小便自利，大便色黑，神志如狂，或清或乱，口干而漱水不欲咽，舌紫绛色暗或有瘀斑，脉象沉实而涩。

【病机】 本证病机为热与血结，瘀蓄下焦。热与血结，蓄于下焦，故见少腹坚满，按之疼痛，大便黑而小便自利；心主血，血分瘀热上扰心神，故神志如狂，或清或乱；热灼营血，津液耗伤，故口干；热蒸营阴上潮，故口干而漱水不欲咽；热瘀相结，气血运行不畅，故舌绛紫色暗或有瘀斑，脉沉实或涩。

热盛迫血证也可见身灼热、躁扰昏狂、便血色黑、舌紫绛，与本证相似，但无本证瘀热蓄结下焦之少腹坚满疼痛等表现。

【治法】 泄热通结，活血逐瘀。

【方药】 桃仁承气汤（《温病条辨》）。

大黄五钱 芒硝二钱 桃仁三钱 芍药三钱 丹皮三钱 当归三钱

水八杯，煮取三杯，先服一杯。得下，止后服。不知，再服。

本方是以《伤寒论》桃核承气汤去辛温之桂枝、甘缓之甘草，加丹皮、芍药、当归而成。方中以大黄、芒硝泄热软坚，攻逐瘀结；丹皮、赤芍、桃仁清热凉血消瘀；当归和血养血，并行血中之气。

【临床运用】 临床上，若兼昏谵、斑疹、吐血、衄血者，为血分热盛血瘀，宜与犀角地黄汤合用，兼以凉血解毒化瘀；若少腹疼痛较甚者，可加生蒲黄、五灵脂等以增强活血化瘀止痛之功。

**4. 热入心包**

春温热入心包病证与风温相类，可以互参。

**5. 热盛动风**

【证候】 高热不退，头晕胀痛，烦渴，烦闷躁扰，甚则狂乱、神昏，手足抽搐，或见颈项强直、角弓反张，舌干红绛，脉弦数。

【病机】 本证病机为热陷厥阴，肝风内动。热毒内盛，故高热不退；热极生风，厥气上逆，上扰清窍，故头晕胀痛；津液损伤，故烦渴甚；邪热扰乱心神，故烦闷躁扰，甚则狂乱、神昏；热盛引动肝风，筋脉挛急，故手足躁扰或抽搐，或引起颈项强直、角弓反张。舌红绛，脉细弦数为邪热内盛灼伤肝阴，伤及营血之征。

【治法】 清热凉肝熄风。

【方药】 羚角钩藤汤（《通俗伤寒论》）。

羚羊角片一钱五分（先煎） 霜桑叶二钱 川贝四钱（去心） 鲜生地五钱 双钩藤三钱（后入） 滁菊花三钱 茯神木三钱 生白芍三钱 生甘草八分 鲜竹茹五钱（与羚角片先煎代水）

方中以羚羊角、钩藤凉肝熄风止痉；菊花、桑叶轻清宣透，助羚羊角、钩藤熄风透热；鲜生地养阴，白芍养阴柔肝，缓解挛急，配以甘草又有酸甘化阴之效；茯神宁心安神镇惊；川贝母、竹茹清肝胆郁热而化痰通络。诸药配合以凉肝熄风。

【临床运用】 如痉厥而兼有表气郁闭者，可加入僵蚕、蝉蜕、银花等以清透表邪，祛风止痉；热盛动风如属气分热盛者，可加石膏、知母等以清泄气热；腑实便秘者，可加大黄、芒硝等以攻下泄热；营血分热盛而伴见肌肤发斑者，可加犀角、板蓝根、丹皮、紫草等以凉血解毒；项强者，可加葛根以解痉；角弓反张或抽搐较重者，加全蝎、地龙、蜈蚣等以熄风止痉；若见神志昏狂，可加用安宫牛黄丸，或紫雪丹、至宝丹；痰涎壅盛者，可加石菖蒲、郁金、竹沥、姜汁以清热涤痰开窍。

**6. 热灼真阴**

（1）阴虚火炽

【证 候】 身热不甚，心烦不得卧，舌红，苔黄或薄黑而干，脉细数。

【病 机】 本证病机为热灼肾阴，心火亢盛。吴鞠通《温病条辨》中提到"少阴温病，真阴欲竭，壮火复炽，心中烦，不得卧者，黄连阿胶汤主之"，即是本证。春温后期，邪热久羁，水亏火旺，水火不能相济，火愈亢而阴愈伤，阴愈亏而火愈炽。阴虚火炽则身热，但因邪热已衰，故热势不甚；心火上炎，扰乱心神，故心烦不得卧；肾阴亏损，故舌苔薄黑而干、脉细。舌红、苔黄或薄黑而干、脉细数亦是阴虚火炽之征。

【治 法】 清热降火，育阴安神。

【方 药】 黄连阿胶汤（引《温病条辨》）。

黄连四钱 黄芩一钱 阿胶三钱 白芍一钱 鸡子黄二枚

水八杯，先煮三物，取三杯，去渣，纳胶烊尽，再纳鸡子黄搅令相得，日三服。

本方为《伤寒论》中黄连阿胶汤用量进行变化而成。方中以黄连、黄芩苦寒清热，泻心火，坚真阴；鸡子黄交通心肾，养心而滋肾，安中焦，补精血；阿胶、白芍滋肝肾，养真阴，抑亢阳。诸药配伍，上泄心火，下滋肾水，为泄火育阴，攻补兼施之方。吴鞠通分析该方"以黄芩从黄连，外泻壮火而内坚真阴；以芍药从阿胶，内护真阴而外捍亢阳。名黄连阿胶汤者，取一刚以御外侮，一柔以护内主之义也"。

热郁胸膈证也可见心烦不寐，但症状表现和病机与本证有明显区别。热郁胸膈为膈热扰心所致，可见于温病后期余热未净者，也可见于温病初起，但无肾阴耗伤和心火上炎之象；本证则系春温后期水火失济所致，有肾阴耗伤和心火上炎的表现。

【临床运用】 临床上，若口渴欲饮，可加麦冬、北五味；若更兼气短，可用生脉饮。

（2）真阴亏损

【证 候】 身热不甚，日久不退，手足心热甚于手足背，口干咽燥，齿黑，舌质干绛或枯萎，甚则紫晦，或神倦，耳聋，脉虚软或结代。

【病 机】 本证病机为邪热久羁，深入下焦，真阴亏损。阴虚内热，故身热不甚，久久不退，手足心热甚于手足背；肾精亏损，不能上荣，故口干咽燥，齿黑；肝肾精血不足，不能上承耳目，故耳聋；肝肾亏耗，精不化气，神失所养，故神倦。阴精亏耗，脉络凝滞，故舌干绛枯萎紫晦，脉虚软或结代。

本证耳聋与邪热在少阳的耳聋，在病机和临床表现上有区别：邪热在少阳的耳聋因少阳风热上扰，清窍不利所致，其证属实，症见突然发作，耳鸣声如钟，迅即听觉失聪，甚则全不能听，多有胀闷感，并兼有口苦咽干，头目胀晕等症。本证的耳聋则因肾精亏耗，耳窍失养所致，其证属虚，症见耳聋逐渐加重，其声较低，并伴有低热盗汗，口燥咽干诸症，且见于温病之后期，二者较易区别。

【治　法】　滋补肝肾，润养阴液。

【方　药】　加减复脉汤（《温病条辨》）。

炙甘草六钱　干地黄六钱　生白芍六钱　麦冬五钱（不去心）　阿胶三钱　麻仁三钱

水八杯，煮取八分三杯，分三次服。剧者加甘草至一两，地黄、白芍各八钱，麦冬七钱，日三服，夜一服。

本方由《伤寒论》炙甘草汤去参、桂、姜、枣加白芍而成，为治疗温邪深入下焦，肝肾阴伤之主方。方中以白芍、地黄、阿胶、麦冬滋养肝肾真阴；炙甘草、麻仁扶正润燥。全方共奏滋阴退热，养液润燥之功。为治疗温邪深入下焦，肝肾阴伤之主方。故《温病条辨》说："热邪深入，或在少阴，或在厥阴，均宜复脉。"

【临床运用】　因误汗耗伤心气，以致汗自出，心无所主，震震悸动者，宜去麻仁加生牡蛎、生龙骨，名救逆汤，以滋阴敛汗，摄阳固脱。兼见大便溏者，可去麻仁加生牡蛎，名一甲复脉汤，以滋阴固摄。如虚风将起而见手指蠕动者，加生牡蛎、生鳖甲，名二甲复脉汤，以防痉厥。如虚衰至极而见脉虚大欲散者，更加人参（另炖服）以补益元气，增加固脱之力。

（3）阴虚风动

【证　候】　低热，手足蠕动，甚或瘈疭，两目上视或斜视，筋惕肉𥆧，心悸或心中憺憺大动，甚则心中作痛，时时欲脱，形消神倦，齿黑唇裂，舌干绛或光绛无苔，脉虚细无力。

【病　机】　本证病机为邪热久耗真阴，水不涵木，虚风内动。多由肾阴耗损证发展而来，多见于本病的后期。肝肾阴虚，虚热内生，故低热。肝为风木之脏，藏血而主筋，赖肾水滋养，邪热深入下焦，灼烁肝肾阴血，筋脉失于濡养，故手足蠕动，甚或瘈疭、筋惕肉𥆧；阴虚水亏，心失所养，故心悸或心中憺憺大动，甚则心中作痛；心失所养，故神倦欲眠；阴液枯涸，不能濡养肌肤，故形体消瘦；肝开窍于目，肝风内动循经引发，故两目上视或斜视；真阴竭极，阴阳离决，故时时欲脱。齿黑唇裂，舌干绛少苔或光绛无苔，脉象虚弱或细促为肝肾阴亏、虚风内动之象。

【治　法】　滋阴熄风。

【方　药】　三甲复脉汤或大定风珠。

三甲复脉汤（《温病条辨》）

炙甘草六钱　干地黄六钱　生白芍六钱　麦冬五钱（不去心）　阿胶三钱　麻仁三钱　生牡蛎五钱　生鳖甲八钱　生龟板一两

水八杯，煮取八分三杯，分三次服。

本方为加减复脉汤加生牡蛎、生鳖甲、生龟板而成，在滋养肝肾的基础上，加三甲以潜阳熄风，养心安神。

大定风珠（《温病条辨》）

生白芍六钱　阿胶三钱　生龟板四钱　干地黄六钱　麻仁二钱　五味子二钱　生牡蛎四钱　麦冬六钱（连心）　炙甘草四钱　鸡子黄（生用）二枚　生鳖甲四钱

水八杯，煮取三杯，去滓，再入鸡子黄搅令相得，分三次服。喘加人参；自汗者，加龙骨、人参、小麦；悸者，加茯神、人参、小麦。

本方为三甲复脉汤加鸡子黄、五味子而成，为治疗肝肾阴虚、虚风内动重证之重剂。方中以加减复脉汤滋补肝肾之阴；三甲滋阴潜阳熄风；加鸡子黄血肉有情之品，以滋补心肾，增强滋阴熄风之效；五味子补阴敛阳以防厥脱之变。主治纯虚无邪，阴虚至极，正气时时欲脱之虚风内动重证。

【临床运用】　三甲复脉汤和大定风珠是针对真阴损伤严重，虚风内动而设，对邪热已去，纯属阴虚风动者方可使用，若邪热尚盛者，不得与之，以防滋腻恋邪难解。正如吴鞠通所说："壮火尚盛者，不得用定风珠、复脉。"在临床上，如兼有肺气将绝而喘息气促者，急加人参以培元固本。若将成阴阳两脱之势而兼见自汗不止者，加龙骨、人参、浮小麦以益气敛汗固脱；若心阴心气大伤，而兼见心悸者，加人参、茯神、炒枣仁、浮小麦等以益气养心安神。

**7. 邪留阴分**

【证候】　夜热早凉，热退无汗，能食形瘦，舌红苔少，脉沉细略数。

【病机】　本证病机为阴液亏损，邪伏阴分。人体卫气日行于阳，夜行于阴，余邪留于阴分，卫气夜入阴分与邪相争，故夜热；天明卫气行于阳，不与邪争，故早凉；留伏之余邪未能随卫气外出，故热虽退而身无汗；余邪久留，营阴耗损，肌肤失于充养，故形瘦；但病在阴分，与脾胃无关，故能食。舌红苔少，脉沉细略数为邪留于体内，阴精亏乏之象。

真阴耗竭证、阴虚火炽证与本证均属温热类温病的后期病证，但三者病机不同，证候有异：真阴耗竭证属肾阴亏损，虚热内生，虚多邪少之候，以低热、舌干绛、脉虚细或结代为主症，病情较重；阴虚火炽证乃阴伤而邪火仍盛之证，以身热、心烦不寐、舌红为主症；本证为肾阴亏损，余邪深伏阴分，亦属邪少虚多之候，以夜热早凉、热退无汗为主症。

【治法】　滋阴清热，搜邪透络。

【方药】　青蒿鳖甲汤（《温病条辨》）。

青蒿二钱　鳖甲五钱　细生地四钱　知母二钱　丹皮三钱

水五杯，煮取二杯，日再服。

方中以鳖甲咸寒滋阴，入络搜邪；青蒿芬香，透络清热，两药相配，导邪从阴分而出。本方之用，妙在青蒿与鳖甲的配伍，吴鞠通指出："再此方有先入后出之妙，青蒿不能直入阴分，有鳖甲领之入也；鳖甲不能独出阳分，有青蒿领之出也。"二药相合，搜剔阴分邪热，使之透达于外。生地滋阴养液；丹皮凉血，并散血中余热；知母清热生津润燥，并清气分之邪热。诸药合用使阴分邪热得以透解。

【临床运用】 若兼肺阴虚者，可加沙参、麦冬、川贝母等滋养肺阴；若兼胃阴虚者，可加玉竹、石斛、山药等滋养胃阴；若虚热明显而呈五心烦热者，可加地骨皮、白薇、胡黄连等清退虚热。

春温是发生在春季的伏气温病，故应抓住初起以里热证候为主，有病发于气分和病发于营分之异的特点，并与风温等其他疾病进行鉴别。在病变过程中病情复杂，变化迅速，易入营入血出现斑疹、痉厥、神昏、正气外脱等危重证候，后期易致肾阴耗竭、虚风内动。应以里热炽盛，阴精亏损基本病理特点为本病的主线，确立相应的治疗原则，辨证施治。

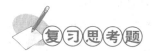

1. 你对春温病因病机是如何认识的？

2. 春温初起如何辨治？

3. 春温热结阳明肠腑有何特点？如何辨治？

4. 春温邪入营血，常见哪些证候？如何辨治？

5. 春温与风温均发于春季，应怎样鉴别？

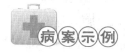

**1. 春温过汗变症（《时病论》）**

城东章某，得春温时病。前医不识，遂谓伤寒，辄用荆、防、羌、独等药。一剂得汗，身热退清，次剂罔灵，复热如火，大渴饮冷，其势如狂。更医治之，谓为火证，竟以三黄解毒为君，不但热势不平，更变神昏瘛疭，急来商治于丰。诊其脉，弦滑有力；视其舌，黄燥无津。丰曰："此春温病也，初起本宜发汗，解其在表之寒，所以热从汗解。惜乎继服原方，过汗遂化为燥，又加苦寒遏其邪热；以致诸变丛生。当从邪入心包，肝风内动治之。"急以祛热宣窍法（连翘、犀角、川贝母、鲜菖蒲、至宝丹），加羚角、钩藤。服1剂，瘛疭稍定，神识亦清，惟津液未回，唇舌尚燥，守旧法，除去至宝、菖蒲，加入沙参、鲜地，连尝3剂，诸恙咸安。

**按语**：此为春温病救误之病例。前医误用辛温过汗，致热炽津伤，继又误用苦寒沉降，致邪遏热陷。本例连续经过两逆，以致神昏瘛疭。雷氏紧扣其脉舌表现而断为"邪入心也，肝风内动"之证，投以祛热宣窍之法，并加入羚角、钩藤等凉肝熄风药，热清则昏痉自解。后因津伤未复，故加用沙参、鲜地等以养阴液，终于收功。

**2. 春温热结阳明（《王孟英医案》）**

王皱石弟患春温，始则谵语发狂。连服清解大剂，遂昏沉不语，肢冷如冰，目闭不开，遗溺不饮，医皆束手。孟英诊其脉弦大而缓滑，黄腻之苔满布，秽气直喷。投承气汤加银花、石斛、黄芩、竹茹、玄参、石菖蒲，下胶黑矢甚多，而神稍清，略进汤饮。次日去硝、黄，加莱菔、黄连、石膏，服二剂而战解，肢和苔退，进粥……不劳余力而愈。

**按语**：此为春温邪结阳明，热厥似脱之例，证极险恶，阴阳疑似。孟英辨此，是从脉之弦大缓滑，苔之黄腻满布，更加口秽喷人等里实征象以把握其病机本质，而排除了昏沉肢冷如冰、目闭遗尿、口不渴等寒厥似脱之假象。可见舌脉在阴证辨证中的重要。再者，病初起即谵语发狂，不是邪气直中心包，就是热浊熏蒸上蒙。如是前者治应清心开闭，是后者则须清热涤浊。前医大剂清解而变证证生，已为后医审辨之借鉴，且苔黄、脉滑、口秽，邪结阳明，秽浊壅闭之象已明，故王氏治用承气涤腑，加玄参、石斛生津，银花、黄芩解毒，菖蒲辟秽，证药相投，其效自捷。不过，从苔黄腻、脉缓滑、口不渴、药后大便胶滞看，此证之因是挟秽浊较甚，方中菖蒲辟秽力弱，若加用紫金片，似更好一些。

**3. 温热病后阴虚液涸（《蒲辅周医案》）**

张某，女，1岁，因发热咳嗽已5日于1959年1月24日住某医院。

住院检查摘要：体温38℃，皮肤枯燥，消瘦，色素沉着，夹有紫癜，口四周青紫，肺叩浊，水泡音密聚，心音弱，肝大3cm。血化验：白细胞总数$4.2×10^9/L$，中性0.61，淋巴0.39，体重4.16kg。诊断：①重症迁延性肺炎。②三度营养不良。③贫血。

病程与治疗：入院表现精神萎靡，有时烦躁，咳嗽微喘，发热，四肢清凉，并见拘紧现象，病势危重，治疗一个半月，虽保全了生命，但褥疮形成，肺大片实化不消失，体重日减，使用各种抗生素已一月之久，并多次输血，而病儿日沉困，白细胞总数高达$38.4×10^9/L$，转为迁延性肺炎，当时在治疗上非常困难。于3月11日请蒲老会诊。症见肌肉消瘦，形槁神呆，咽间有痰，久热不退，脉短涩，舌无苔，属气液枯竭，不能荣五脏，濡筋骨，利关节，温肌肤，以致元气虚怯，营血消烁，宜甘温咸润生津，并益气增液。

干生地四钱　清阿胶三钱（另烊）　麦门冬二钱　炙甘草三钱　白芍药三钱　生龙骨三钱　生牡蛎四钱　制龟板八钱　炙鳖甲四钱　台党参三钱　远志肉一钱五分　浓煎300ml，鸡子黄一枚另化冲，童便一小杯先服，分二日服。

连服3周后，大便次数较多，去干地、童便，加大枣3枚（劈）、浮小麦3钱，再服

2周痰尚多，再加胆南星1钱，天竺黄2钱。

自服中药后，病情逐渐好转和恢复。①不规则发热于2周后，体温逐渐恢复正常；②肺大片实化逐渐消失；③用药1周后，褥疮消失，皮肤滋润，色素沉着减退，一个半月后，皮下脂肪渐丰满；④体重显著增加；⑤咳嗽痰壅消失；⑥食欲由减退到很好；⑦由精神萎靡，转为能笑，能坐、能玩。于同年5月8日痊愈出院。

按语：本例从发病时间及临床表现看，虽不属于典型的春温病，但其现证之"营血消灼"，治须"甘温咸润生津，益气增液"，是符合春温后期主治的。本例属温病久羁，气阴两伤，迁延两月之久，已成阴虚液涸虚怯之危候，非大剂三甲复脉法甘温咸润之品并用，不足以填补其虚，若不长期坚持"阳不足者温之以气，阴不足者补之以味"的原则，则难达到效果，故本例服药2周后虚热始退，一个半月后气液始充，形神始复。

（陈文慧　孙艳红）

# 第三节　暑温

## 要点导航

暑温是夏季常见的急性外感热病。通过本节的学习，应掌握暑温的概念、理解其病因病机特点，重点学习暑温的诊断和发生发展过程中的主要证候及其辨证治疗，通过学习不仅能够准确辨治暑温，并且能够处理夏季各种暑病及多种危重症的救治。

暑温是感受夏季暑热病邪引起的初起以阳明气分热盛证候为主要证候的急性外感热病。本病发生有明显的季节性，一般多见于夏暑当令之时。发病急骤，初起即见壮热、烦渴、汗多、面赤、脉洪大等阳明气分热盛证候，传变迅速，最易伤津耗气，且多有闭窍动风之变。本病有夹湿与不夹湿之别，其中夹湿者又称为暑湿，本教材将其归入湿热类温病中作专题介绍。

古代文献中很早就有关于暑病的记载，一般把夏月发病而有暑热见症者概称暑病。在《内经》中把暑病作为一种伏气温病，认为暑病是冬季感寒，至夏而发的一种热病，而且确定了以夏至作为春季温病与夏季暑病的划分界限，即《素问·热论》所谓："凡病伤寒而成温者，先夏至日者为病温，后夏至日者为病暑。"《素问·生气通天论》进一步描述暑病的临床表现"因于暑，汗，烦则喘喝，静则多言，体若燔炭，汗出而散"。汉代张仲景在《金匮要略》中所论述的中喝，即为暑病，并对其病因、临床证候、治法、方药有所论述，如《金匮要略·痉湿喝病脉证并治第二》言："太阳中热者，喝是也，汗出恶寒，身热而渴，白虎加人参汤主之"，实是暑病证治的最早记载。宋元时期对暑病的证治认识有了进一步发展，《太平惠民和剂局方》中将暑病分为"中暑"、"伤暑"、"冒暑"、"伏暑"等，并有相应的治疗方药记载。朱丹溪在《丹溪心法·中暑三》中把暑病分为冒暑、中暑、伤暑三类。此期提出以辛甘寒凉之剂治暑，并重视补气生津的治疗方法。明代张景岳提出阴暑、阳暑之名，"阴暑者，因暑而受寒者也"，"阳暑者，乃因暑而受热者也"，并指出"暑有八症：脉虚，自汗，身热，背寒，面垢，烦渴，手足微冷，体重是也"；王肯堂《证治准绳》中指出暑病有"伏寒化热"与"暴感暑热"之分；王纶提出了治暑之要法："治暑之法，清心利小便最好，暑伤气，宜补真气为要"。到清代对暑病的认识更加深入，喻嘉言指出"盖暑病乃夏月新受之病"，明确暑病属新感。叶天士在《幼科要略》中更明确提出"夏暑发自阳明"的病理特点及"暑必兼湿"的见解。吴鞠通《温病条辨》首次提出了暑温的病名，认为"暑温者，正夏之时，暑病之偏于热者也"，"形似伤寒，但右脉洪大而数，左脉反小于右，口渴甚，面赤，汗大出者，名曰暑温"，并对暑温的病因病机、治法方药，以及与湿温等病的区别均作出详细论述，奠定了本病的辨证论治体系。王孟英则提出"暑令湿盛，必多兼感，故曰挟，……非谓暑中必有湿也。……不可误以湿热二气并作一气始为暑也"。此"暑多兼湿"之说较"暑必兼湿"更为客观，符合临床实际情况。

根据暑温的发病季节和临床表现，西医学中发生于夏季的流行性乙型脑炎、登革热和登革出血热、钩端螺旋体病、流行性感冒以及热射病等多可参照本病辨证论治。

## 一、病因病机

暑温的病因是暑热病邪，而人体正气不足是导致暑温发病的重要因素。夏月暑气当令，气候炎热，此时人若劳倦过度，汗出过多，津气耗伤，致正气亏虚；或素体禀赋不足，正气虚弱，机体抗御外袭的能力低下，暑热病邪则乘虚而入发为暑温。王安道《医经溯洄集》中所说："暑热者，夏之令也，大行于天地之间，人或劳动，或饥饿，元气亏乏，不足以御天令亢极，于是受伤而为病"，即指出了暑温发病的内外因素。

暑热病邪炎热酷烈，伤人极速，侵袭人体多径入阳明，一般没有明显的卫分过程，初起即见壮热、烦渴、汗多、口渴、脉洪等阳明气分热盛的证候，即叶天士所谓"夏暑发自阳明"。暑热内炽气分，灼伤津液，逼津外泄，气随汗泄且"壮火食气"，故最易致津气两伤，甚则导致津气欲脱等危重证候。暑气通于心，暑热之邪不仅在病变过程中极易深入心营，内闭清窍，也可径直侵入心包，起病即见神昏谵语。暑热内盛可引动肝风，风火相煽，里热愈炽，极易发生痉厥。暑热内迫营血，损伤血络，迫血妄行，可致咳血、吐血、衄血、斑疹等。

暑温后期，暑热渐退而津气未复，多表现为正虚邪恋之候。但余热往往挟痰挟瘀而留滞络脉,临床表现可因病机不同而异。如属肾阴耗伤而心火亢盛,则可见心热烦躁、消渴、麻痹,甚或因水不涵木,虚风内动而致手足蠕动。如在病程中曾因闭窍、动风而发生神昏、痉厥,且持续时间较长者,其瘥后每因痰瘀留伏包络,机窍不灵而见痴呆、失语、耳聋等症;若痰瘀阻滞经络,筋脉失利,则可见手足拘挛、肢体强直或瘫痪等症。

## 二、诊断要点

(1)**发病** 有明显的季节性,多发生于夏暑当令,暑热偏盛之时。

(2)**初起特点** 起病急骤,发病即见高热、烦渴、汗多、脉洪大等阳明气分热盛之象,较少卫分过程,或卫分过程短暂即失。

(3)**病变过程** 病程中传变快,变化多,易见津气欲脱、神昏、痉厥、出血等危重证候。后期多表现气阴亏虚、正虚邪恋的证候,部分病程中闭窍、动风持续时间较长者,常有痰、热、瘀留滞的后遗症。

(4)**与中暑鉴别** 中暑亦是夏季常见暑病,常表现卒中形式,多卒中暑热或暑湿秽浊之气,以突然昏倒,不省人事或突然烦躁神昏为主要证候,与暑温之暑入心营极为相似。两者的区别在于中暑乃突发神昏肢厥,经妥善处理后,神志较易苏醒,同时,多有高温劳作或汗出耗阴的病史;暑温暑入心营证,多为暑热病邪由气分深入心营,神昏不如中暑陡然,神志恢复亦较困难。

## 三、辨证施治

### (一)辨证要点

**1. 辨感邪有无兼夹** 本病多以阳明气分热盛证候起病,部分可兼表证,如恶寒、身痛、苔薄白、脉浮数等肺卫证候,但为时短暂后,即入气分。若恶寒、身痛明显,应注意有无兼夹湿邪,或暑、湿、寒三气兼感,诊断辨证时必须依据临床证候细加辨析。一般若初起即见阳明气分里热证候者为纯感暑热病邪;若兼见脘闷、身重、苔腻等症状者为兼夹湿邪之象;如起病之初证见发热,恶寒,头痛无汗,心烦口渴,脘闷苔腻,则系暑、湿、寒三气兼感。

**2. 辨津气耗损程度** 暑热病邪极易伤津耗气,病变过程中易出现津气两伤等多种凶险变证,故对津气耗损程度应予以重视。凡见口渴引饮,舌干少津者为津伤;神倦脉虚提示气耗;二者并见,则津伤气耗。如出现消渴不已或渴不咽水、舌光绛而干、脉细数,为肝肾真阴被灼;兼见咯血,则为肺阴受灼,络脉受损;兼见心烦不寐,提示心阴亏损;若汗出淋漓,喘喝脉散,则为津气欲脱。

**3. 辨闭窍动风之先兆** 本病过程中极易出现闭窍、动风等危重证候,临床上可通过对昏痉先兆的辨析,及早发现,及早控制病情。若患者表现嗜睡,进而沉睡,或烦躁不寐,静而多言者,多为神昏窍闭之先兆;若表现为手足或面部肌肉不时微微抽动,惊惕肉瞤,项强者,多为动风痉厥之先兆。

### （二）论治要点

暑温的基本治则是清暑泄热。在具体运用时，应当根据病变发展过程中病理变化及其证候表现，确定相应的治疗大法。叶天士引用张凤逵所说："暑病首用辛凉，继用甘寒，再用酸泄酸敛"，基本概括了暑温邪在气分阶段的治疗大法。即暑温初起暑伤气分，阳明热盛时，以辛寒之剂清暑泄热；如进而暑伤津气，以甘寒之剂清热涤暑，益气生津；若暑热已去，津气大伤，当以甘酸之剂益气敛津，扶正固脱。此期用药须权衡暑热与津气亏损的轻重，若暑热较重则重用清热涤暑之品；若津气耗伤较重则重用益气生津之药；若亡阴导致亡阳，则应益气敛津与回阳救逆并用，随证施治。若暑热劫灼津液，导致热结阳明，治宜通腑泄热，清热解毒，益气养阴并用。暑热内陷心包，痰热闭窍，治宜清营泄热，化痰开窍；暑热内陷肝经，引动肝风，治宜清热涤暑，熄风定痉；暑入血分，治宜凉血解毒；暑热损伤肺络，治宜清热凉血解毒。暑温后期多正虚邪恋，益气养阴的同时兼祛余邪，如暑伤心肾，治宜清心泄火，滋肾养阴；肾水亏虚，肝木失养，治宜滋养肾阴，凉肝熄风。后遗症者，应辨明余邪留滞的部位、是否兼夹其他病邪为病；若痰热余邪留滞包络，机窍失灵，治宜清热化痰，清心开窍；若痰瘀阻滞经络，筋脉不利，治宜清热化痰，活血祛瘀，祛风搜络；若气阴两虚，瘀血阻滞，筋脉失养，治宜滋阴养血，活血通络等。

### （三）常见证型辨治

#### 1. 气分证治

（1）暑入阳明

【证候】壮热汗多，口渴心烦，头痛且晕，面赤气粗，或背微恶寒，苔黄燥，脉洪数或洪大而芤。

【病机】本证病机为暑犯阳明，邪正剧争。邪热炽盛，阳明里热蒸腾于外，故高热；暑邪内扰于心，故心烦；热邪上蒸头目，故头痛且晕，面赤气粗；热邪迫津外泄，故汗多；邪热耗伤津液，故口渴引饮。苔黄燥、脉洪数为阳明热盛之征。若出汗过多，津气耗伤，腠理疏松，则背微恶寒；若汗多而津气耗伤过甚，则可见脉洪大而芤。

本证中津气受伤时可见背微恶寒，需与卫分表证之恶寒相鉴别。本证背微恶寒乃因汗出过多，肌腠疏松，阳气受伤所致，并非表证，其同时伴见热盛、大汗、烦渴、苔黄燥、脉洪数等气分热盛之象；而卫表证的恶寒是因邪侵肌表，卫阳被郁而致，伴见无汗、苔薄白、脉浮等卫表见症。两者一属里证，一属表证，不可混淆。

【治法】清泄暑热，津气受伤者兼以益气生津。

【方药】白虎汤或白虎加人参汤。

白虎汤（方见风温章）

白虎加人参汤（《伤寒论》）

生石膏一两（研）　知母五钱　甘草三钱　白粳米一合　人参三钱

水八杯，煮取三杯，分温三服。病退减后服，不知再作服。

暑犯阳明，热盛于内而蒸腾于外，内外俱热，用白虎汤清泄暑热，透邪外达。吴鞠通说："白虎本为达热出表"，即指此意。若阳明热盛兼有津气耗伤者，选用白虎加人参汤，清热中佐以益气生津之品。

【临床运用】　临床若暑热较盛可酌加银花、连翘、竹叶、荷叶、西瓜翠衣等药以增强清暑透泄热邪之力；若发病初起夹暑湿而见胸闷、呕恶、恶寒身痛苔腻等症，加藿香、佩兰、滑石或六一散等；若大便不通，热结肠腑者，可酌加大黄、玄明粉等通腑泄热；若兼津气受伤见背微恶寒，脉洪大而芤用白虎加人参汤。

（2）暑伤津气

【证候】　身热心烦，小便短黄，口渴自汗，气短而促，肢倦神疲，苔黄干燥，脉虚无力。

【病机】　本证病机为暑热内盛，津气两伤。暑热郁蒸，故身热、心烦、小便色黄；暑热内盛，迫津外泄，故汗多；汗泄太过，既伤津又耗气，且暑热伤津，故口渴、小便短、苔黄燥；暑热伤气，肺气已虚，故气短而促；元气受伤，则肢倦神疲，脉虚无力。

【治法】　清热涤暑，益气生津。

【方药】　王氏清暑益气汤（《温热经纬》）。

西洋参三钱　石斛三钱　麦冬二钱　黄连八分　竹叶三钱　知母三钱　荷梗三钱　甘草一钱　粳米三钱　西瓜翠衣四钱

水煎服。

本方为暑热较盛而津气已明显耗伤者而设。方中西瓜翠衣、黄连、竹叶、知母、荷梗清热涤暑，西洋参、石斛、麦冬、甘草、粳米益气生津。

【临床运用】　临床应用时当权衡暑热与正虚之轻重，灵活用药。暑热内盛为主者，须加重清透暑热药的用量，或加石膏、银花等药清涤暑热，或用白虎加人参汤；若以伤津耗气为主者，当加重益气生津药的用量，并酌减黄连或不用，防其化燥伤阴。方中西洋参也可重用北沙参代替。如在暑温后期见本证而久热不退，可去黄连、知母，加白薇、地骨皮、青蒿等。

本方与白虎加人参汤均为清热解暑、益气生津之剂，但白虎加人参汤用治暑温发病初起，暑入阳明，暑热较盛而津气耗伤较轻之证，故重用清热涤暑之品；而本方用治暑热稍轻，津气耗伤较甚之候，故重用益气生津之品，养阴生津益气之力较强。

本方与东垣清暑益气汤均有"清暑益气"之名，但东垣清暑益气汤所治病证并非单纯暑热之邪为患，而是暑热夹湿内困，并见中气受伤之证。临床除了暑热内盛，津气耗伤的表现外，还有胸闷气短、四肢困倦、大便溏薄、苔腻等湿困的表现，治疗不仅用清暑益气之品，还配有淡渗化湿之品以祛暑湿。

（3）津气欲脱

【证候】　身热已退，汗出不止，喘喝欲脱，脉散大。

【病机】　本证病机为暑热已去，津气耗伤过甚而致欲脱。暑热渐退，故身热已退；

气阴耗伤太甚，不能固摄于外，津液失于内守，故汗出不止；津气耗伤太过，肺之化源欲绝，故喘喝欲脱；津液不能内守，正气势欲外脱，故脉散大无力。本证汗出愈多则津气愈耗，正气愈伤则汗泄愈甚，属气阴外脱之证，与阳气衰微所致之阳脱而见汗出、肢冷、脉微欲绝者不同。

【治法】 益气敛津，生脉固脱。

【方药】 生脉散（方见风温章）。

方中人参补益元气，双补气阴；麦冬、五味子酸甘化阴，有"守阴留阳，阳留则汗止"之效。临床应用时方中人参不可用党参代替。

【临床运用】 本方纯属补气敛阴，若暑热邪气未尽者，切勿妄投。临床上须注意随证加减，如津气大亏而邪热尚盛者，可与清热涤暑剂合用，如加入银花、连翘、石膏、知母等清暑泄热；如兼见阳气外脱之四肢厥冷、面色苍白、脉微细欲绝等症，则应改用或加入附子、干姜等回阳固脱之品，或选用参附龙牡汤。

（4）热结肠腑

【证候】 身灼热，日晡为甚，腹胀满硬痛，谵语狂乱，大便秘结或热结旁流，循衣摸床，舌卷囊缩，舌红，苔黄厚燥裂或起刺，脉沉数。

【病机】 本证病机为暑热伤津，化火成毒，热结肠腑。暑热郁蒸肠腑，与肠中糟粕互结，形成阳阴腑实证，故身热且以日晡为甚；肠中热结，传导失司，腑气不通，故大便秘结，腹满硬痛；若大便虽结，热迫于中，粪水从旁而下，必见大便稀水，色黄臭秽，即为"热结旁流"；邪热循经上扰心神，神不守舍，故谵语狂乱、循衣摸床；热邪炽盛，侵犯足厥阴肝经，故舌卷囊缩。舌红，苔黄燥厚裂，脉沉数，为暑热灼伤津液，热结肠腑的表现。

【治法】 通腑泄热，清热解毒。

【方药】 解毒承气汤（《伤寒温疫条辨》）。

黄连 黄芩 黄柏 栀子各一钱 枳实（麸炒）二钱五分 厚朴（姜汁炒） 大黄（酒洗）各五钱 白僵蚕（酒炒） 芒硝（另入）各三钱 蝉蜕（全）十个

水煎服。

本方为黄连解毒汤合大承气汤加味而成。方中以大承气汤通腑泄热，荡涤肠腑热结，令邪热随攻下而外泄；黄连解毒汤清暑解毒；僵蚕、蝉蜕既能透邪外达，又入厥阴肝经，熄风止痉，以防热盛动风，对于肠腑热结而热毒较盛者较为适用。

【临床运用】 若兼气虚，可加人参以益气；如热毒炽盛者，可去白僵蚕，加大青叶、生石膏；若见肝风内动，可加羚羊角、钩藤。

**2. 营血分证治**

（1）暑入心营

【证候】 灼热烦躁，夜寐不安，时有谵语，甚或昏愦不语，舌红绛，脉细数；或猝然昏倒，不知人事，身热肢厥，气粗如喘，牙关微紧，舌绛脉数。

【病机】 本证病机为暑热内陷心营，闭塞机窍。气分暑热若未及时清解，极易传入营分或内闭心包。若暑热病邪直犯心包，起病即见猝然昏倒，不省人事，身热肢厥，气粗如喘，牙关微紧，称为"暑厥"。暑热入营，心神被扰，故灼热烦躁，夜寐不安，或时有谵语；如暑热内闭心包，清窍被蒙，故神昏谵语，甚则昏愦不语；舌红绛，脉细数为热扰心营，营阴被灼之象。因暑热之邪猝中心营而内闭心包，故猝然昏倒，不省人事；因暑热内迫，故见身热气粗；阳热内郁，故手足厥冷。

【治　法】凉营泄热，清心开窍。

【方　药】清营汤，配合安宫牛黄丸、紫雪丹、行军散等。

清营汤（方见春温章）

安宫牛黄丸（方见春温章）

紫雪丹（方见春温章）

行军散（《重订霍乱论》，市售成药）

牛黄　麝香　珍珠　冰片　硼砂各一钱　雄黄（飞净）八钱　火硝三分　金箔二十片

为细末，每服三至五分，凉开水调下。

【临床运用】　本证为暑热犯于心营而致，故用清营汤清营分之热，并配合安宫牛黄丸、紫雪丹、行军散等清心开窍之品。若为暑厥，除服上述清心开窍剂外，还可配合针刺人中、十宣、曲池、合谷等穴位以加强清泄邪热、苏醒神志的效果。如兼见腹满硬痛、大便秘结等症状，应酌加通下药物，使热有外出之路。

（2）气营两燔

【证　候】　壮热、头痛如劈，口渴引饮，心烦躁扰，甚或谵语、神昏，或有斑疹隐隐，舌绛，苔黄燥，脉弦数或洪大有力。

【病　机】　本证病机为气分邪热未解，营分热毒又炽，气营两燔。气分邪热炽盛，故壮热、口渴饮冷或大渴引饮。火热炎上，故头痛剧烈如劈。热灼营阴，心神被扰，故心烦躁扰，甚或谵语神昏。若热伤血络，溢于肌肤，则见斑疹隐隐。舌绛是热在营分之征，苔黄燥、脉数为邪热亢盛之象。

【治　法】气营两清。

【方　药】加减玉女煎（方见春温章）。

【临床运用】　如热毒较甚，则加入水牛角、大青叶、板蓝根等以清热解毒；如见便秘、腹胀满者，可加入大黄以攻下泄热；如兼有神昏痉厥者，可配合安宫牛黄丸等，或加僵蚕、全蝎、地龙、蝉蜕、郁金、菖蒲等开窍熄风之品。也可参考"暑入心营"、"暑热动风"等证治疗。

（3）暑入血分

【证　候】　灼热躁扰，神志谵妄，斑疹密布，色呈紫黑，吐血、衄血、便血，或兼见四肢抽搐，角弓反张，喉间痰声漉漉，舌绛苔焦。

【病　机】　本证病机为暑热火毒燔灼血分，闭窍动风动血。暑热内陷，扰乱心神，故灼热、烦躁不安、谵妄神昏；热伤血络，迫血妄行，故吐血、衄血、便血、肌肤发斑；因血分瘀热滞络，故斑色紫黑；热盛动风，故四肢抽搐、角弓反张；风动痰涌，故喉间痰声漉漉。舌绛、苔焦为血分热毒炽盛而阴液大伤之征。

【治 法】 凉血解毒，开窍熄风。

【方 药】 神犀丹合安宫牛黄丸或紫雪丹。

神犀丹（《温热经纬》）

犀角尖（磨汁） 石菖蒲 黄芩各六两 粪清 连翘各十两 生地（冷水净透绞汁） 银花各一斤（如有鲜者捣汁用尤良） 板蓝根九两（无则以飞净青黛代之）豆豉八两 玄参七两 天花粉 紫草各四两

各生晒研细（忌用火炒），以犀角、地黄汁、粪清和捣为丸（切勿加蜜，如难丸，可将香豉煮烂）每重三钱。凉开水化服，日二次，小儿减半。如无粪清，可加入人中黄四两研入。

本方以犀角、生地、玄参、紫草咸寒合甘寒之品，凉血散血，解毒化斑；黄芩、板蓝根、金汁清热解毒；银花、连翘、豆豉轻清宣透邪热；天花粉与生地、玄参共奏生津止渴之效；石菖蒲芳香化痰开窍。诸药合用，凉血散血，清热解毒化斑。

本证热毒深重，病情复杂危急，宜煎剂配合急救成药使用。神犀丹虽凉血解毒作用较好，但开窍、熄风之力较弱，故若窍闭较甚，又当配合安宫牛黄丸等清心开窍之剂；动风抽搐者当配合紫雪丹，或加羚羊角、钩藤凉肝熄风，或加全蝎、僵蚕、蜈蚣、地龙等增强止痉之效。

安宫牛黄丸（见风温章）

紫雪丹（见风温章）

【临床运用】 如有动风抽搐者，当配合羚角钩藤汤以凉肝熄风；痰涎壅盛者加天竺黄、胆南星、竹沥清化热痰；若气血两燔，则加生石膏、知母等清气药，或用清瘟败毒饮加减；若发斑兼吐血者，加茅根、知母、茜草；斑色紫黑者，加生地、紫草、大青叶等。

（4）暑伤肺络

【证 候】 灼热烦渴，咳嗽气促，头目不清，骤然咳血或痰中带血丝，舌红苔黄，脉细数。

【病 机】 本证病机为暑热犯肺，肺络受损。暑热内盛，消灼津液，故灼热烦渴、头目不清、舌红苔黄、脉数；暑热壅肺，肺失清肃，故咳嗽气粗；暑热损伤肺络，血从上溢，故咳血或痰中带血丝，甚则大量咯血而致口鼻鲜血外涌，迅速出现气随血脱之危候。临床上将暑温初起，暑热犯肺，损伤肺络而骤然咯血、衄血、咳嗽气促，状似痨瘵者，称为"暑瘵"。

【治 法】 凉血解毒，清络宣肺。

【方 药】 犀角地黄汤合银翘散。

犀角地黄汤（见风温章）

银翘散（见风温章）

方用犀角地黄汤以清热解毒，凉血止血；合银翘散以清解肺络之热，且以宣降肺气。因外无表证，故将方中荆芥、豆豉、薄荷等透表之品减去。

【临床运用】 临床可酌情加入山栀、黄芩、茅根、侧柏叶炭、藕节炭等清热泻火，凉血止血之品；若气分热盛，可加石膏、知母、黄连等清气泄热之品；热毒甚者可投清瘟败毒饮以大清气血热毒；若出血较多者，可加参三七、茅根、侧柏叶炭、藕节炭、白及等以清热泻火、凉血止血；若出现气随血脱之证，须急投独参汤、参附汤等益气固脱之剂。

**3. 暑热动风**

【证候】 身灼热，四肢抽搐，甚或角弓反张，牙关紧闭，神志不清，或喉有痰壅，脉象弦数或弦滑。

【病机】 本证病机为暑热亢盛，肝风内动。暑热之邪最易内陷厥阴，引动肝风，而突发痉厥，名曰"暑风"，又称"暑痫"。暑热炽盛，引动肝风，故身体灼热，四肢抽搐，角弓反张，牙关紧闭，脉弦数或弦滑；风火相煽，扰乱心神，故神志不清；风动生痰，痰随火升，故喉有痰壅。

【治法】 清泄暑热，熄风止痉。

【方药】 羚角钩藤汤（见春温章）。

【临床运用】 本方是凉肝熄风的基础方，临床运用时当结合具体病情灵活加减。若阳明暑热亢盛者，可与白虎汤合用；若暑热结于肠腑，大便不通，可加大黄、芒硝、全瓜蒌通腑泄热；若营分热炽，可加水牛角、玄参、丹皮等清营泄热；若热毒炽盛，加板蓝根、大青叶以清热解毒；若抽搐频繁，难以控制者，加全蝎、蜈蚣、地龙、僵蚕等加强熄风定痉；若兼邪陷心包者，可加紫雪丹、至宝丹清心化痰，熄风开窍；若见痰涎壅盛者，可加胆南星、天竺黄、竹沥等清化热痰。

**4. 后期证治**

（1）暑伤心肾

【证候】 心热烦躁，消渴不已，肢体麻痹，舌红，苔黄燥，脉细数。

【病机】 本证病机为暑温后期，心火亢盛，肾阴消灼，肝失所养。暑温余热上助心火，则心火亢盛，扰乱心神，故心热烦躁；肾阴被暑热所伤，肾水不能上济于心，故消渴不已；肾阴不足，水不涵木，肝阴亏虚不能濡养筋脉，故肢体麻痹。舌红、苔黄燥、脉细数为阴伤火炽之征。

【治法】 清泄心火，滋养肾阴

【方药】 连梅汤（《温病条辨》）

黄连二钱 乌梅三钱 麦冬三钱（连心） 生地三钱 阿胶二钱

水五杯，煮取二杯，分二次服。脉虚大而芤者加人参。

本方为《伤寒论》黄连阿胶汤去黄芩、芍药、鸡子黄，加乌梅、生地、麦冬而成。方中黄连清泻心火；阿胶、生地滋养肾阴；麦冬甘寒养阴。乌梅味酸，与黄连合用，有酸苦泄热之效；与生地、麦冬相合，有酸甘化阴之功。诸药合用，可清泄心火，滋养肾阴，即所谓"泻南补北"之法。

【临床运用】 若见脉虚大而芤者，为气阴不足，应加人参以益气养阴；若口渴甚，可加鲜石斛、天花粉、玉竹以生津；若心烦不寐，加远志、酸枣仁、珍珠母；若心火旺，加莲子心；若头晕目眩者，加天麻、白芍、何首乌；若兼大便干燥，小便短赤，加生大黄、竹叶以导泻心火；余邪不尽，热势久久不退者，可用青蒿鳖甲汤加减以滋阴透热。

春温后期因阴虚火炽而可见身热、心烦、口渴、舌红苔黄、脉细数，与本证相似，同属水亏火旺、水火失济之证，但因在病机方面略存不同，临床须注意鉴别（表8-2）。

表8-2　暑温肝肾阴伤与春温阴伤火炽比较表

| | | 春温阴伤火炽 | 暑温肝肾阴伤 |
|---|---|---|---|
| 相同点 | | 均可见身热、心烦、口渴、舌红苔黄、脉细数，同属水亏火旺、水火失济之证 | |
| 不同点 | 病因 | "伏寒化温"的温热病邪 | 暑热病邪 |
| | 病位 | 心、肾 | 心、肾、肝 |
| | 症状 | 身热、心烦、舌红少苔 | 身热、消渴、麻痹 |
| | 治则 | 清心火，滋肾水 | 清心火，滋肝肾 |
| | 方药 | 黄连阿胶汤：黄连、黄芩、阿胶、白芍、鸡子黄 | 连梅汤：黄连、阿胶、生地黄、乌梅、麦冬 |

（2）暑热未尽，痰瘀滞络

【证候】 低热不退，心悸烦躁，手足颤动，神情呆钝，默默不语，甚则痴呆、失语、失明、耳聋，或手足拘挛、肢体强直。

【病机】 本证病机为暑温后期，余热未净，痰瘀留滞。因余热未清，气阴亏损，故低热不退，心悸烦躁，甚则因阴液大伤，虚风内动而手足颤动；包络痰热未清，灵机失运，故神情呆钝，默默无语，甚或痴呆；痰瘀滞于经络，或为失语、或为失明、或为耳聋；痰瘀留滞经络，故手足拘挛、肢体强直。

【治法】 化痰通瘀搜络。

【方药】 三甲散加减（《湿热病篇》）。

鳖甲、龟甲均用酥炙黄，研粉各一钱，如无酥，用醋炙代替　穿山甲炒黄研粉五分　蝉蜕洗净炙干五分　僵蚕用白硬的，切断生用五分　牡蛎煅为粉五分，咽喉干燥者斟酌用　地鳖虫三个，干的切碎，鲜的捣烂，加酒少许滤液和入汤药一起服，渣加入诸药同煎　白芍药酒炒七分　当归五分　甘草三分

水二杯，煎到十分之八，滤去渣温服。

本方为薛生白仿吴又可三甲散而制定的加减方，方中柴胡配鳖甲入阴分搜邪外透；桃仁配地鳖虫破瘀活血通络；僵蚕配穿山甲化痰散结。

【临床运用】 如余热未清而低热难退者，可酌加青蒿、地骨皮、白薇清透余邪；如痰浊蒙闭清窍而致意识不清、神呆、失语、失聪、舌苔腻浊而无热者，可酌用

苏合香丸以豁痰开窍；如心肝火旺而伴见狂躁、面赤、舌红苔黄者，可酌加龙胆草、栀子、生地、朱砂等；如见痰瘀阻络而肢体拘急、强直或手足震颤、不时抽动者，除可加止痉散（全蝎、蜈蚣、地龙、僵蚕）外，还可配合白附子、陈胆星、乌梢蛇、桃仁、红花、白芥子等化痰祛瘀通络，同时还可选用生地、当归、赤白芍等养血活血之品，既有行血熄风之效，又有养血护正之功。如肝肾阴亏而致虚风内动者，可用大定风珠滋补肝肾、潜镇虚风。

小结

暑温是夏季常见新感类温热型急性外感热病。对本病学习应着重从暑热病邪致病特点入手，抓住其具有明显的季节性、起病即见气分里热证候、病程中易伤津耗气、闭窍、动风等特点，把握其主要证候类型及其辨证治疗。并注意与春温的某些证型进行比较，如暑入心营、暑热动风、暑伤心肾等证，与春温中热灼营阴、热盛动风、阴虚火炽等，其证治大体相同，但选方用药有差异。做到温故知新，融会贯通。

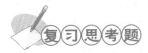

1. 治暑为什么"首用辛凉，继用甘寒，再用酸泄酸敛"？

2. 暑风与暑厥的病机是什么？怎样辨治？

3. 如何理解叶天士"夏暑发自阳明"？

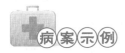

**1. 暑温邪入血分 （《吴鞠通医案》）**

壬戌七月十四日，周，五十二岁 世人悉以羌防柴葛治四时杂感，竟谓天地有冬而无夏，不亦冤哉！以致暑邪不解，深入血分成厥，衄血不止，夜间烦躁，势已胶锢难解，焉得速功？

飞滑石三钱 犀角三钱 冬桑叶三钱 羚羊角三钱 玄参五钱 鲜芦根一两 细生地五钱 丹皮五钱 鲜荷叶边一张 杏仁泥三钱 今晚一帖，明早一帖。

十五日 厥与热似乎稍缓，据云夜间烦躁亦减，是其佳处；但脉弦细沉数，非痉厥所宜，急育阴而敛阳，复咸以制厥法。

生地六钱 生鳖甲六钱 犀角三钱 玄参六钱 羚羊角三钱 丹皮三钱 麦冬（连心）八钱 生白芍四钱 桑叶三钱 日服二帖。

十六日 脉之弦刚者大觉和缓，沉者已起，是为起色。但热病本属伤阴，况医者误以伤寒温燥药五六帖之多，无怪乎舌苔燥如革也。议启肾液法。

玄参一两　天冬三钱　丹皮五钱　沙参三钱　麦冬五钱　银花三钱　犀角三钱　鳖甲八钱　桑叶二钱　日服三帖。

十七日　即于前方内加细生地六钱　连翘一钱五分　鲜荷叶边三钱　再按暑热之邪，深入下焦血分。身半以下，地气主之，热来甚于上焦，岂非热邪深入之明征乎？必借芳香以为搜邪之用。不然，恐日久胶锢之邪，一时难解也。一日热邪不解，则真阴正气日亏一日矣，此紫雪丹之必不可少也；紫雪丹一钱五分，分三次服。

十八日　厥已回，面赤，舌苔干黑芒刺，脉沉数有力，十余日不大便，皆下证也。人虽虚，然亦可以调胃承气汤小和之。

大黄（生）五钱　玄明粉（冲）三钱　甘草（生）三钱　先用一半煎一茶杯，缓缓服，俟夜间不便再服下半剂。服前方半剂，即解黑大便许多。便后用此方：

麦冬一两　生地一两　鳖甲一两　白芍六钱

十九日　大下宿粪若许，舌苔化而未滋润，脉仍洪数，微有潮热，除存阴无二法。

沙参三钱　生地一两　鳖甲五钱　麦冬六钱　生白芍六钱　牡蛎五钱　天冬三钱　炙甘草三钱　丹皮四钱　日服二帖。

二十一日　小便短而赤甚，微咳，面微赤，尺脉仍有动数之象。议甘润益下，以治虚热；少复苦味，以治不尽之实邪。且甘苦合化阴气而利小便也。

按：甘苦合化阴气利小便法，举世不知，在温热门中诚为利小便之上上妙法。盖热伤阴液，小便无由而生，故以甘润益水之源；小肠火腑，非苦不通，为邪热所阻，故以苦药泻小肠而退邪热。甘得苦则不呆滞，苦得甘则不刚燥，合而成功也。

生鳖甲八钱　玄参五钱　麦冬（连心）六钱　生白芍六钱　沙参三钱　麻仁三钱　黄连一钱　阿胶三钱　丹皮三钱　炙甘草四钱　日二帖。

二十二日　已得效，仍服前方二帖。

二十三日　复脉复苦法，清下焦血分之阴热。

玄参五钱　鳖甲（生）五钱　阿胶（化冲）三钱　白芍（生）六钱　天冬二钱　丹皮三钱　麻仁五钱　麦冬（连心）五钱　甘草（炙）五钱　日服二帖。

按语：此为暑温邪入血分，暑温初起多为病发于里，故叶天士有"夏暑发自阳明"之说。暑热在里，不宜用解表之法治之，而前医以羌防柴葛辛温解表之剂治之，以致暑邪不解，深入血分成厥。吴氏治以凉血散血、滋阴、熄风之法，后又以急育阴而敛阳，复咸以制厥法治之。对厥已回，因有日久胶锢之邪未解而阴虚之证，仍以调胃承气汤小和之。病情稳定后，投以滋补肾阴合以苦味以清泄不尽之实邪。"甘得苦则不呆滞，苦得甘则不刚燥"，对阴亏兼有邪热者，临床上常甘苦合用而收功。

**2. 暑温邪传心包**（《吴鞠通医案》）

壬戌六月廿九日，甘，二十四岁　暑温邪传心包，谵语神昏，右脉洪大数实而模糊，势甚危险。

连翘六钱　生石膏一两　麦冬六钱　银花八钱　细生地六钱　知母五钱　玄参六钱　生甘草三钱　竹叶三钱　煮成三碗，分三次服。牛黄丸二丸、紫血丹三钱，另服。

七月初一日　温邪入心包络，神昏惊厥，极重之证。

连翘三钱　生石膏六钱　麦冬（连心）五钱　银花五钱　细生地五钱　知母二钱
丹皮三钱　生甘草一钱五分　竹叶二钱　今晚二帖，明早一帖，再服紫血丹四钱。

按语：对邪传心包之证的治疗，在用清心开窍方的同时，应根据邪热之所在而主
以清除邪热。本案针对其邪在气营，投以加减玉女煎，同时用牛黄丸及紫雪丹（即案
中的紫血丹）。

### 3. 暑温夹湿蕴蒸阳明（《丁甘仁医案》）

计左　暑温一候，发热有汗不解，口渴欲饮，胸闷气粗，入夜烦躁，梦语如谵，
小溲短赤，舌苔薄黄，脉象濡数。暑邪湿热蕴蒸阳明，漫布三焦，经所谓：因于暑，
烦则喘喝，静则多言是也。颇虑暑热逆传厥阴，致有昏厥之变。

清水豆卷四钱　青蒿梗钱半　天花粉三钱　朱茯神三钱　通草八分　黑山栀钱半
带心连翘三钱　益元散三钱（包）　青荷梗一支　竹叶心三钱　郁金钱半　万氏牛黄
清心丸一粒（包煎）

二诊　暑温九天，汗多发热不解，烦闷谵语，口渴欲饮，舌边红苔黄，脉象濡
数，右部洪滑。良由暑湿化热，蕴蒸阳明之里。阳明者胃也。胃之支脉，贯络心包，
胃热上蒸心包，扰乱神明，故神烦而谵语也。恙势正在鸱张，还虑增剧，今拟竹叶石
膏汤加味。

生石膏五钱　茯苓三钱　郁金钱半　仙半夏钱半　通草八分　竹黄二钱　鲜竹叶
心三钱　益元散三钱（包）　鲜石菖蒲五分　白茅根三钱去心　荷梗一支　万氏牛黄
清心丸一粒（包煎）

三诊　神识渐清，壮热亦减，原方去石膏、牛黄清心丸，加连翘心、花粉、芦根。

按语：本证初为暑夹湿邪而蕴蒸于阳明，但同时已有传入厥阴之象，故又见谵语，
所以治疗主以清暑化湿，并用万氏牛黄丸。继则暑湿化热，阳明邪热仍盛，故又改用竹
叶石膏汤，仍加万氏牛黄丸。其后病情渐减得愈。丁氏用药，虽未有营分见证，但见夜
间梦语如谵，就用了清心开窍之剂，提示在气分阶段同样可以发生邪传心包之变。

（陈文慧　孙艳红）

# 第四节 秋 燥

　　秋燥是感受秋季燥热病邪引起的，初起病在肺卫并同时具有津液不足表现为特征的一种急性外感热病。本病多发生在秋季，尤以初秋多见；一般病情较轻，病程较短，传变较少，易于痊愈，极少数病例可传入下焦肝肾。

　　早在《内经》中就有关于燥邪致病的记载，如"清气大来，燥之胜也"，"岁金太过，燥气流行"，"岁木不及，燥乃大行"等，认为燥邪形成与岁运时令有关。《素问·阴阳应象大论》指出燥邪致病的临床特征是"燥胜则干"。同时《素问·至真要大论》确立"燥者润之"、"燥者濡之"、"燥化于天，治以辛寒，佐以苦甘"等燥病治疗大法。金元时期的刘河间在《素问玄机原病式》中提出"诸涩枯涸，干劲皴揭，皆属于燥"，是对《素问·至真要大论》病机十九条燥邪病机缺如的补充。明代李梴指出燥有内外之分。此后，外感燥邪致病逐渐引起医家们的重视。清代喻嘉言《医门法律》首创秋燥病名，设"秋燥论"对内燥、外燥做了比较系统的论述，认为《内经》所述"秋伤于湿"当为"秋伤于燥"，创制清燥救肺汤用于秋燥病的治疗。对燥邪的寒热属性，历代医家各述己见。喻嘉言认为"燥属火热，易伤肺之阴液"，沈明宗则认为"燥属次寒"，而俞根初、吴鞠通、王孟英、费晋卿等医家都认为秋燥有温、凉两类。俞根初在《通俗伤寒论》指出："秋深初凉，西风肃杀，感之者多病风燥，此属凉燥；……若久晴无雨，秋阳以曝，感之者多病温燥，此属燥热。"可见燥而偏寒为凉燥，燥而偏热者为温燥。本节所论述的秋燥主要是温燥。

　　根据秋燥的发病季节和临床表现，西医学中发于秋季的上呼吸道感染、急性支气管炎及某些肺部感染等疾病，有表现秋燥证候者，均可参考本病辨证施治。

## 一、病因病机

　　秋燥为病，乃感受秋季燥热病邪所致。燥热病邪的形成和致病与季节、气候直接相关，秋季久晴无雨或初秋气候尚热，此时气候干燥而温热，易形成燥热病邪。若人体正气不足，卫外不固，或摄身不慎，身体防御外邪能力减弱，燥热病邪易通过口鼻侵入肺卫而发病。

肺为燥金之脏，燥金之气，同气相求，燥热病邪从口鼻而入，必先犯于肺，故喻嘉言有"燥气先伤于上焦华盖"之说。肺合皮毛，疾病初起见肺卫症状，由于燥热伤津，故起病即有津液损伤之象。

肺卫燥热不解，则易传入气分，津液损伤更为明显，其病理为热盛津伤，可出现多种气分证型，以肺为病变中心，并可涉及胃、肠等。如燥热在肺，燥干清窍，肺燥肠热或肺燥肠闭，腑实阴伤等。若燥热郁久化火，随经上扰清窍，致清窍不利；燥热壅肺，耗伤肺阴，易见肺燥阴伤；且燥热灼伤肺络，可致络伤咳血；肺与胃有经络相连，且肺与大肠相表里，肺之燥热传入胃肠，而见肺燥肠热、或肺燥肠闭，腑实阴伤等证。一般燥热为病，较少传入营血或下焦，大多在卫、气分阶段，治疗得当或正气不虚者易痊愈，后期可致肺胃阴伤。极少数患者，感邪较重，正气较虚，燥热也可内陷营血而致气营（血）两燔证，或深入下焦，伤及肝肾之阴，而致燥伤真阴等证。

### 二、诊断要点

（1）发病　本病具有明显的季节性，多发于秋季，尤以初秋燥热偏盛之时多见。

（2）初起特点　初起除发热恶寒、咳嗽等肺卫表热证外，同时伴有口、鼻、咽、唇、皮肤等津液干燥征象。

（3）病变过程　本病以肺为病变中心，可出现肺胃病变和证候，以燥伤阴液为主要病理变化。病情较轻，传变较少，后期多见肺胃阴伤之证，较少传入下焦。

（4）与风温、风寒感冒鉴别

① 与风温鉴别：秋燥初起可见发热恶寒、咳嗽、口渴、脉浮数等肺卫见症，与风温相类。但风温多发于冬春，由风热病邪引起，初起津液不足表现不显，可出现逆传心包变证；秋燥多发于秋季，初起除肺卫见证外，必伴口、鼻、咽、唇、皮肤等津液不足之象。

② 与风寒感冒鉴别：秋燥与风寒感冒均可发生于秋季，但风寒感冒多见于深秋近冬之时，尤好发于冬季，属风寒外袭肌表所致，初起以恶寒重发热轻、无汗、头痛、肢体疼痛、口不渴、脉浮紧等风寒外束肌表，卫阳郁闭的症状为主，与秋燥初起以发热、微恶风寒、咽干鼻燥、口渴、脉数等肺卫症状和津液不足的临床表现不同。

### 三、辨证施治

#### （一）辨证要点

**1. 辨燥性之温凉**　燥邪具有温凉不同属性，所致之病亦有温燥、凉燥之分，在初起阶段区别尤为重要。临床辨证，可从发病时气候的温热寒凉、发热恶寒的孰重孰轻、口渴与否、痰质的稀稠、舌质的变化等方面进行辨别。若发热，微恶寒，头痛，少汗，咳嗽少痰，或痰黏色黄，咽鼻燥热感，口渴，苔薄白欠润，舌边尖红，发于初秋燥热偏盛之时为温燥；若发热，恶寒，恶寒持续时间较长，头痛，少汗，咳嗽少痰，或痰黏色白，鼻鸣而塞，苔薄白欠润，舌边尖淡红，发于深秋气候转冷之时为凉燥。

**2. 辨燥热之部位** 秋燥以肺为病变中心。初起见肺卫证，中期内传气分，可涉及胃、肠等脏腑，表现为不同的证候类型，病变若以肺为主，可表现为燥热炽盛、肺津受损，或可因燥热损伤血络而咳血。若肺经燥热下移大肠，可见大便泄泻；如肺不布津于肠而见大便秘结。若燥热循经上干头目清窍，可致清窍干燥。临床须辨别燥热之部位而分型论治。

**3. 辨燥热阴伤之程度** 秋燥初起即有津液干燥的表现，而且邪愈入里可阴伤愈重，同时，燥热病邪可以涉及不同脏腑部位，故燥热阴伤有程度的差异和病位的不同。一般初起以体表津液及肺津不足为主，见口、鼻、咽、唇、皮肤、舌苔干燥乏津之象，津液耗伤程度较轻；若燥热在肺，则以肺津不足表现为主，见干咳或痰少而黏难咯，津液耗伤程度较重；后期出现渴欲饮水，舌红少苔为肺胃阴伤，津液耗伤程度较重；如见手足心热，虚烦不得眠，颧红则为肝肾阴伤，津液耗伤程度更重。正如俞根初在《通俗伤寒论》所说："秋燥一证，先伤肺津，次伤胃液，终伤肝血肾阴。"

### （二）论治要点

根据《素问·至真要大论》"燥者润之"原则，治燥当需润燥，秋燥为病，燥邪为患，滋润之时还须清热祛邪，故秋燥治疗原则为清热润燥。治疗用药注意"宜甘润，忌苦寒"，因燥性虽近火，但又不同于火，"治火可用苦寒，治燥必用甘寒"。

针对秋燥不同阶段的病理特点，前人提出"上燥治气，中燥增液，下燥治血"的基本治疗规律和原则。"上燥治气"是针对秋燥初起邪在肺卫，肺卫郁闭，肺津为燥邪所伤，肺失宣降，治宜辛凉宣肺透邪，甘润以治燥保津，使肺气得宣则肺津可布。"中燥增液"则指燥热传至胃肠致胃肠津液耗伤，治宜清养并施，即在清肺、清胃、通腑之时，注重甘寒濡润，养阴增液。"下燥治血"乃指少数病例，若邪入下焦，损伤肝肾之阴，则治疗用药应注意用咸寒之品，滋补肝肾精血。

### （三）常见证型辨治

#### 1. 邪在肺卫

【证 候】 发热，微恶风寒，头痛，少汗，干咳或痰少而黏，咽干鼻燥，或有皮肤干燥，口微渴，舌边尖红，苔薄白乏津，右脉数大。

【病 机】 本证病机为燥热袭于肺卫，肺津受损。燥热袭表，首先犯肺，卫气失和，故见发热，微恶风寒，头痛，少汗等表证；燥热犯肺，肺气失宣，故见咳嗽，但燥热伤及肺津，故干咳少痰或痰少而黏，并见鼻咽干燥、口微渴；肺主皮毛，肺津不足，无以滋养皮肤，故皮肤干燥；舌边尖红，苔薄白乏津，右脉数大等皆为燥热袭于上焦肺卫之征。

【治 法】 辛凉甘润，轻透肺卫。

【方 药】 桑杏汤（《温病条辨》）。

桑叶一钱 杏仁一钱五分 沙参二钱 象贝一钱 豆豉一钱 栀皮一钱五分 梨皮一钱

水二杯，煮取一杯，顿服之，重者再作服。

方中以桑叶、豆豉轻宣辛散透热，疏解在表之邪；杏仁、象贝宣开肺气，化痰止咳；栀皮质轻而入上焦，以清宣上焦燥热；沙参、梨皮甘凉生津，养阴润燥。诸药合用，使邪去而不伤津，润燥而不碍表，共奏疏表润肺之功。

【临床运用】　临证若表郁明显者，可加银花、薄荷、牛蒡子等以增加辛凉透解之力；若咳嗽较甚者，可加瓜蒌皮、炙枇杷叶等。若咳痰黏而黄稠者，可加川贝、瓜蒌皮等以清热化痰；若咳伤肺络，胸痛，痰中带血者，可加白茅根、藕汁、丝瓜络等凉血通络止血；若咽部红肿、干痛较甚者，加桔梗、生甘草、牛蒡子、板蓝根等清热利咽。鼻燥衄血者，加白茅根、侧柏叶、旱莲草等以凉血、生津润燥。舌红乏津者加玄参、麦冬、桔梗等清热养阴。

**2. 邪在气分**

（1）燥干清窍

【证候】　发热，口渴，耳鸣，目赤，龈肿，咽痛，苔薄黄而干，脉数。

【病机】　本证病机为上焦气分燥热郁而化火，上扰清窍。气分燥热内盛，灼伤津液，故见发热、口渴、苔薄黄而干、脉数；燥热化火，随经上干头目，清窍不利，故见耳鸣、目赤、龈肿、咽痛。

【治法】　清宣气热，润燥利窍。

【方药】　翘荷汤（《温病条辨》）。

薄荷一钱五分　连翘一钱五分　生甘草一钱　黑栀皮一钱五分　桔梗三钱　绿豆皮二钱

水二杯，煮取一杯，顿服之。日服二剂，甚者日三服。

本证乃由上焦气分燥热上扰清窍所致，其病位在上，病势轻浅，故用药以轻清宣透为主，翘荷汤为辛凉清火之轻剂，正符合"治上焦如羽，非轻不举"的治疗原则。方中以薄荷辛凉宣透，清利头目；连翘、栀子皮、绿豆皮等皆属轻清之品，能走上焦而清气分燥热；桔梗、甘草辛散甘缓，宣透润燥，并兼利咽喉。诸药合用，使上焦气分燥热得解，诸窍自宁。

【临床运用】　临证若耳鸣明显者，加夏枯草、蝉蜕、僵蚕等；目干、目赤、目痒者，加菊花、密蒙花、蝉蜕、荆芥等；咽痛明显者，加僵蚕、蝉蜕、玄参、射干等；鼻塞，喷嚏，流清涕者，加白蒺藜、辛夷、苍耳子、细辛等；头痛者，加蔓荆子、白芷、葛根等；牙龈肿痛，或口唇起疱疹，大便干结者，加生石膏或大黄等。

（2）燥热伤肺

【证候】　发热，干咳少痰，气逆而喘，胸满胁痛，咽干，鼻燥，口渴，心烦，舌边尖红，苔薄白干燥或薄黄而燥，脉数。

【病机】　本证病机为燥热壅肺，灼伤肺津。燥热壅肺，故发热、口渴、心烦、脉数；肺热壅阻肺气，清肃失司，故干咳而喘；气滞络脉不通，故胸满胁痛。燥热在上，灼伤肺津，津液不布，故咽干鼻燥、干咳少痰；舌边尖红赤、苔薄燥也是燥热在肺，津液受伤之象。

【治 法】 清肺泄热，养阴润燥。

【方 药】 清燥救肺汤（《医门法律》）。

煅石膏二钱五分　冬桑叶三钱　甘草一钱　人参七分　胡麻仁一钱（炒研）　真阿胶八分　麦冬一钱二分（去心）　杏仁七分（去皮，麸炒）　枇杷叶一片（去毛，蜜炙）

水一碗，煮六分，频频二三次温服。

本方乃清燥热、救肺气之名方。方中石膏辛寒清肺泄热，桑叶辛凉质轻，宣透燥热，二药合用以清宣肺热；阿胶、胡麻仁养液润燥；杏仁、枇杷叶宣肃肺气；人参、麦冬、甘草益气生津。诸药共奏清肺泄热，养阴润燥之功。

【临床运用】 如表邪未尽，去阿胶以防恋邪，可加牛蒡子、连翘、防风等增强透表之力，透邪外出；如热重津伤明显者，以北沙参或西洋参易人参，加知母、麦冬、桔梗甘寒润燥，增强清润之力；如痰黏难咯，可加瓜蒌皮、川贝、炙桑白皮、天竺黄等清肺化痰；咳痰带血者，加仙鹤草、旱莲草、白茅根、藕节等清热凉血止血；如胸满胁痛较甚者，可加丝瓜络、郁金、枳壳、瓜蒌等和络止痛。

（3）肺燥肠热，络伤咳血

【证 候】 初起喉痒干咳，继则因咳甚而痰黏带血，胸胁牵痛，腹部灼热，大便泄泻，舌红，苔薄黄而干，脉数。

【病 机】 本证病机为肺燥络伤，移热肠腑。燥热犯肺，耗伤肺津，肺气失宣，故喉痒干咳、痰黏；燥热灼伤肺络，故痰中带血、胸胁牵痛；肺与大肠相表里，肺中燥热下移大肠，故腹部灼热；热迫津液下泄，故大便泄泻。舌红、苔薄黄而干、脉数皆为里有燥热之象。

【治 法】 润肺清肠，清热止血。

【方 药】 阿胶黄芩汤（《通俗伤寒论》）。

陈阿胶　青子芩各三钱　甜杏仁　生桑白皮各二钱　生白芍一钱　生甘草八分鲜车前草　甘蔗梢各五钱

先用生糯米一两，开水泡取汁出，代水煎药。

本方为俞根初所创，专为肺热肠燥而设。方中黄芩苦寒，以清泄肺与大肠之热；阿胶、甘蔗梢润肺生津，且阿胶尚能养血止血；甜杏仁、生桑皮泻肺热而止咳血；生白芍、生甘草酸苦泄热坚阴，以治其利；且芍药与甘草相配，又能酸甘化阴，缓急止痛；鲜车前草既可润肺止咳，又能导热下行。诸药合用有润肺清肠，泄热止血之效。

【临床运用】 如肺之燥热太甚而咳血较甚者，可加白茅根、仙鹤草、焦栀子等凉血止血之品；如肠热较盛而泻利较剧者，可加葛根、黄连等以清泄肠热而止腹泻。

（4）肺燥肠闭

【证 候】 咳嗽不爽而多痰，胸满腹胀，大便秘结，舌红而干。

【病 机】 本证病机为肺有燥热，液亏肠闭。燥热伤肺，气机失畅，故咳嗽不爽；肺气输布失职，气不布津，津液停聚，故胸满多痰；肺气不降，津不下布，大肠失濡，传导失常，故见腹胀、大便秘结。舌干红为燥热津亏之征。

【治法】 肃肺化痰，润肠通便。

【方药】 五仁橘皮汤（《通俗伤寒论》）。

甜杏仁三钱（研细） 松子仁三钱 郁李仁四钱（杵） 桃仁二钱（杵） 柏子仁二钱（杵） 橘皮一钱半（蜜炙）

水煎服。

方中五仁皆为植物之果仁，富含油脂，能养阴润燥、滑肠通便。其中杏仁、桃仁又能宣肃肺气，化痰止咳；橘皮化痰行气除胀，并能助运，使诸仁润而不滞，有利于布津通便，蜜炙后润而不燥，对肺燥而肠液不足者尤为合适。诸药合用，肺燥得润，肺气肃降则大便易通，大便得通，腹胀消除又有利于肺气的肃降。何秀山认为此方乃"润燥滑肠，体虚便秘之良方"。

【临床运用】 若便秘较重，可加瓜蒌仁、火麻仁、枳实以增强润肠通便之功，或可单用生何首乌30g，煎水口服；若咳嗽较甚，可酌加桔梗、前胡、紫菀、枇杷叶等宣肺止咳。

（5）腑实阴伤

【证候】 潮热，腹部胀满，大便秘结，口干唇燥，或有神昏谵语，苔黑干燥，脉沉细。

【病机】 本证病机为燥热内结阳明，津伤肠燥。阳明燥热内盛，故身热，尤以午后为甚；热结阳明，津伤气滞，故腹部胀满甚至拒按、大便秘结、舌黑干燥；腑热上扰，神明失灵，故神昏谵语。口干唇燥，脉沉而细，为阴津亏损之象。

【治法】 滋阴润燥，通腑泄热。

【方药】 调胃承气汤加鲜首乌、鲜生地、鲜石斛。

调胃承气汤（方见风温章）

本证燥热内结，当攻下泄热以泻其实；津液已伤，又需滋养阴液以复其阴，用调胃承气汤攻下腑实，以去燥结；加入首乌、生地、石斛滋阴润燥以养阴液。并选用鲜药以取其汁多，滋养作用较干者更胜。全方通腑和滋阴同用，通腑本身即可存阴，滋阴润燥亦有助于通腑，滋阴与通下并用，相得益彰。

【临床运用】 本证与一般温病的腑实阴伤证相似，治疗以养阴与攻下并用，故临床上对本证的治疗，如鲜药不能置备，亦可用增液承气汤加减，即上方也可酌加玄参、麦冬等养阴药物。

（6）肺胃阴伤

【证候】 身热不甚，干咳不已，口舌干燥而渴，舌红少苔，脉细。

【病机】 本证病机为秋燥后期，燥热渐退而肺胃阴液未复。外感燥热之邪渐尽，故身热不甚或无热；肺津受损，清肃失司，故干咳不已；胃阴被灼，津失上承，故口舌干燥而渴。舌红少苔、脉细数为邪去而肺胃津伤未复之征。

【治 法】 甘寒生津，滋养肺胃。

【方 药】 沙参麦冬汤 五汁饮。

*沙参麦冬汤*（方见风温章）

*五汁饮*（《温病条辨》）

梨汁 荸荠汁 鲜苇根汁 麦冬汁 藕汁（或用蔗浆）

临时斟酌多少，和匀凉服。不甚喜凉者，重汤炖温服。

本证外邪已解，燥热不甚，以津伤为主，故治疗重在滋养肺胃津液，方用沙参麦冬汤。方中沙参、麦冬、花粉、玉竹皆甘凉滋润，以养肺胃之阴；扁豆、甘草益气和中；桑叶轻宣而不燥。诸药合用，以清养肺胃，生津润燥。若甚者，合以五汁饮，方中五物甘寒，皆用鲜汁，以生津养液，润燥止渴，充分体现了甘寒滋阴的治疗思想。

【临床运用】 低热或手足心热加青蒿、知母、地骨皮等养阴退热；干咳，少痰加炙款冬花、炙紫菀、炙百部等润肺止咳；兼便秘者，加鲜生地、鲜何首乌、鲜石斛、火麻仁等以润肠通便。本证与风温后期出现的肺胃阴虚证相似，只在阴伤程度上有所不同，故而在治疗方法方面仍可互参。

**3. 气营（血）两燔**

【证 候】 壮热，口渴，烦躁不安，肌肤发斑，吐血、咯血、衄血，舌红赤或绛，苔黄燥，脉数。

【病 机】 本证病机为气分燥热未解，又进一步传入营血。气分热盛，故身热，口渴，苔黄燥，脉数。热入营血，迫血妄行，故烦躁不安，肌肤发斑，甚或吐血、咯血、衄血。舌红赤或绛为热在心营之征。但秋燥一般病情较轻，出现本证的可能性较小。

【治 法】 气营（血）两清。

【方 药】 玉女煎去牛膝、熟地，加细生地、玄参方（方见春温章）。

方中石膏、知母大清气分之热；玄参、生地、麦冬合用取增液汤之意，以复阴液。全方药物辛凉甘寒，避免了苦寒化燥之弊，诸药合成，可两清气营（血）之燥热。如气血热毒炽盛，也可用清瘟败毒饮。

**4. 燥伤真阴**

【证 候】 低热不解，手足心甚于手足背，口渴，或干咳，或不咳，甚则痉厥，舌质干绛，脉虚。

【病 机】 本证病机为燥热病邪深入下焦，耗伤真阴，邪少虚多。燥伤真阴，邪热未净，故低热不解，手足心甚于手足背；肾阴耗伤，津液不能上承，故口渴；肾水不能上滋肺阴，肺阴不足，故干咳；如因水不涵木，虚风内动，故可见痉厥。舌质干绛，脉虚皆为真阴耗伤之征象。

【治 法】 滋养肝肾。

【方 药】 加减复脉汤（方见春温章），如有虚风内动则用三甲复脉汤（方见春温章）。

秋燥后期耗伤真阴及引起虚风内动者甚为少见，如有发生则可参考春温施治。

**小结**

　　秋燥是秋季常见急性外感热病，其病变有自身特点。学习本节内容应注意抓住发病季节、以肺经为病变中心，以及病变过程中始终具有津液干燥等特点，把握秋燥的概念、诊断，由此确立的相应治疗原则，掌握其主要证候的辨证施治，并与风温相区别，从而熟练应用于临床实际。

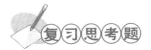 **复习思考题**

　　1. 秋燥初起如何辨治？

　　2. 如何理解"上燥治气，中燥增液，下燥治血"？

　　3. 试述肺燥肠热证和肺燥肠闭证在病因病机、证治上的不同。

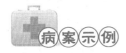 **病案示例**

**1. 温燥伤肺（《全国名医验案类编·何拯华医案》）**

　　[病者]　王敬贤，年三十五岁，业商，住南街柴场弄。

　　[病名]　温燥伤肺。

　　[原因]　秋深久晴无雨，天气温燥，遂感其气而发病。

　　[症状]　初起头疼身热，干咳无痰，即咯痰多稀而黏，气逆而喘，咽喉干痛，鼻干唇燥，胸膈胁疼，心烦口渴。

　　[诊断]　脉右浮数，左弦涩，舌苔白薄而干，边尖俱红，此《内经》所谓"燥化于天，热反胜之"是也。

　　[疗法]　遵经旨以辛凉为君，佐以苦甘，清燥救肺汤加减。

　　[处方]　冬桑叶三钱　生石膏四钱（冰糖水炒）　麦冬钱半　瓜蒌仁四钱（杵）杏仁二钱　南沙参钱半　生甘草七分　制月石二分　柿霜钱半（分冲）　先用鲜枇杷叶一两（去毛筋）　梨皮一两　二味煎汤代水。

　　次诊：连进辛凉甘润，肃清上焦，上焦虽渐清解，然犹口渴神烦，气逆欲呕，脉右浮大搏数者，此燥热由肺而顺传胃经也，治用竹叶石膏汤加减，甘寒清镇以肃降之。

　　次方：生石膏六钱（杵）　西参钱半　生甘草六分　甘蔗浆两瓢（冲）　竹沥夏钱半　麦冬钱半　鲜竹叶三十片　雅梨汁两瓢（冲）　先用野菰根二两　鲜茅根二两（去皮）　鲜刮竹茹三钱　煎汤代水。

　　三诊：烦渴已除，气平呕止，惟大便燥结，腹满似胀，小便短涩，脉右浮数沉滞。此由气为燥郁，不能布津下输，故二便不调而秘涩，张石顽所谓"燥于下必乘大肠也"。治以增液润肠，五汁饮加减。

三方：鲜生地汁两大瓢　梨汁两大瓢　生莱菔汁两大瓢　广郁金三支（磨汁约二小匙）　用净白蜜一两，同四汁重汤炖温，以便通为度。

四诊：一剂而频转矢气，二剂而畅解燥矢，先如羊粪，继则挟有稠痰，气平咳止，胃纳渐增，脉转柔软，舌转淡红微干，用清燥养营汤，调理以善其后。

四方：白归身一钱　生白芍三钱　肥知母三钱　蔗浆两瓢（冲）　细生地三钱　生甘草五分　天花粉二钱　蜜枣两枚（擘）

效果：连投4剂，胃渐纳谷，神气复原而愈。

廉按：喻西昌谓《内经·生气通天论》"秋伤于燥，上逆而咳，发为痿厥"。燥病之要，一言而终，即"诸气膹郁，皆属于肺"。"诸痿喘呕，皆属于上"。二条指燥病言，明甚。至若左胠胁痛，不能转侧，嗌干面尘，身无膏泽，足外反热，腰痛，筋挛，惊骇，丈夫癫疝，妇人少腹痛，目眜眦疮，则又燥病之本于肝而散见不一者也，而要皆秋伤于燥之征也。故治秋燥病，须分肺肝二脏，遵《内经》"燥化于天，热反胜之"之旨，一以甘寒为主，发明《内经》"燥者润之"之法，自制清燥汤，随症加减，此治秋伤温燥之方法也。此案前后四方，大旨以辛凉甘润为主，对症发药，药随症变，总不越叶氏上燥治气、下燥治血之范围。

**2. 温燥（支气管炎）（《内科临证录》）**

王某，女，27岁，工人。1960年10月4日因寒热头痛、咳嗽七天入院，同月14日出院。

患者于9月27日开始头痛，形寒身热，肩背腰部痠痛，咳嗽日轻夜重，痰多稠白，胸痞纳呆。入院体检：体温38.7℃，脉搏86次/分，心脏听诊无异常，肺两侧呼吸音粗糙，腹平软，肝脾未及。白细胞$8×10^9$/L，中性粒细胞0.70，淋巴细胞0.28，嗜酸性粒细胞0.02。诊断为支气管炎。

初诊：1960年10月5日。秋燥之邪外束，痰热之郁内阻，遂使肺失清润之司，以致身热头痛无汗，咳嗽痰稠，口渴喜饮。舌苔薄腻微黄，脉来浮滑且数。当以辛凉以祛外邪，苦寒以清痰热。

薄荷叶一钱五分（后下）　荆芥穗一钱五分　蔓荆子三钱　嫩前胡一钱五分　金银花四钱　连翘壳四钱　黑山栀四钱　1剂。

二诊：10月6日。身热退而未尽，胸痞不畅，两目无神。舌苔薄净，脉来濡数。燥热挟痰互阻，气机郁塞不宣。今拟原法出入。

原方去黑山栀，加枯黄芩、冬桑叶、嫩苏梗各一钱五分，1剂。

三诊：10月7日。身热得汗渐解，咳呛未止，胸痞未畅。舌苔薄腻，脉来濡滑微数，燥热挟痰内壅肺胃，尚未清彻。今拟仿叶香岩辛凉甘润之意，以桑杏汤化裁。

冬桑叶二钱　白蒺藜三钱　嫩前胡一钱五分　苦桔梗一钱　清炙草一钱　光杏仁四钱　川贝粉一钱五分（包）　1剂。

四诊：10月8日。身热已退，咳呛未止，头晕目眩。苔薄净，脉濡软。血虚之体，燥热伤肺。当以甘凉润肺而养营血。

白归身一钱五分　炒白芍一线五分　黑穞豆衣四钱　天花粉四钱　川贝粉一钱五分（包）　杏仁四钱　生甘草一钱　2剂。

五诊：10月10日。咳呛渐稀，头晕神疲。再以原法续进。

原方2剂。

六诊：10月12日。咳呛渐瘥，入夜较甚。舌质红不绛，脉濡滑。今拟清燥润肺而养营血。

南沙参四钱　川贝粉一钱五分（包）　甜苦杏仁各三钱　天花粉四钱　白归身一钱五分　炒白芍三钱　黑穞豆衣四钱　茅芦根各三钱　2剂。

**按语：** 本例属燥热挟痰阻于肺经。病之初起虽见无汗，但口渴喜饮，脉数苔薄腻微黄，皆为燥热之象，故治宜辛凉而不可误投辛温。然既属秋燥，起手即投苦寒，一则凉遏过甚，二则有化燥之弊，故用药亦不无可商之处。

（陈文慧　孙艳红）

# 第九章　湿热类温病

湿热类温病是指由湿热性质温邪如湿热病邪、暑湿病邪等引起的一类外感热病。主要包括湿温、暑湿、伏暑等。

湿温由湿热病邪所致，好发于长夏季节，初起以邪遏卫气，湿重热轻为主要证候；暑湿由暑湿病邪所致，好发于夏季，初起以邪遏卫气，热重湿轻为主要证候；伏暑一病，传统认为系伏气温病，由暑湿病邪或暑热病邪所致，好发于秋冬季节，初起以气分湿热或营热亢盛为主要表现，多由新感引动伏邪而表现卫气同病或卫营同病证。此三种温病皆具湿热之性，将其归为一类加以讨论，有助于执简驭繁，融会贯通，正如吴鞠通说："伏暑、暑温、湿温，证本一源，前后互参，不可偏执。"

湿热类温病较之温热类温病，其传变缓慢、病程较长、缠绵难愈、病情复杂多变，病位主要以脾胃为中心，既有湿热偏重的病理特征，又有伤阴、伤阳的不同转归。

湿热类温病的治疗，与温热类温病以清热护阴为主有重大区别。当以祛湿清热为原则，分解湿热，合理运用清热与祛湿之法，使湿去热孤，同时注意顾阴护阳。湿热类温邪燥化后出现的气分热炽、入营入血、耗伤阴津等证候，其病机变化及治疗可与温热类温病互参。

# 第一节　湿　温

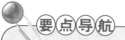

湿温是湿热类温病的代表病种之一。通过本章的学习，在了解湿温病发展历史源流的基础上，重点学习湿温的病因病机、诊断要点、辨证施治原则及常见证型，熟悉湿温病湿热转化的不同途径及其转归，从而掌握湿温的临床诊断要点及主要证候的治疗。根据这些规律，制定和采取相应的学习方法。

湿温是由湿热病邪引起的急性外感热病。初起以身热不扬，身重肢倦，胸闷脘痞，苔腻脉缓为主要特征。起病较缓，病势缠绵，病程较长。病变主要羁留于气分，以脾胃为病变中心。本病四时均可发生，但以雨湿较盛、气候炎热之夏秋之季为多。

湿温病名首见于《难经·五十八难》，该书将其归属于广义伤寒范畴。其云："伤寒有五，有中风，有伤寒，有湿温，有热病，有温病"，并载其脉象特点为"阳濡而弱，阴小而急"。此后，晋代王叔和在《脉经》中记载了湿温的病因、证候和治疗，认为："伤寒有湿温，其人尝伤于湿，因而中暍，湿热相搏，则为湿温。病苦两胫逆冷，腹满叉胸，头目痛苦，妄言，治在足太阴，不可发汗。"宋代朱肱在《伤寒类证活人书》中指出：湿温当用白虎加苍术汤主之。金元医家刘河间认为湿为土气，因热而怫郁，不得宣行则化热化火。在《素问病机气宜保命集》中提出："治湿之法，不利小便，非其治也。"在《伤寒标本》中创制的"天水散"（即六一散）等方，开湿温病清热利湿法之先河。朱丹溪则提出"东南地卑弱，湿热相火为病十居八九"，其对湿热为患的论述，对后世产生了较深的影响。吴又可《温疫论》中所论者实为湿热相搏之温疫，创"邪在膜原"之说，主张以达原饮治疗湿热疫初起邪在膜原者。

至清代，随着温病学的迅猛发展，人们对湿温有了较为深刻、全面的认识。叶天士《温热论》中将温病分为"夹风"、"夹湿"两大类，并对湿热为病作了精辟的论述。提出"在阳旺之躯，胃湿恒多；在阴盛之体，脾湿亦不少，然其化热则一"。并主张对湿热之治应"渗湿于热下，不与热相搏，势必孤矣"，认为湿温病"通阳不在温，而在利小便"等。薛生白撰写了《湿热病篇》专著，对湿温的发生发展、病因病机、辨证论治作了全面、系统的论述，并创立按水湿在上、中、下三焦辨治的方法，被称为水湿三焦辨证。吴鞠通《温病条辨》详细阐述了湿温三焦分证论治的规律，并记载有众多治疗湿温名方，如三仁汤、五加减正气散、黄芩滑石汤、薏苡竹叶散、三石汤等，均被后世沿用，是继叶、薛之后对湿温治疗经验的总结。后经王孟英、章虚谷、雷少逸、何廉臣、张聿青等医家不断补充，使湿温的辨治内容更加丰富、充实。

根据本病的病理特点和临床表现，西医学的伤寒、副伤寒、沙门菌属感染、流行性乙型脑炎、钩端螺旋体病、某些肠道病毒感染、流行性感冒等，与湿温的临床特征相似，多属于湿温的范围，可参考本病辨证治疗。

## 一、病因病机

湿温的病因是外感湿热病邪。夏秋季节气候炎热，雨湿亦重，在天暑下逼，地湿上腾，湿热交蒸的气候环境下，易于形成湿热病邪。湿热病邪侵袭人体，则易导致湿温病的发生。

湿热病邪虽然是湿温发病的主要因素，但发病与否，尚与患者的脾胃功能密切相关。吴坤安指出："凡暑月淫雨之后，日气煦照，湿浊上蒸，人在湿浊蒸腾之中"，脾胃功能大多较为呆滞，内湿易于酿生。若素禀脾胃虚弱，或饮食失慎，恣食生冷，则脾胃更易受损而运化失司，从而加重内湿停聚。此时，若外感湿热病邪，则外来之湿便与脾胃内湿相合而引发湿温。正如薛生白《湿热病篇》所说："太阴内伤，湿饮停聚，客邪再至，内外相引，故病湿热。此皆先有内伤，再感客邪……，或有先因于湿，再因饥劳而病者，亦属内伤挟湿，标本同病。"因此，湿温的发病是内因和外因相互作用的结果，亦即叶天士所谓"外邪入里，里湿为合"，吴鞠通所说"内不能运水谷之湿，外复感时令之湿"。总之，内外合邪，是引起本病发生的重要条件。

湿热病邪侵犯人体多由口鼻而入，由肌表而伤者较少。正如薛生白所说："湿热之邪，由表伤者十之一二，由口鼻入者，十之八九。"因湿为土之气，而脾为湿土之脏，胃为水谷之海，二者同属中土，湿土之气同类相召，故湿热致病多太阴、阳明受病，发展演变亦往往以脾胃为病变中心。由于湿为阴邪，其性重浊黏腻难以骤化，与热相合，更是蕴蒸不化，胶着难解，所以本病传变较一般温病缓慢，大多病程较长，缠绵难愈。

湿温初起，以湿中蕴热、邪遏卫气为主要病理变化，即湿热外遏肌表，内蕴脾胃。其后，卫表证候逐渐消除，则病机以湿热郁蒸气分为主，病位重心为中焦脾胃。湿热蕴阻脾胃，其病有偏于脾与偏于胃之分。偏于脾者，证候表现为湿重于热；偏于胃者，证候则表现为热重于湿。一般而言，病程的前期阶段多以湿重热轻为主，随着病程发展，湿邪逐渐化热，则逐渐转化为热重湿轻。同时，脾胃阳气的盛衰也直接影响着湿热的转化。薛生白云："中气实则病在阳明，中气虚则病在太阴。"即指素体中阳偏旺者，邪入中焦易从热化而病变偏于阳明胃，表现为热重湿轻；素体中阳较弱者，邪入中焦易从湿化而病变偏于太阴脾，表现为湿重热轻。若中阳之盛衰无明显偏颇，则大多为湿热并重之证。湿热之邪郁蒸气分，虽以中焦脾胃病变为主，但因湿邪有蒙上流下的特性，故病程中可因弥漫三焦而涉及其他脏腑，导致较为复杂的病证。如湿热蒸腾，蒙蔽于上，清窍壅塞，可引起神志昏昧；如湿邪困阻肠道，气机不利，传导失司，可致大便不通；如湿热下注小肠，蕴结膀胱，可致小便不利；如湿热蕴毒，内聚肝胆，疏泄不利，可致身目发黄；如湿热外蒸肌腠，则可外发白㾦等。湿温病变过程中，湿热郁蒸日久，既可因湿热化燥而伤阴，也可因湿盛困阻而伤阳。如邪热偏盛者易伤津液，湿邪偏盛者易伤阳气，但一般以伤阴为多见，正如吴鞠通所说："伤脾胃之阴者，十常八九，伤脾胃之阳者，十居一二。"若湿邪久留不去，可致阳气衰微，即湿胜阳微，甚至可转化为寒湿。本病如病程经过顺利者，邪在气分阶段大多可逐渐解除而向愈。若气分湿热郁蒸不解，进而化燥化火，除了可以形成燥结阳明等证外，还可内逼营血，内陷厥阴，出现神昏谵语、斑疹、出血、动风发痉等重症，尤以热伤肠络、迫血外溢而大便下血为多见，严重者可因下血过多，气随血脱而危及生命。至恢复阶段，湿热渐消，以胃气未醒、脾虚不运等证候为主，但应警惕余邪复盛而导致疾病复发。

二、诊断要点

（1）发病 四季可见，以夏秋季节为多。特别是夏末秋初，雨湿较重之长夏季节时较易发生。

（2）初起特点　起病较缓，初起症见恶寒发热，热势不扬，四肢酸楚，胸闷脘痞，脉濡缓等卫气同病之证，不少病例具传染性及流行性。

（3）病变过程　初起为卫气同病证，继则热势渐升，持续难退，伴有头身重痛，胸闷脘痞，腹胀呕恶，舌苔厚腻。病程中可发生白痦，后期易出现大便下血等严重变化。本病传变较慢，病势缠绵，病变以脾胃为中心，湿热留恋气分阶段较长。

（4）与伤寒、食滞、阴虚发热、湿阻、暑湿、疟疾鉴别

① 与伤寒鉴别：湿温初起可见恶寒少汗、头痛身重等表现，与伤寒相类。但湿温乃湿热病邪而致，初起有身热不扬、胸闷脘痞，苔腻脉濡等湿热郁阻之证候；寒邪侵袭所致伤寒除恶寒少汗、头痛身重等，并可伴有咳嗽、脉浮等寒邪束表之症，而无脘痞，苔腻等湿困中焦表现，两者有明显不同。

② 与食滞鉴别：湿温由湿热病邪郁阻中焦脾胃而致，可见胸闷脘痞，不饥，苔腻等症，与食滞相类。但食滞胃脘多伴见表现纳呆呃逆，恶心呕吐，嗳气吞酸，大便不畅，便下恶臭，脉滑等症。

③ 与阴虚发热鉴别：湿温病程较长，午后身热较甚，缠绵难解，"状若阴虚"，故易误诊为阴虚发热。但湿温为夏末秋初感受湿热病邪而发，初起有表证，并伴有身重、胸闷脘痞，苔腻脉濡等湿热郁阻之证候。而阴虚发热为内伤杂病，四季皆可见到，起病多无表证过程，虽有午后低热，但多迁延日久而热势不转盛，并有咽干口燥、五心烦热、盗汗、舌红少苔或干咳少痰、脉细数等阴虚火旺见症。

④ 与湿阻鉴别：湿温和湿阻均可见于夏秋季节雨水较多之时，但湿阻为湿邪郁阻脾胃而引起，临床以脾胃运化功能失调为主证，虽然也可见到身重肢倦、脘腹胀满、饮食无味、中满不饥、便溏、苔腻等类似湿温的临床表现，但一般不发热，或仅有低热，更无卫气营血的演变过程。

⑤ 与暑湿鉴别：暑湿与湿温均属湿热相夹为患，均可发生于夏季。但暑湿由暑湿病邪所致，发病即见热重于湿之证；湿温由湿热病邪所致，初起见湿重于热之证，逐渐化热入里。

⑥ 与疟疾鉴别：某些疟疾的临床表现与本病初起相似，且也多为夏、秋发病。但疟疾发病急骤，发热前伴寒战，热退时多汗，且寒热发有定时，往往呈周期性发作，外周及骨髓涂片可发现疟原虫。

## 三、辨证施治

### （一）辨证要点

**1. 辨湿热轻重**　本病在卫、气分阶段有湿重于热、湿热并重、热重于湿三种病理类型，所以辨别湿热偏盛程度是本病的辨证关键。此三种类型临床表现均有胸痞、身重、苔腻等湿性黏腻重浊特征的主症，但湿重于热者，以身热不扬、不渴、苔白腻、脉濡缓为特点；湿热并重者，以发热较甚、渴不欲饮、溲赤、苔微黄而腻、脉濡数为特点；热重于湿者，以壮热、烦渴、溲短赤、苔黄腻、脉滑数为特点。临证还应结合

患者体质及病程阶段来分析：脾虚者多表现为湿重，胃热者多表现为热重；初起及前期阶段多表现湿重于热，随着病情进展，湿渐化热，转化为湿热并重或热重于湿。

**2. 辨邪在三焦不同部位** 湿温虽以中焦脾胃为病变中心，但湿邪有蒙上流下的特点，因此，分辨湿热偏于上焦、中焦、下焦，对于论治也至关重要。其偏于上焦者，多见恶寒发热、头胀重、胸痞闷，或因湿热酿痰而蒙蔽心包，轻则神志淡漠，甚则时有昏蒙谵语等；若偏于中焦者，多见脘腹胀满、恶心、呕吐、便溏不爽、知饥不食、四肢倦怠、苔厚腻等；若偏于下焦者，多见小便不利，或小便不通而兼热蒸头胀，或大便不通，腹满，或下利黏垢等。

**3. 辨卫气营血浅深层次** 湿温虽然传变较慢，稽留气分时间较长，但病变仍有卫气营血浅深变化之别。初起邪犯上中两焦，表现多为湿郁卫分，或卫气同病，继则湿热流连于气分，进而化燥伤阴，并可深入营分、血分。

**4. 辨证候的虚实转化** 湿温病以邪实为主，初起的卫气同病、中期的湿热郁蒸及化燥入营、伤络动血，均属实证；至后期邪退正虚，由实转虚而表现为脾胃虚弱，此为一般规律。临床也有骤然由实转虚的特殊情况，如湿邪留连气分阶段，日久损伤阳气，可出现"湿胜阳微"之虚象；湿热化燥，热盛动血，可因出血过多，出现气随血脱的虚脱危候。故辨证中要多注意观察发热、面色、神态、气息、脉象的变化，如体温骤降，面色苍白，神情委顿，呼吸急促，脉象细微短促等，当考虑由实转虚变证的发生，以防骤变导致严重后果。

（二）论治要点

本病治疗总以分解湿热，湿去热孤为原则。本病为湿热病邪侵袭所致，其病理变化皆以湿热所伤为中心，因而，本病在治疗上应以祛湿清热为基本原则，即如吴鞠通在《温病条辨》中说："徒清热则湿不退，徒祛湿则热愈炽。"

**1. 治法** 首先要辨别病位，根据湿热所在部位的不同，分别施治。在上焦者宜芳化、在中焦者宜苦燥、在下焦者宜淡渗。湿温病初期多邪遏卫表，以上焦气机被湿热之邪所困，肺气不能宣化湿邪为主要表现，同时还每兼有湿邪困脾。此阶段以湿重于热为特征，治疗上宜用芳香化湿为主，兼以清热。病在中焦，湿渐化热，可表现为湿热并重，治以苦辛通降，即以苦寒清热燥湿，苦辛行气化湿；如湿热蕴毒，湿毒症状显著者，则予清热解毒化湿；如湿邪进一步化热，出现热重于湿之证，则以清热为主，祛湿为次。病在中焦，不论湿热并重或热重于湿，苦寒清热燥湿是主要治法。如湿热下流下焦膀胱者，以淡渗清热利湿为主。

同时，要在详审湿热之偏盛，确定祛湿与清热的侧重。一般来说，初起湿邪偏盛，宜芳化之品宣透表里之湿。中期湿热蕴蒸，湿邪偏重者，治以化湿为主，稍佐泄热，使湿去而热孤；热邪偏重者，则以清热为主，兼以化湿；湿热俱甚者，则应清热化湿并重。

另外，对本病的治疗，应祛邪扶正兼顾。在湿温病的整个病变过程中，其病机性质大多以邪实为主，后期可出现邪退正虚之象。具体来说，本病所出现的正虚，既有湿热化燥化火损伤阴液之证，又有湿邪损伤阳气之证，临证亦当细察详辨，其中对于伤阳之变尤当警惕。气分湿邪燥化，最易损伤津液，治疗时应根据伤阴的程度，适当配伍生津而不碍湿之品以滋补阴液。由于湿邪燥化往往是逐渐转化的过程，故应注意在邪热亢盛之时，有时仍可能有余湿未尽的表现，清热不可过用苦寒。此外，在疾病过程中，有些患者还可因气分湿郁过久而阳气受损，或素体阳气不足，导致"湿胜阳微"的病理变化，病情往往可由实证骤然转化为虚证，出现身热骤降、面色苍白、神情委顿、汗泄不止、脉象细微等严重证候，此时应立即投用温阳固脱之剂，以急救回阳。

对湿温的治疗还应重视宣气机、利小便。湿性黏腻，易阻遏气机，湿阻气滞，气滞复加重湿阻。施治之法，祛湿与宣畅气机当并举，湿邪才易除之。另外，治疗湿温病湿未完全化燥前，不论邪在上、中、下焦，在表、在里，均可配合利小便之法，使湿热之邪有外出之路，即刘河间所说的："治湿之法，不利小便，非其治也。"

湿热病邪化火化燥深入营血分后，湿性已除，多表现邪热较盛，耗伤营阴血液，治疗方法与一般温热类温病相同，主以清营养阴、凉血散血。营、血分阴液已伤，不可再用化湿、利湿之法，以免更伤其阴。

如湿从寒化宜温散，出现湿胜阳微者应温补。湿邪在气分阶段久留，部分因湿重热微，湿郁伤阳，进而寒化，出现腹满便溏、少食无味、舌苔白腻等症，治宜温脾理气散湿。若寒湿深重，伤及脾肾阳气而出现身冷、胸痞、舌淡苔白、脉沉细缓等症，治宜温肾补脾化湿。

**2. 治疗禁忌**　湿温初起注意"三禁"：所谓湿温"三禁"，是指在湿温初起时，禁辛温峻汗、禁苦寒攻下、禁滋腻养阴三种治法。吴鞠通《温病条辨》曰："汗之则神昏耳聋，甚则目瞑不欲言，下之则洞泄，润之则病深不解。"湿温初起，如误予麻桂等辛温峻汗，则致湿热蒸腾而上蒙清窍，出现神昏、耳聋等清窍被湿邪壅塞之见症；过早应用苦寒攻下，则损伤脾胃之阳气而致脾气下陷，出现洞泄难止；若将湿温病中出现午后热盛误认为是阴虚发热而予滋阴养液，恐滋腻之品碍脾滞气，则易使湿邪滞着不化，病情迁延难愈。但随着病情的发展，如湿热化燥，内结阳明或湿热夹滞者，则不可不下；而阴液已伤者，则滋阴养液之品又每常使用。因此，对湿温初起治法"三禁"应理解其主要是针对湿温初起而言的，而对湿温全过程的治疗则不可拘泥于"三禁"之说。

注重顾护脾胃：湿温病以中焦脾胃为病变中心，易于损伤脾胃功能，因此，治疗湿温病过程中应时时注意顾护脾胃，脾胃功能健全有利于湿邪的消散。苦寒之品每可败胃，在湿温病治疗中不可过量、久服；苦寒攻下中病即止，避免损伤脾胃。

**（三）常见证型辨治**

**1. 邪遏卫气**

【证候】　身热不扬，午后热势较显，恶寒，无汗或少汗，头重如裹，身重酸困，四肢倦怠，胸闷脘痞，口不渴，苔白腻，脉濡缓。

【病 机】 本证病机为卫气同病，内外合邪，湿重热轻。本证见于湿温之初起，既有湿郁卫分之表证，又有湿遏气机之里证。湿邪偏重，郁遏肌表，卫阳不展而失其温煦开合之职，故恶寒、无汗或少汗；热处湿中，为湿所遏，故虽发热而身热不扬，午后为气血最为旺盛之时，正邪交争，热势较显；湿性重浊黏滞，蒙蔽清阳则头重如裹，客于肌肉而身重肢困；湿遏气机，宣展不畅故胸闷脘痞；湿浊上泛故见口不渴，苔白腻；经脉之气为湿所滞而见脉濡缓。

【治 法】 芳香辛散，宣化表里湿邪。

【方 药】 藿朴夏苓汤或三仁汤。

藿朴夏苓汤（《医原》）

藿香二钱　姜半夏钱半　赤苓三钱　杏仁三钱　生薏苡仁四钱　白蔻仁六分　猪苓钱半　泽泻钱半　淡豆豉三钱　厚朴一钱

水煎服。

方中藿香芳香化湿兼以宣透，合以淡豆豉加强宣表透邪之效；杏仁宣开肺气，气化则湿邪易化；厚朴、半夏、白蔻仁燥湿化浊，疏利气机；生薏苡仁、猪苓、赤苓、泽泻淡渗利湿。全方上中下三焦同治，可使表里之湿内外分解。

三仁汤（《温病条辨》）

杏仁五钱　飞滑石六钱　白通草二钱　白蔻仁二钱　竹叶二钱　厚朴二钱　生苡仁六钱　半夏五钱

甘澜水八碗，煮取三碗，每服一碗，日三服。

本方用杏仁宣开上焦肺气；白蔻仁、厚朴、半夏芳香化浊、燥湿理气；生薏苡仁、滑石、通草淡渗利湿；合用竹叶轻清宣透郁热。

藿朴夏苓汤和三仁汤两方组成相似，均有开上、畅中、渗下的作用，能够宣化表里之湿，所以都适用于湿温初起湿遏卫气、表里合邪之证。但湿邪郁表，表湿明显者，更宜用藿朴夏苓汤；如湿渐化热者，则宜用三仁汤。因藿朴夏苓汤用豆豉配藿香疏表透邪，用生薏苡仁、猪苓、泽泻淡渗利湿，故芳化及渗湿作用较强，适用于湿邪较重，热象不显，表症较著者；三仁汤用竹叶、滑石、通草泄热利湿，故更适用于湿中蕴热者。

【临床运用】 对湿温初起邪遏卫气证的治疗虽用开上、运中、渗下之法，但因病邪偏于上中焦，所以用药主以芳香化湿之品以宣化湿邪，常用藿香、佩兰、大豆黄卷、白豆蔻、荷叶等，同时配伍宣展肺气之品，如杏仁、淡豆豉等，以取理气化湿之效。如湿中蕴热者，则伍以竹叶、连翘、黄芩等清轻之品。至于茯苓、滑石、通草、薏苡仁等淡渗之品，也每配伍使用，即可通过利小便导湿外出，又有助于使邪热从小便外泄。

如兼夹风寒，症见汗出恶风或恶寒无汗者，前法加苏梗、桔梗、葱白、生姜等；兼暑证见面赤口渴、心烦者，前方去白豆蔻加鲜扁豆花、鲜荷叶以清暑辟秽，加连翘、山栀、滑石以轻微苦淡渗，解暑湿热之结；兼大便不利者，为湿阻气滞或夹痰涩，可在原方中去藿香、川厚朴、豆豉等，加瓜蒌仁、枳实，或加紫菀、苏子、郁李仁等以疏利气机，气机一开，大便自解，即汗亦随出。

**2. 邪阻膜原**

【证候】 寒热往来，寒甚热微，身痛有汗，手足沉重，呕逆胀满，舌苔白厚腻浊如积粉，脉缓。

【病机】 本证病机为湿温初起，邪阻膜原，湿浊偏盛，是湿温初发的又一类型。膜原外通肌肉，内近胃腑，为三焦之门户，一身之半表半里。湿热秽浊由口鼻而入，直趋中道，阻于膜原。湿热秽浊郁伏膜原，病在半表半里，正邪交争则寒热往来；阳气被郁，不能布达肌表而恶寒，阳气郁极而通，则发热汗出；湿浊偏盛，故恶寒较甚而发热则微。湿邪外渍肌肉则见手足沉重，身体疼痛；湿阻气机，脾胃升降失司则呕逆胀满。苔白厚浊腻如积粉，脉缓均为湿浊偏盛的征象。本证虽列于湿遏卫气证之后，但一般不是从湿遏卫气证发展而来。

本证亦多见于湿热疫初起。湿热性质的疠气所引起的急性外感热病称之为湿热疫。其特点为初起以湿热性质的疠气遏伏膜原为主要证候。发病一般不拘年份、季节和地域，但以东南沿海和岭南一带雨水较多、湿热气候季节多见。湿热疫发病与正气强弱、感邪轻重密切相关，正气不足、抵抗力低下是发病的内因，感受湿热性质疠气是发病的外因。湿热疠气多由口鼻而入，郁伏膜原，临床常见初始憎寒而后发热，后但热不寒，昼夜发热，日晡益甚，头疼身痛，脉不浮不沉而数，舌苔白厚腻如积粉，舌质红绛等症。本证虽显寒热、头疼身痛，但其脉不浮不沉，说明邪不在表又未深入，而是疫毒郁遏表里分界之膜原；寒热，舌苔白厚腻如积粉，舌质红绛，脉数，与伤寒初起明显不同，为湿热秽浊疫毒郁阻表里膜原之象。湿热疫毒遏伏膜原，邪不在表，一般忌汗散，尚未入里，又不宜苦泄。

【治法】 透达膜原，疏利化浊。

【方药】 达原饮或雷氏宣透膜原法。

达原饮（《温疫论》）

槟榔二钱　厚朴一钱　草果仁五分　知母一钱　芍药一钱　黄芩一钱　甘草五分

上用水二盅，煎八分，午后温服。

方中槟榔、厚朴、草果具透达湿热秽浊作用，按《温疫论》所说："三味协力，直达其巢穴，使邪气溃败，速离膜原，是以为达原。"配知母滋阴清热，白芍敛阴和血，黄芩清湿中之蕴热，甘草和中。全方共奏疏利透达膜原湿浊之功。

雷氏宣透膜原法（《时病论》）

厚朴一钱（姜制）　槟榔一钱五分　草果仁八分（煨）　黄芩一钱（酒炒）　粉甘草五分　藿香叶一钱　半夏一钱五分（姜制）

加生姜三片为引。

本证湿浊郁闭较甚，非一般化湿之剂所能为功，须投以疏利透达之法，以开达湿浊之邪。本方系从吴又可达原饮化裁而来。方用厚朴、槟榔、草果芳香辟秽，苦温燥湿，辛开行气，直达膜原，开泄透达盘踞之湿浊；辅以藿香、半夏、生姜增强化浊燥湿，开达湿浊之力；佐以黄芩清泄湿中之热；甘草为和中之用。本方性偏温燥，临床运用须适可而止，以防助热伤津，可加柴胡和解半表半里之邪。

【临床运用】 本证湿浊郁结较甚，病位亦较深，一般化湿之剂难以取效，须投以疏利透达之剂，以开达膜原湿浊，其遏伏之热邪方能透解。达原饮和雷氏宣透膜原法药力均较峻猛，且药性偏于温燥，临床运用时必须辨证准确，并应注意中病即止。一旦湿开热透，热势转盛，即应转手清化，慎勿过剂使用，以免助热劫津而酿生他变。

雷氏宣透膜原法乃由达原饮化裁而来，两方功用主治有所差异。达原饮清热之力稍盛，主治湿热邪阻膜原，舌绛积粉苔者；雷氏宣透膜原法燥湿化浊之力稍盛，主治湿浊阻滞膜原，舌红积粉苔者，临床注意鉴别使用。

临床若秽浊内盛，选加藿香、苍术、菖蒲、六一散等辟秽化浊渗泄之品；疫毒游溢诸经，当随经引用，以助升泄。溢于少阳，胁痛、呕而口苦加柴胡；溢于太阳，腰背项痛加羌活；溢于阳明，目痛鼻干加葛根。本方偏于温燥，用后苔减，病势有变，随即斟味酌量，甚或更方。若舌苔转黄，心腹痞满，可加大黄下之。疫毒传脾，胶闭大肠，宜枳实导滞汤加减（方见湿温章）。

若湿热秽浊疫邪，由膜原直走中道，邪正清浊相干胃肠，耗伤正气，症见发热较重，即见暴吐暴泻，甚则呕吐如喷，吐出酸腐物，夹有食物残渣，泻下物热臭，呈黄水样，甚如米泔水，头身疼痛，烦渴，脘痞，腹中绞痛阵作，小便黄赤灼热，舌苔黄腻，脉濡数；甚或转筋，肢冷腹痛，目陷脉伏者，治当芳香化浊，分利逐邪。吐利较甚者方选燃照汤（酒黄芩、焦山栀、制厚朴、佩兰、滑石、炒豆豉、制半夏、白蔻仁后下，《重订霍乱论》），转筋拘挛较甚者选方蚕矢汤［晚蚕砂（包）、木瓜、薏苡仁、制半夏、黄连、大豆黄卷、黄芩（酒炒）、通草、吴茱萸、焦山栀，《重订霍乱论》］，转筋者还可配合外治法，即以烧酒摩擦转筋处，以软散为度。

湿热疫初起若病起缓慢，症见胁肋胀痛，脘痞腹胀，纳谷不馨，口不渴，身重乏力，便溏，或有发热，头痛，恶心呕吐，苔白腻，为内有脾湿，复感湿热性质疠气所致。内外相引，困遏脾土，脾病及胃，水谷运化失司，气机升降失常，故显脘痞腹胀，纳谷不馨，口不渴，身重乏力，溏便，或恶心呕吐；脾湿过盛，反侮肝木，经气不利则胁肋胀痛；发热乃疫毒所致，头痛系浊邪上扰清窍；苔白腻乃尚未化热之象。治当解毒辟秽，运脾渗利。方选胃苓汤（苍术、厚朴、陈皮、甘草、生姜、大枣、桂枝、白术、泽泻、茯苓、猪苓，《太平惠民和剂局方》），本方乃平胃散与五苓散合法，有解毒辟秽，渗利泄浊之功效。方中苍术与厚朴相须为用，具有较强的化浊解毒作用；五苓散渗利于下，行排毒利小便之能；陈皮、生姜、大枣、甘草，理气和中。苔白厚腻，脾胃症状突出者，适宜本方。临证运用时，兼热象者，去桂枝加黄柏、茵陈、赤芍等；腻苔滑润，脉沉弱，为中阳素虚，可加制附子。

**3. 湿重热轻，困阻中焦**

【证 候】 身热不扬，胸闷脘痞，腹胀纳呆，恶心呕吐，口不渴，或渴不欲饮，或渴喜热饮，大便溏泻，小便浑浊，苔白腻，脉濡缓。

**【病 机】** 本证病机为湿浊偏盛，困阻中焦，脾胃升降失司。多因湿热病邪犯于中焦而形成，每从湿遏卫气证发展而来。膜原湿浊亦可传归脾胃，如章虚谷说："始受于膜原，终归于脾胃。"身热不扬，为湿中蕴热，热为湿遏所引起；脾胃受湿所困，脾升胃降功能失常，则见脘痞腹胀、大便溏泄，如《素问·阴阳应象大论》所云："清气在下，则生飧泄，浊气在上，则生𬌗胀。"湿阻于内，故口不渴；若湿阻清阳，津液失于上布，则口渴，但渴不欲饮，或喜热饮；因脾气运化受阻，胃气失于和降，故浊气上逆而见恶心呕吐；湿邪下趋，泌别失职，则见小便浑浊。苔白腻、脉濡缓，为湿邪偏重的征象。

本证的表现与湿遏卫气证相似，其区别之处是本证的恶寒之症已消失，热势较盛。临床上本证多从湿遏卫气证发展而来。

**【治 法】** 芳香宣化，燥湿运脾。

**【方 药】** 雷氏芳香化浊法（《时病论》）。

藿香叶一钱　佩兰叶一钱　陈广皮一钱五分　制半夏一钱五分　大腹皮一钱（酒洗）　厚朴八分（姜汁炒）

加鲜荷叶三钱为引。

本方用藿香、佩兰芳化湿浊；用陈皮、半夏、厚朴、大腹皮燥湿理气和中；佐以鲜荷叶透热升清化浊。全方具有芳香化浊，燥湿理气的功效。

本证因湿浊偏盛，湿中蕴热，不可早投寒凉而致闭郁湿浊、气机阻滞。如章虚谷说："三焦升降之气，由脾鼓运。中焦和则上下气顺，脾气弱则湿自内生。湿盛而脾不健运，浊壅不行，自觉闷极。虽有热邪，其内湿盛，而舌苦不燥。当先开泄其湿，而后清热，不可投寒凉，以闭其湿也。"

**【临床运用】** 口渴，但若不欲饮或喜热饮，苔白不燥时皆属湿中蕴热，当先开泄其湿而后清热；若暑秽湿浊偏盛之证，可加苍术、白豆蔻、薏苡仁；若暑热偏盛者，可于方中加入薄荷、黄芩、滑石、鲜芦根等；若恶寒头痛等卫分症状明显者可加藿香、香薷以解表化湿；若寒热往来者，酌加草果、青蒿以退寒热；若挟有秽浊，加佩兰、石菖蒲；湿盛加茯苓、苍术、藿香、佩兰；热盛加金银花、连翘；湿热下注加黄柏、车前子。

若湿热秽浊疫毒闭阻中焦气机，气机窒塞，上下不通，俗称"干霍乱"，症见发热，卒然腹中绞痛，痛甚如刀割，欲吐不得吐，欲泻不得泻，烦躁闷乱，甚则面色青惨，昏愦如迷，四肢逆冷，头汗如雨，舌淡苔白，脉沉伏者，以玉枢丹（山慈姑、续随子霜、红芽大戟、麝香、文蛤，《百一选方》）或行军散（西牛黄、当门子、珍珠、冰片、硼砂、雄黄、火硝、金箔，《重订霍乱论》）解毒辟秽芳香开闭。临证还可配合其他简便有效的方法：第一、用烧盐放入热汤调服，以刺激咽喉探吐，一经吐出，不仅烦躁闷乱可减，而且可使下窍宣畅、二便通利。第二、用行军散搐鼻取嚏，以辟秽解毒，通闭开窍。第三、针刺十宣、委中出血，以通脉开窍，引邪外出。第

四、用生大蒜捣烂，贴两脚心，或以吴茱萸研末，盐卤和，涂于两足心亦能取效。

**4. 湿浊上蒙，泌别失职**

【证 候】 热蒸头胀，呕逆神昏，小便不通，渴不多饮，舌苔白腻。

【病 机】 本证是体现湿邪治病"蒙上流下"特点的典型病证。热被湿遏，湿热上蒸，则见热蒸头胀；湿浊犯胃，胃失和降，则见恶心呕逆；湿浊上蒙清窍，则见神志昏蒙；湿浊流注下焦，泌别清浊失职，浊邪不得下泄，而致小便不通；渴不多饮，舌苔白腻为湿浊内阻，湿重于热之象。

本证虽属湿重热轻之证，但一般不见于湿温初起，而多见于湿温久延之时。

【治 法】 先予芳香开窍，继以淡渗利湿。

【方 药】 苏合香丸（《太平惠民和剂局方》）。

白术　青木香　乌犀屑　香附子（炒去毛）　朱砂　诃黎勒　白檀香　安息香（别为末）用无灰酒熬膏　沉香　麝香（研）丁香　荜茇　龙脑（研）　苏合香油（入安息香膏内）　熏陆香（即乳香，别研）

上药除苏合香油外，均研成极细粉末和匀，后将苏合香油用适量白蜜（微温）调匀拌入药粉内，加炼蜜制成药丸。

*茯苓皮汤（《温病条辨》）*

茯苓皮五钱　生薏苡仁五钱　猪苓三钱　大腹皮三钱　白通草三钱　淡竹叶二钱

水八杯，煮取三杯，分三次服。

该方以茯苓皮、猪苓、生薏苡仁、通草、淡竹叶清热利湿；配合大腹皮理气化湿。

【临床运用】 神昏、小便不通均属危急之症，所以本证应以两方同时使用为妥。必要时采取中西医结合的方法进行治疗。

**5. 湿阻肠道，传导失司**

【证 候】 少腹硬满，大便不通，神识昏蒙，苔垢腻。

【病 机】 本证为湿热浊邪郁结肠道，气机阻闭，传导失司所致。肠道气机阻滞，故见少腹硬满，大便不通，苔垢腻；浊气上逆，则可见神志昏蒙。

本证多见于湿热病邪在气分日久不解，肠道湿热垢浊蕴结，虽属湿重热轻之证，但一般不见于疾病早期。

本证与阳明热结均可出现便秘症状，但本证大便不通由湿热郁闭肠道，肠道气机不通所致，临床兼见腹满多无压痛、舌苔垢腻等湿热阻滞之征，非热结肠腑所致，故不可苦寒攻下。

【治 法】 宣通肠道，清化湿浊。

【方 药】 宣清导浊汤（《温病条辨》）。

猪苓五钱　茯苓五钱　寒水石六钱　晚蚕砂四钱　皂荚子三钱（去皮）

水五杯，煮取两杯，先服一杯，不知再服。

本方晚蚕砂清化湿浊；皂荚子化湿除秽，宣通气机；猪苓、茯苓、寒水石利湿泄热。湿浊得化，邪热得清，气机宣通，则大便自可通畅，诸症皆可缓解。

第九章　湿热类温病

【临床运用】　若肠腑湿浊较甚，少腹胀满拘急，可加杏仁、瓜蒌实、槟榔等肃肺气以畅腑气；若神志昏蒙较甚，可加苏合香丸开窍醒神。

**6. 湿热并重，困阻中焦**

【证　候】　发热汗出不解，口渴不欲多饮，脘痞呕恶，心中烦闷，便溏色黄，小溲短赤，苔黄滑腻，脉濡数。

【病　机】　本证病机为湿郁化热，湿热并重，互结中焦，脾胃升降失常。是湿温病湿热并重，湿热交蒸，郁阻中焦脾胃的代表证型。里热渐盛，热蒸湿动，则发热汗出，但湿性黏滞，不易速祛，故热不为汗解；热盛伤津，津不上升而口渴，湿邪内留，则所饮不多；湿热中阻，气机不畅，浊气不得下降，故脘痞呕恶；湿热熏扰心胸则心烦而闷；脾不升运，混浊下迫，小肠泌别失司，故便溏色黄、小便短赤；苔黄腻，脉濡数，皆为湿热俱盛之征象。

本证的化热之象已明显，一般是从湿重热轻、邪困中焦证进一步发展而来。

【治　法】　辛开苦降，燥湿泄热。

【方　药】　王氏连朴饮（《霍乱论》）。

制厚朴二钱　川黄连（姜汁炒）　石菖蒲　制半夏各一钱　香豉（炒）　焦栀各三钱　芦根二两

水煎，温服。

本证病机重点是湿热交蒸于中焦脾胃，徒清热则易碍湿，徒化湿则易助热，故治疗上不可偏执，必须两者兼顾。本方以黄连、山栀清泄里热，厚朴、半夏燥湿化浊，淡豆豉配合山栀清宣郁热，菖蒲芳香化浊，芦根清利湿热，生津止渴。诸药相合，共奏清化湿热之效。

【临床运用】　若呕甚而痞，湿热互结，中焦痞塞不通者，可用吴鞠通《温病条辨》半夏泻心汤去人参、干姜、甘草、大枣加枳实生姜方（半夏、生姜、黄连、黄芩、枳实），或加草果、白蔻仁以消胀泄满，呕吐者加藿香、竹茹；湿热郁蒸肌表，外发白痦者，可加竹叶、薏苡仁以增透热渗湿之效；大便隐血加地榆炭、茜草炭。

**7. 湿热蕴毒**

【证　候】　发热口渴，咽喉肿痛，小便黄赤，或身目发黄，脘腹胀满，肢酸倦怠，苔黄腻，脉滑数。

【病　机】　本证病机为湿热交蒸，热势渐盛，蕴酿成毒，充斥气分。湿热俱盛蒸腾于内，损耗津液，则发热口渴，热毒上壅则咽喉肿痛；湿热留蕴下焦，则小便黄赤；湿热蕴阻中焦，气机不展则胸闷腹胀，肢酸体倦；如湿热交蒸，内蕴肝胆，胆汁溢于肌肤则见身目发黄；苔黄腻、脉滑数，均为湿热并重，郁蒸蕴阻的征象。

本证与湿温其他病证的不同之处在于有"蕴毒"的表现，其"毒"的特征主要体现为肿（咽喉肿痛）、赤（小便黄赤）、黄（身目发黄）。

【治　法】　清热化湿，解毒利咽。

【方　药】　甘露消毒丹（《温热经纬》）。

137

飞滑石十五两　绵茵陈十一两　淡黄芩十两　石菖蒲六两　川贝母　木通各五两　藿香　射干　连翘　薄荷　白豆蔻各四两

各药晒燥，生研极细（见火则药性变热），每服三钱，开水调服，日2次。或以神曲糊丸，如弹子大，开水化服亦可。

本方由叶天士创制，是治疗湿热蕴毒的代表方剂，王孟英称其为"治湿温时疫之主方"。认为只要湿温疫病之病邪尚在气分者，悉以此丹治之立效。方中用黄芩、连翘、薄荷清热透邪；射干、贝母解毒散结，利咽消肿；藿香、白豆蔻、石菖蒲芳香化浊，宣上畅中；茵陈、滑石、木通渗利湿热以导邪下行。

【临床运用】　本方原为丸剂，临床上也可以减少各药剂量，改为煎剂内服。临床上对黄疸明显者运用本方时，可减去贝母、薄荷，加大黄通便，以加强清热排毒退黄的作用；如咽喉肿痛较明显者，可加白僵蚕、银花、桔梗等。

若湿热毒邪化燥入血，或疫毒热盛入血，见身大热，烦躁，胸闷腹胀，呕吐，大便秘结，小便黄赤，黄疸迅速加深，舌质红绛，苔黄腻或干燥，脉滑数，甚则神昏谵语，抽搐，便血，溺短赤等症者，为热盛入营欲陷心包，入血迫血妄行。治当解毒逐邪，凉血护阴，清心开窍。方用神犀丹（犀角、石菖蒲、黄芩、粪清、连翘、鲜生地、银花露、板蓝根、香豉，《温热经纬》）。若高热持续，出血发斑，加牛黄、焦栀子、丹皮，合紫草清热解毒，凉血止血；若烦躁，时有谵语，加郁金、菖蒲，痰瘀同治，开心窍以防内陷；若神昏抽搐，为内陷厥阴，"须用牛黄丸、至宝丹之类以开其闭"。

临床见湿热蕴毒症状，标志湿热较盛，每有并发症发生，应密切观察病情的变化。必要时采取中西医结合的方法进行治疗。

**8. 湿热酿痰，蒙蔽心包**

【证候】　身热不退，朝轻暮重，神识昏蒙，时清时昧或似清似昧，苔黄浊腻，脉濡滑数。

【病机】　本证病机为湿热酿蒸成痰，痰浊蒙蔽心包络。气分湿热郁而不解，心包为湿热痰浊所蒙，心神受其蔽扰，故表现为神识昏蒙，似清似昧或时清时昧等；气分湿热郁蒸，故身热不退，朝轻暮重。舌苔黄腻、脉濡滑数为湿热蕴结，热邪偏盛的征象。

本证属气分证范围，与热入心包属营分证范围有别。湿热酿痰、蒙蔽心包的神志异常，与热入营血、内闭心包出现舌绛、神昏谵语甚或昏愦不语之证不同。亦与阳明腑实引起的昏谵且伴见腹满痛、便秘、苔黄厚燥裂者不同。

【治法】　清化湿热，豁痰开窍。

【方药】　菖蒲郁金汤送服苏合香丸或至宝丹。

菖蒲郁金汤（《温病全书》）

鲜石菖蒲三钱　广郁金一钱　炒山栀三钱　青连翘二钱　灯心二钱　鲜竹叶三钱　粉丹皮二钱　淡竹沥五钱（冲）　细木通钱半　紫金片（即玉枢丹）五钱（冲）

水煎服。

菖蒲郁金汤中以菖蒲、郁金、竹沥、紫金片等化湿豁痰、开窍苏神；用山栀、丹皮、连翘、竹叶清泄湿中之蕴热；木通、灯心导湿热下行，适用于气分湿热郁蒸，酿痰蒙蔽心包之证。

苏合香丸（见本章）

至宝丹（见风温章）

【临床运用】 本方用于湿热病湿热酿痰，蒙蔽心包证。若痰热较重，邪热炽盛者，可加服至宝丹，以清心化痰开窍；若湿浊偏盛而热势不著者，可送服苏合香丸化湿辟秽、芳香开窍。并见痉厥者，可加全蝎、蜈蚣、地龙、僵蚕等熄风止痉；若湿热盛动风，亦可酌加地龙、秦艽、灵仙、滑石、丝瓜络、海风藤、酒炒黄连，以胜湿通络熄风。

本证与热闭心包证均属闭窍之证，均属于危证，脏腑定位均在心包，临床均有神志病变，治疗均用开窍之法，但因其病证病机不同，表现各异，临床需注意鉴别（表9-1）。

表9-1 痰蒙心包证与热闭心包证比较

| | 痰蒙心包 | 热闭心包 |
| --- | --- | --- |
| 病机 | 湿热酿痰，蒙蔽心包 | 热闭心包 |
| 病位 | 气分 | 营分 |
| 神志 | 神识昏蒙，时清时昧或似清似昧 | 神昏谵语，或昏愦不语 |
| 热象 | 身热不退，朝轻暮重 | 身灼热，或身热夜甚 |
| 舌苔 | 苔黄浊腻 | 舌纯绛鲜泽，无苔 |
| 脉象 | 脉濡滑数 | 脉细数 |
| 治则 | 清化湿热，豁痰开窍 | 清心开窍 |
| 方药 | 菖蒲郁金汤送服苏合香丸或至宝丹 | 清宫汤送服"凉开三宝" |

### 9. 热重湿轻，蕴阻中焦

【证候】 壮热面赤，汗多口渴，烦躁气粗，脘痞身重，苔黄微腻，脉洪大滑数。

【病机】 本证病机为阳明热炽，兼太阴脾湿，是湿温病热重于湿的代表证型，多见于湿温病湿邪化燥过程中。其壮热汗出、口渴欲饮、面赤气粗，皆为气分阳明热盛、里热蒸迫之象。身重脘痞、苔微腻为太阴脾湿之征。

【治法】 清泄胃热，兼燥脾湿。

【方药】 白虎加苍术汤（《类证活人书》）。

石膏一斤 知母六两 甘草二两（炙） 粳米三两 苍术三两

上挫如麻豆大，每服抄五钱匕，水一盏半，煎八分，去滓，服六分，清汁温服。

本证病机重点是阳明热炽为主，太阴脾湿为次，热重于湿，故以白虎汤清阳明胃热，加用苍术以燥太阴脾湿，共奏清化湿热之效。

【临床运用】 若热郁化火，津伤不甚，可配以黄芩、黄连、栀子以清热解毒；若中焦湿重，兼见呕恶、不食时，可酌加藿香、佩兰、滑石、大豆卷、通草等芳化渗利之品。

湿热困阻中焦，其病证性质有湿重热轻、湿热并重、热重湿轻之别，临床表现各异（表9-2）。

表9-2　湿热阻滞中焦湿重热轻、湿热并重、湿轻热重证比较

|  | 湿重热轻 | 湿热并重 | 热重湿轻 |
|---|---|---|---|
| 发热 | 身热不扬 | 发热汗出不解 | 壮热面赤，汗多，烦躁气粗 |
| 口渴 | 口不渴，或渴不欲饮，或渴喜热饮 | 口渴不欲多饮 | 口渴 |
| 脘腹 | 胸闷脘痞，腹胀纳呆，恶心呕吐 | 脘痞呕恶，心中烦闷 | 脘痞身重 |
| 二便 | 大便溏泻，小便浑浊 | 便溏色黄，小溲短赤 | 小溲短赤 |
| 舌象 | 舌淡苔白腻 | 舌红苔黄滑腻 | 舌红苔黄微腻 |
| 脉象 | 脉濡缓 | 脉濡数 | 脉洪大滑数 |
| 用方 | 雷氏芳香化浊法 | 王氏连朴饮 | 白虎加苍术汤 |

### 10. 湿热化燥，伤络便血

【证　候】　灼热烦躁，骤然腹痛，便下鲜血，腻苔剥脱，或转黑燥，舌质红绛。

【病　机】　本证系湿邪化燥，热邪化火，侵入血分，损伤肠络，迫血下行所致。湿邪化燥入血，热盛阴伤，故见身灼热，腻苔剥脱或转黑燥，舌质红绛；血热扰神闭窍，故见烦躁；损伤肠络，迫血下行，因此骤然腹痛，便下鲜血。

本证出血乃由湿邪化燥，损伤肠络所致，与内伤杂病中脾不统血之便血不同。脾不统血乃由脾气亏虚、失于统摄所致，症见便血色红或紫黯、食少、体倦、面色萎黄、舌质淡、脉细等症，易于鉴别。

【治　法】　清火解毒，凉血止血。

【方　药】　犀角地黄汤（见春温章）。

【临床运用】　湿温以脾胃为病变中心，故当邪热化火，化燥入血后，最易损伤肠络而致便下鲜血，若血热亢盛，迫血妄行，也可引起其他部位的出血，其病证危机，应急投凉血解毒之剂救治。若出血过多，可引起气随血脱之危象，因此多出血较多的患者，应密切观察，以及时发现正气外脱之变。

若热毒征象明显，见灼热不已，烦躁不安，小便短赤，可合用黄连解毒汤（栀子、黄芩、黄连、黄柏（《外台秘要》）以泻火解毒。有明显出血，可适当加入紫珠草、地榆炭、侧柏炭、茜草根、三七等以助止血；若见腹痛，可加白芍缓急止痛；若见神昏烦躁，舌黑短缩，皮肤斑点紫黑，乃瘀热闭窍，当加入人中黄、桃仁、丹参、紫珠草，并送服安宫牛黄丸，以清热化瘀、开窍醒神。

若便血不止，骤然热退身凉，伴见面色苍白、汗出肢冷、舌淡无华、脉象细微欲绝者，为气随血脱之危象，应急予独参汤、参附汤频频送服，以益气固脱；待元气恢复，虚脱危象解除之后，再予温养健脾、养血止血之法治之，可选用黄土汤（甘草、生地黄、白术、炮附子、阿胶、黄芩，《金匮要略》）加减。

**11. 余湿留恋**

【证候】　身热已退，或有低热，脘中微闷，知饥不食，苔薄腻，脉象濡弱或缓。

【病机】　本证见于湿温的恢复期，因湿热已退，故一般不发热。惟余湿未净，胃气不舒，脾气未醒，故觉脘中微闷，知饥不食；或有低热，苔薄腻，脉象濡弱或缓为余邪未净的征象。

【治法】　轻宣芳化，淡渗余湿。

【方药】　薛氏五叶芦根汤（《湿热病篇》）。

藿香叶　鲜荷叶　枇杷叶　佩兰叶　薄荷叶　芦尖　冬瓜仁

方中藿香叶、佩兰叶、鲜荷叶芳香化湿，醒脾舒胃；薄荷叶、枇杷叶轻清透泄余热；芦根、冬瓜仁清化未尽余湿。正如薛生白所说："此湿热已解，余邪蒙蔽清阳，胃气不舒，宜用极轻清之品，以宣上焦阳气。若投味重之剂，是与病情不相涉矣。"

【临床运用】　本方冬瓜仁可改用冬瓜皮，因其皮祛湿之力更佳。若周身酸楚，头晕面黄，胸闷不饥，小便黄，大便干，舌苔白而微腻，脉濡，应在本方基础上加杏仁、薏苡仁、川厚朴、通草、白豆蔻、半夏等药；若寒湿较盛，困倦乏力，加苍术、茯苓；呕恶加豆蔻壳、苏梗；便溏，食欲不振加白扁豆、薏苡仁、大豆黄卷、炒麦芽。

临床也可选用其中根叶之品煎汤或冲泡代茶饮，以预防感受湿热秽浊之邪。

**12. 余邪留扰，气阴两伤**

【证候】　身热已退或有低热，口渴唇燥，神思不清，倦语，不思饮食，舌红苔少，脉虚数。

【病机】　本证为湿热类温病热重湿轻或化燥化火后期，邪势已衰而气阴耗伤。邪热未能尽解，故见低热；神思不清倦怠不欲语，是元气大伤，气阴未复所致；胃津一时难复，故口渴唇干；胃之气阴亏虚，脾胃运化功能未健，故不思饮食；舌红苔少，脉虚数均为余邪留扰，气阴两伤之症。

【治法】　清泄余热，扶中益虚。

【方药】　薛氏参麦汤（《湿热病篇》）。

人参　麦冬　石斛　木瓜　生甘草　生谷芽　鲜莲子

本方出自薛雪《湿热病篇》第二十八条，方名为后加。方以人参、麦冬、石斛、生甘草补元气而养胃津；木瓜、谷芽和胃化湿而醒脾胃；鲜莲子健脾养心，诸药合用，性味甘平，补而不腻，故王旭高说："此生津和胃之法，清补元气，体气薄弱者最宜仿此。"

本方临床不仅用于湿热类温病后期，对一切热病及内伤杂病的瘥后调理也每见功效。

【临床运用】　若见持续低热不退，并见心烦喜呕者，可改用竹叶石膏汤。

**13. 湿从寒化**

【证候】　脘腹胀满，大便不爽，或溏泻，食少无味，苔白腻，或白腻而滑，脉缓。

【病机】　本证为湿重热轻，湿郁伤阳，湿热之邪从寒而化，阻滞中焦。病位仍以脾胃为主,湿阻中焦,脾胃升降失司,气机不畅,则见脘腹胀满;脾阳不升,湿浊下流,则大便不爽或溏泻;脾失健运,胃气不降,则食少无味;苔白腻,或白腻而滑,脉缓为寒湿困脾之征。

本证为湿邪久羁,从寒而化所致,多有患者脾阳素虚或病中过用寒凉等损伤中气的药物,导致病情转向寒化,出现寒湿在里病变。

【治 法】 温运脾阳,燥湿理气。

【方 药】 四加减正气散或五加减正气散。

四加减正气散(《温病条辨》)

藿香梗三钱 厚朴二钱 茯苓三钱 广皮一钱五分 草果一钱 山楂肉五钱(炒) 神曲二钱

水五杯,煮二杯,渣再煎一杯,三次服。

方中藿香梗、厚朴、茯苓、陈皮理气燥湿,温运健脾;加草果苦温燥湿化浊,山楂肉、神曲健脾开胃。

五加减正气散(《温病条辨》)

藿香梗二钱 厚朴二钱 茯苓块三钱 广皮一钱五分 大腹皮一钱五分 谷芽一钱 苍术二钱

水五杯,煮二杯,日再服。

方中藿香梗、厚朴、茯苓、陈皮理气燥湿,温运健脾;加苍术、大腹皮温运燥湿,理气畅中;谷芽升脾和胃。

【临床运用】 四加减正气散与五加减正气散为吴鞠通《温病条辨》五首加减正气散中的两首,均以藿香梗、厚朴、茯苓、陈皮理气燥湿,温运健脾,但功效有所差异,临床注意鉴别使用。四加减正气散以草果苦温燥湿,楂肉、神曲健脾开胃,全方长于温运脾阳、燥湿化浊,适用于寒湿蕴中而苔白腻或白滑、脉缓明显者。五加减正气散以大腹皮、苍术理气燥湿,谷芽升脾和胃,全方长于健脾化湿、理气畅中,适用于脘闷、便溏、腹胀明显者。

### 14. 湿胜阳微

【证 候】 形寒肢冷,口渴胸痞,呕吐泄泻,舌淡苔白腻,脉沉细。

【病 机】 本证多为素体中阳偏虚,邪从湿化,重伤脾阳,日久及肾。肾阳为一身阳气之本,既为寒湿所伤,不能温煦充养机体,故形寒肢冷,舌淡,脉沉细;肾虚气化无力,脾虚运化失职,津液无以正常输布,津不上承故口渴;浊阴上逆则见呕吐,水湿下注而为泄泻;胸痞,舌苔白腻,乃寒湿内阻之征象。

【治 法】 温肾健脾,祛寒逐湿。

【方 药】 薛氏扶阳逐湿汤或真武汤。

薛氏扶阳逐湿汤(《湿热病篇》)

人参 附子 益智仁 白术 茯苓

方中以人参、附子、益智仁补气温阳,补脾肾阳气之衰;白术、茯苓健脾助运,化内阻之湿。

真武汤（《伤寒论》）

茯苓三两　白芍三两　生姜三两（切）　白术二两　附子一枚（炮，去皮，破八片）

本方属温阳利水之剂。附子温补肾阳，化气利水，茯苓、白术健脾利水渗湿，生姜温散水气，白芍和里益阴。全方共奏温阳利水之功。

以上二方组成及作用大致相同，前方系从后者化裁而来。因真武汤功用较专，所以当疾病后期肾阳衰微，水湿内盛，出现形寒神疲，心悸气短，头目昏眩，小便不利，甚或面浮肢肿者，方选真武汤。

【临床运用】　湿盛者，还可加入半夏、厚朴、白豆蔻、薏苡仁等药以化湿浊。若阳虚水泛，可合四苓散或加入车前子、冬瓜皮；若见阳虚外脱，则可加用参附龙牡汤。

本章介绍了湿温病的发展历史源流、病因病机、诊断要点、辨证施治原则及常见证型。湿温由外感湿热病邪所致，病机变化以脾胃为中心，初起以邪遏卫气为特征。

湿温作为湿热类温病的代表病种，兼具湿与热的双重属性，病位又有在上、中、下三焦的脏腑部位的不同，其湿热转化在病理过程中尤当注意。以此为脉络，熟悉湿温寒化、热化后的不同证型及其转归，同时应注意脾胃中气之盛衰强弱对湿热转化的影响，掌握常见证型的治疗。

湿温的发病内因在于太阴受伤，湿邪停聚，复外感湿热病邪而致病。中阳偏虚者易从寒化，治当温阳散寒除湿为主；中阳偏旺者易从热化，治当祛湿清热为主，并注意因病位不同而活用开上、畅中、渗下等祛湿之法；湿热化燥，则可内入营血，治当清营凉血，与温热类温病治疗互参；恢复期余湿留扰、气阴两伤，则当清泄余邪，扶中益虚。后期容易出现病情复发，所以要特别注意饮食及护理。

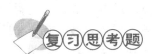

1. 湿温病是如何形成的，其病机有何特点？

2. 湿温湿偏盛与热偏盛的病理基础是什么？

3. 试述湿温初起的证候特点及治疗禁忌。

4. 临床如何辨别湿温病证的湿重、并重、热重？治疗有何不同？

5. 湿热酿痰蒙闭心包与热闭心包证治有何异同？

6. 湿温后期出现的余湿未尽与湿温寒化证主要病机是什么？如何辨证治疗？

7. 湿温的治疗能否概用淡渗利湿法？为什么？

8. 为什么说湿温以脾胃为病位中心？

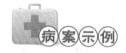

**1. 湿温（《蒲辅周医案》）**

张某，男，1岁半，1964年5月3日初诊。

4月24日发热，咳嗽气急，体温39℃~40℃，住某医院确诊为腺病毒肺炎。用多种西药治疗未效，病情缠绵，其母心情焦急异常，经同道介绍前来求治。患儿迄今发热未退，烦躁多哭，烦躁时头额有汗，咳嗽较甚，咳声不畅，不思食，不饮水，且拒食饮，大便溏软，腹部胀满，小便黄，脉沉滑，面黄，舌质淡，苔白黄腻带秽，因湿热郁闭，肺气不宣，治宜宣肺卫，化痰湿。

处方：连皮茯苓二钱 法半夏二钱 杏仁去皮一钱五分 薏苡仁四钱 冬瓜仁二钱 白蔻仁八分 芦根三钱 桑皮一钱五分 麦芽炒一钱五分 竹茹一钱 象贝一钱 枇杷叶（炙）二钱

慢火煎30分钟，取30毫升，每次服两匙，2剂。

1964年5月5日再诊：服上药2剂后，周身絷絷潮汗出，即思乳食。今日体温已平，烦躁亦除，精神活跃，面色转红润，惟咳嗽较频，食欲渐增，大便每日一行，挟有少量黏物，脉沉滑微数，舌正红，秽腻苔已退，郁闭已开，湿痰未净，宗前法加减。

处方：连皮茯苓二钱 法半夏一钱 橘红一钱 杏仁一钱五分 薏苡仁四钱 冬瓜仁二钱 象贝一钱 桑皮一钱五分 竹茹一钱 麦芽一钱五分 芦根三钱 枇杷叶（炙）二钱

两剂而愈。

**按语：** 患儿发病于春末夏初，病起高热、咳嗽气急，病情缠绵，咳嗽仍频，烦躁多哭，哭时仅头额有汗，便溏腹软，小便黄，脉沉滑，舌质淡，苔黄腻带秽。据病情分析，诊为外感湿热病邪所致之湿温。因春末多雨，气候偏湿，感受湿邪，清阳郁闭，卫失疏泄，肺失清肃，痰湿内聚故见咳嗽较甚、咳声不畅；湿遏热伏，热不得越，故见发热、烦躁多哭、烦躁时有汗、小便黄；湿困中焦，气机不畅，故见仅头额有汗、不思食、不饮水、且拒食饮、大便溏软、腹部胀满；脉沉滑，面黄，舌质淡，苔白黄腻带秽为湿热内困之征。所以立法宣通肺卫，通阳利湿。非风寒故不用发表之品，服后上焦得通，胃气即和，遍身汗出，而体温恢复正常。但仍咳嗽较频，此为郁闭已开，湿痰外出之象，故因势利导，再予疏利痰湿，调理肺胃，2剂而获痊愈。由此可见，湿邪为患并非皆属脾胃，亦有偏于上焦肺者。

**2. 湿温化燥入营（《丁甘仁医案》）**

郑左，湿温十六天，身灼热，有汗不退，口渴欲饮，烦躁少寐，梦语如谵，目红溲赤，舌红糙无津，脉象弦数，红疹布于胸膺之间。此温已化热，湿已化燥，燥火入营，伤阴劫津，有吸尽西江之势，化源告竭，风动痉厥之变恐在目前。亟拟大剂生津凉营，以清炎炎之威，冀其津生邪却，出险入夷为幸。

鲜生地六钱　天花粉三钱　川贝母二钱　生甘草八分　粉丹皮二钱　冬桑叶三钱　银花八钱　白薇一钱五分　羚羊片八分　朱茯神三钱　带心连翘三钱　茅芦根各一两　鲜石斛四钱　鲜竹叶三十片

二诊：湿温十八天，甘寒清解，已服二剂。舌红糙略润，津液有来复之渐；身灼热、口渴引饮均减，夜寐略安，佳境也。红疹布而渐多，目白红丝，小溲短赤，脉数不静。少阴之阴已伤，水不济火，营分之热尚炽，木火升腾。前方既见效机，毋庸改弦易辙也。

原方加西洋参一钱五分，鲜藕四两，切片入煎。

三诊：湿温三候，温化热，湿化燥。迭进生津凉解，身灼热大减，寐安，梦语亦止，红疹满布，营分之热已得外达。脉数不静，舌较光红，小便黄。七八日未更衣，阴液难以骤复，木火尚炽，余焰未熄。仍拟生津泄热，佐通腑气，虽缓下，亦寓存阴之意。

西洋参一钱五分　冬桑叶二钱　天花粉三钱　白薇一钱五分　鲜生地四钱　粉丹皮二钱　川贝母三钱　生甘草六分　鲜石斛四钱　朱茯神三钱　郁李仁三钱，研　麻仁四钱，研　活芦根一只，去节

四诊：湿温二十二天，身灼热已退，寐安神清，红疹布而渐化，腑气亦通，舌质红，苔微白，脉象濡软而数，精神疲倦，小溲淡黄，谷食无味，邪退正虚，脾胃鼓舞无权，今拟养正和胃，寒凉慎用，虑过犹不及也。

西洋参三钱，米炒　朱茯神三钱　川石斛三钱　生甘草五分　通草八分　瓜蒌皮二钱　广橘白一钱　川贝母二钱　北秫米三钱，包。

**按语**：此为湿温，湿热久羁，湿已化燥，热灼营阴。营热亢盛，伤阴劫津故身灼热、有汗不退、口渴欲饮，目红溲赤；心营热盛，故见烦躁少寐、梦语如谵；热扰营络，故见红疹布于胸膺之间；舌红糙无津，脉象弦数为热盛于内之征。丁氏治以大剂生津凉营之品。服药后，因阴液难以骤复，木火尚炽，余焰未熄，仍投以生津泄热，并佐以通腑气以存阴。其缓下之法，既通腑以存阴，又防苦寒以护阴，用心独到。待病到后期，邪退正虚，脾胃鼓舞无权者，以养正和胃治之而取效。

**3. 湿温湿重于热（肠伤寒）（《赵绍琴临证验案精选》）**

华某某，男，30岁。

初诊：身热6~7日，体温39℃，头晕目沉，面色淡白，胸中满闷不舒，周身酸楚乏力，大便略溏，小溲短黄，腰际酸沉，夜寐不安。经某中医治疗，先服银翘解毒丸，后又服汤剂，甘寒清气热，以生地、玄参、知母、沙参等为主。药后大便溏泄，身热加重，周身乏力，舌白滑润，根部厚腻，两脉沉濡，按之无力，近似迟缓，小溲短少，口淡无味。病属素体中阳不足，脾胃运化欠佳，外受暑湿之邪，留连不去，误服甘寒之品，湿邪增重，气机受阻，三焦不利。湿重于热，故面色淡白，唇口不华，脉象亦为寒湿遏阻中阳之象，拟以芳香宣化，疏调气机，以畅胸阳。

俟湿化阳复，气机宣畅，则三焦通利，病自渐愈。忌食甜、黏及有渣滓食物。

淡豆豉12g，炒山栀3g，藿香叶10g（后下），陈香薷1.5g（后下），焦苍术4.5g，厚朴4.5g，白蔻仁3g，杏仁泥10g，川黄连2g，半夏10g，陈皮4.5g，鲜煨姜3g，冬瓜皮20g　二帖

二诊：药后身热渐退，体温38.5℃，头晕沉重渐解，胸闷渐轻，胸部头额略见小汗，大便仍溏，小溲赤短，腰痛，周身酸楚乏力，苔白滑腻，根部略厚，两脉弦滑力弱，按之濡缓。此为暑热湿邪互阻不化，且过服甘寒，脾阳受遏，三焦不通，气机不畅，再以芳香宣化，通阳祛湿。

淡豆豉12g，炒山栀3g，藿香叶10g（后下），香白芷6g（后下），白蔻仁4.5g，杏仁10g，半夏12g，厚朴6g，炒薏苡仁12g，焦苍术4.5g，川黄连2g，煨姜3g，茯苓皮12g　二帖

三诊：叠服芳化通阳祛湿之剂，自觉遍体潮润，已下至两腿，胸中满闷大减，气分亦畅，头部沉重渐解，小溲通畅色深，体温37.8℃，大便今日已渐成形，腰痛，周身酸楚乏力，舌苔白腻略厚，脉象已转濡滑，较前有神。暑湿互阻不化，连服芳香宣解，湿邪渐减，热象亦轻，再以宣化上、中二焦，希图三周热退为吉。

白蒺藜10g，香豆豉12g，嫩前胡3g，香青蒿4.5g，制厚朴4.5g，焦苍术6g，焦薏苡仁10g，制半夏10g，白蔻仁3g，煨姜2g，杏仁泥10g，白米30g炒焦煎汤代水　二帖

四诊：身热已退净，体温36.6℃，头部尚觉微痛，大便通畅，咳嗽痰多，口淡无味，舌苔白腻，两脉和缓有神，湿温三周而解，遍体潮润，惟胃纳欠佳，脘闷仍不思食。再以辛泄余邪，调和阳明。病虽向愈而正气未复，由虚涉怯，意中事也，饮食寒暖，备宜小心。

白蒺藜10g，香青蒿4.5g，丹皮4.5g，厚朴花4.5g，川黄连2g，川贝母10g，杏仁10g，香砂枳术丸15g（布包），范志曲12g（布包），香稻芽10g，新会皮3g，白米30g炒焦煎汤代水　三帖

三帖之后，诸恙皆安，停药后一周而饮食二便皆正常，遂渐康复。

**按语**：湿温乃感受湿热之邪，胶固难解，缠绵难愈。因其高热不退，医者往往执寒药以疗之，每致误事。此案前医不知湿温初起当芳香宣化透邪外出，反用寒凉之剂，湿邪遇寒则凝，阻塞气机，三焦不利，邪无从出，其身热更甚，恐将昏蒙矣。故初诊即重用芳香宣化，疏调气机，其方用藿香，不用佩兰，以佩兰性寒不利于湿重故也，炒山栀、川黄连等清热之药用量极轻，其余诸药皆为芳香化湿宣展气机之用。俟三焦畅、气机行则邪可透出矣。药后微汗出从头至颈胸，乃邪透之标志。此后数诊，皆宗此法进退，终至汗出至下肢，乃断其三周退热，果不其然。先生常曰：治湿温症必得微汗遍及周身，至双脚趾缝中亦似潮润，斯为邪透尽之征。若误用寒凉滋腻，则湿邪愈盛，邪不得出矣。湿温虽禁发汗，然必得汗出，乃得邪解。

**4. 湿温瘥后复发（肠伤寒恢复期）（《赵绍琴临证验案精选》）**

倪某某，男，37岁。

初诊：湿温经月甫愈，两天来陡然低热口干，心烦且渴，一身乏力，中脘闷满堵

塞不舒，时时泛恶，纳谷不馨，舌红苔腻，两脉濡数无力。病似湿温劳复，余热尚未清除，故低热不重，疲乏无力，胃不思纳，时时欲恶，用清热生津，益气和胃法。

竹叶3g，生石膏12g，北沙参15g，半夏9g，麦门冬9g，淡豆豉9g，山栀3g，生甘草3g 二帖

二诊：低热未作，体温36.5℃，口渴心烦已止，纳谷渐香，仍觉脘闷，湿温初愈，余热留恋，清气热少佐补正，化湿郁以开其胃。以饮食为消息。生冷甜黏皆忌。

竹叶茹各3g，生石膏9g，沙参9g，杏仁9g，半夏9g，淡豆豉9g，茯苓9g，白蔻仁末0.3g分冲，鸡内金9g 二帖

三诊：连服清气开胃之药，低热退而乏力减，中脘堵闷也轻，饮食二便如常。湿温甫愈，正气未复，仍需休息二周，防其劳复。

**按语：** 湿温初愈，劳复而致低热、烦渴、乏力、纳呆，是余热未尽，正气不足，故取竹叶石膏汤法，清热生津，益气和胃。凡温证初愈，须防劳复、食复。若过劳，或饮食不慎，过食或早进肉食，皆可致复热，或高或低，迁延难退。必用清余热，和胃气法，令胃和则愈。故此案二诊即加用开胃消导之品，化其湿消其滞，则余热不复久留矣。

# 第二节 暑湿

**要点导航**

通过本章的学习，在了解暑湿病发展历史源流的基础上，重点学习暑湿的病因病机、诊断要点、辨证施治原则及常见证型，熟悉暑湿的发生发展规律，从而掌握暑湿的临床诊断要点及主要证候的治疗。根据这些规律，注意与湿温、暑温章互参，制定和采取相应的学习方法。

暑湿是感受暑湿病邪所引起，以暑热见症突出，兼具湿邪郁阻证候为特点的一种急性外感热病。临床表现除暑热见症外，并具胸痞、身重、苔腻、脉濡湿邪内阻等症状。本病好发于夏末秋初。

暑湿是一个独立的急性外感热病，但正式列为专病论述却较晚。在《内经》及汉、唐时期诸多医家论及暑病的基础上，至宋元时期开始对暑与湿的关系进行论述。在陈无择《三因极一病证方论》中说："暑湿者，恶寒反热，自汗，关节尽痛，头目昏眩，手足倦怠，不自胜持，此并伤暑湿所致也。"该书又指出："冒暑毒，加以着湿，或汗未干即浴，皆成暑湿。"主张以茯苓白术汤治疗。张元素分析夏末秋初时气候易使人患暑湿，指出："在大暑至秋分之间，为太阴湿土之位，所发暑病多夹湿，宜渗泄之法，以五苓散为主方治之。"明代王纶在《明医杂著》中

说："治暑之法，清心利小便最好。"李梴在《医学入门》中也指出：夏月，人多饮水食冷，治宜利湿，杂以消导，祛暑宜香薷饮、黄连解毒汤、白虎汤，和中宜大小调气汤。而清初喻嘉言在《医门法律》中提出了暑病证治的四律，其中之一即为"凡治中暑病，不兼治其湿者，医之过也"。叶天士在《幼科要略》中指出"暑必兼湿"。俞根初《通俗伤寒论》首立暑湿伤寒专节，并分暑湿兼外寒、内寒两种证型论治。王孟英则认为"暑令湿盛，必多兼感"。何廉臣《重印全国名医验案类编》列暑湿为专病，收录病案多例，在其按语中论述了暑湿治疗的有关问题。近代曹炳章《暑病证治要略》把暑湿分为十三症进行辨证论治，系统描述暑湿病的因证脉治，并指出："病之繁而且苛者，莫如夏月暑湿为最甚。"至此，对暑湿的认识渐趋完臻。正是由于暑多兼湿，故吴鞠通《温病条辨》将暑湿纳入暑温中讨论，后世多从之，本教材为有助于整体把握湿热类温病的特性，前后互参，将暑湿列专节介绍。

根据暑湿的发病季节和临床表现，西医学中夏季多发的上呼吸道感染、急性胃肠炎、钩端螺旋体病、夏季热以及部分流行性乙型脑炎均可参照本病的内容进行辨证论治。

### 一、病因病机

本病的病因系外感暑湿病邪。夏季气候炎热，暑气既盛，且雨湿较多，湿气亦重，天暑下逼，地湿上蒸，湿气与暑热相合，则形成暑湿病邪。暑湿病邪兼有暑邪炎热酷烈，传变迅速，以及湿邪重浊，易犯中焦，弥漫三焦，病势缠绵的双重特点。

与湿温相似，本病发病的内在因素是脾胃虚弱、元气不足。时值盛夏，湿气盛行，人之脾胃运化呆滞，加之饮食不节，损伤中气，则脾胃更见虚弱，暑湿病邪也易乘虚而入发病。正如曹炳章分析得很清楚："人在此气交之中，受其炎蒸，元气强者，三焦精气足，或可抗邪。元气虚者，三焦精气不足，无隙可避，可见正气亏虚是本，病损其脾胃，乘暑天而作病也。"

本病初起，暑湿内犯，暑热内舍阳明，湿邪外遏卫阳，内困脾胃，气失调畅，外则邪困肌肤，内则邪阻中焦，成暑湿阻遏卫气之证。此外，夏暑气候炎热，患者多乘凉露宿，或饮冷过度，或者触冒风雨，因而易为寒邪所侵，阳气为阴寒所遏，故病初亦可见暑湿兼寒的表现。若邪由卫传气，则邪气留连而病情缠绵，且病之部位亦多，或变滞肺络，或邪干胃肠，或弥漫三焦，但更多见暑湿困阻中焦。若暑热甚，则可夹湿内陷心营；若其邪化燥化火，则尤易损伤肺络；或邪郁成毒，毒入肝经而突见黄疸，则属险恶重症。若暑湿病邪日久不去而致元气更伤，阴液暗耗，或素体元气亏虚，感受暑湿者，易成暑湿伤气见证。恢复期可见暑湿余邪蒙绕清窍。

### 二、诊断要点

（1）发病　发于夏末秋初，气候炎热，雨湿较盛之时。

（2）初起特点　起病急骤，初起以暑湿郁阻卫气证候为主，表寒内郁暑湿者亦多见。

（3）病变过程　临床上既有发热、心烦、尿赤等突出的暑热内盛症状，又兼有身重、胸痞、苔腻等湿邪内阻症状，病程中常有黄疸、出血之变证。

（4）与暑温、湿温、伏暑鉴别

① 与暑温鉴别：暑湿与暑温均好发于夏季，发病即有暑热内盛表现。但暑温由暑热病邪所致，病程中热势亢盛，无湿邪内困中焦表现；暑湿由暑湿病邪所致，病程中除有暑热亢盛表现外，尚有脘痞、苔腻等湿邪内困中焦见症，二者易于鉴别。

② 与湿温鉴别：暑湿与湿温均好发于夏季，均为湿热类温病。但暑湿由暑湿病邪所致，初起即见暑热亢盛、湿邪内困见症；湿温由湿热病邪所致，初起为湿重热轻、邪遏卫气之证，二者易于鉴别。

③ 与伏暑鉴别：暑湿与伏暑均由暑湿病邪所致，起病初期均可表现为卫气同病证。但暑湿好发于夏季，初起多表现热重于湿的卫气同病证；伏暑好发于深秋或冬季，初起多表现气分证或营分证，或因新感引动伏邪而呈卫气同病及卫营同病证。

### 三、辨证施治

#### （一）辨证要点

**1. 注意湿热转化**　本病由暑湿病邪所致，湿邪易从热化，所以辨别暑与湿的转化是本病的辨证关键。初起暑重于湿，以壮热、烦渴、溲短赤、苔黄腻、脉滑数为特点；若湿随热化，则见暑热盛于阳明或内传营血，暑湿内陷心营，出现高热、神识不清、清窍失聪等；暑湿化燥入血，伤及肺络则咳血、咯血。恢复期余邪蒙绕清窍，多见头目不清、昏胀不适等症。

**2. 辨察病变部位**　暑湿病邪侵袭人体，病位虽以阳明、太阴为主，但仍需辨别邪在三焦的不同部位。邪入气分，困阻中焦，则见壮热汗出、烦渴、脘痞、呕恶、小便短赤、苔黄腻、脉濡数等；若暑湿壅滞肺络，则见发热、汗出不解、口渴心烦、胸闷气喘、咳嗽痰多、苔白厚或黄腻、脉滑数等；邪干胃肠则腹痛、呕恶、下利急迫臭秽、发热、苔腻等；暑湿弥漫三焦，则可见发热、面赤耳聋、胸闷咳喘、脘痞呕恶、下利臭秽、小便短赤等上、中、下三焦证候表现；化燥伤阴，可深入营分、血分。

#### （二）论治要点

本病以暑热证候突出，兼有湿邪内郁表现为临床特点。故治疗应以清暑祛湿为原则，遵循清暑热、化湿浊、调气机、和脾胃的基本法则。

本病初起暑湿侵袭卫气，治疗当清暑化湿，宣气解表；若寒邪外束，暑湿内阻，则清暑祛湿中不忘透表祛邪。进入气分后虽以清暑化湿为大法，但须视病变部位不同而随证遣方。其中暑温干扰胃肠者，宜清解暑热化气利湿；困阻中焦者，宜辛寒透泄阳明暑热为主，兼化太阴脾湿；暑湿弥漫三焦当清化、宣通三焦暑湿；如化燥入血，邪伤肺络而见出血之象，当清暑凉血安络；如暑湿伤及元气当清暑化湿，益气和中；

暑湿内陷心营者，当清心开窍，涤暑化湿。本病后期，为暑湿余邪未净，宜芳香清化。一旦暑湿郁阻，蒸迫肝胆而见黄疸，化燥伤络而见出血，此时除辨证论治外，尚应及时予以对症处理，控制病情发展。

（三）常见证型辨治

**1. 邪遏卫气**

【证候】 发热，微恶风寒，稍有汗出，头身困重，肢体倦怠，咳嗽胸闷，脘痞，苔薄白腻，脉浮滑或濡数。

【病机】 此为暑湿之邪外袭，郁遏卫气。暑湿病邪侵袭人体，暑重于湿，暑发阳明则见身热，汗出，脉数；湿困卫表则见微恶风寒，头身困重，肢体倦怠；暑湿犯于上焦，肺失宣肃则见咳嗽；湿困中焦，气机阻滞则胸闷、脘痞，苔薄白腻，脉濡。

【治法】 清暑解表，宣肺化湿。

【方药】 卫分宣湿饮或新加香薷饮。

卫分宣湿饮（《暑病证治要略》）

香薷一钱 青蒿钱半 滑石四钱 浙茯苓三钱 通草一钱 苦杏仁钱半 淡竹叶三十片 鲜冬瓜皮一两 鲜荷叶一角

水煎服。

本方取香薷辛苦微温，气味芳香，能解表散寒，涤暑化湿；青蒿性味苦寒，气味芳香，清解暑邪，宣化湿热；两药相配，香薷助青蒿解表之力，青蒿制香薷辛温之性。青蒿后下，取其气芳香，轻可去实之意。杏仁宣通上焦气机，鲜荷叶气味芳香而清暑热；滑石、茯苓、通草、冬瓜皮等甘淡渗湿，淡竹叶清热生津。

新加香薷饮（《温病条辨》）

香薷二钱 金银花三钱 鲜扁豆花三钱 厚朴二钱 连翘二钱

本方为香薷饮加银花、连翘而成。方中香薷芳香透在表之暑湿，辛温解在表之寒邪，李时珍称之为"夏月之用香薷，犹冬月之用麻黄"。厚朴燥湿和中，银花、扁豆花、连翘辛凉清热涤暑。吴鞠通称此法为辛温复辛凉法。药仅五味，却合散寒、清暑、化湿于一方。

【临床运用】 卫分宣湿饮和新加香薷饮均可用于治疗暑湿初起卫气同病者。卫分宣湿饮以辛温合甘淡，透表化湿，适用于暑热之象较轻者。新加香薷饮辛温复辛凉，解表寒清暑湿，适用于寒邪外束而暑湿内郁者。

临床运用时，若暑热较甚，可加西瓜翠衣、大青叶等，以助清解暑热；若湿邪较甚者，可加藿香、佩兰等，以助化湿；若外寒甚，恶寒明显，无汗而脉浮紧者，可加荆芥、防风、蔓荆子以助解表。小便黄赤短少者，可加芦根、滑石等，导湿下行，使邪有出路；咳嗽痰多，加象贝、牛蒡等清肺化痰。若药后汗出恶寒解，当去香薷，以免发散太过而伤正气。

**2. 暑湿阻滞中焦**

【证候】 壮热烦渴，汗多溺短，脘痞身重，苔黄微腻，脉洪大滑数。

【病　机】　本证病机为暑湿困阻中焦，热重湿轻之证，邪在中焦脾胃，阳明胃热为主，太阴脾湿为次。其高热烦渴、汗多溺短、苔黄脉洪大为气分阳明热盛、里热蒸迫之象；身重脘痞、苔微腻为太阴脾湿之征。

【治　法】　清泄阳明，兼化脾湿。

【方　药】　白虎加苍术汤（《类证活人书》）（见湿温章）。

【临床运用】　若阳明热著，可酌加竹叶、银花等清透暑邪；如属中焦暑湿俱盛而呈湿热并重者，可取辛开苦降之法，药用厚朴、黄连、半夏、黄芩等；若肢体酸楚较甚者，可加桑枝、汉防己等化湿通络。

**3. 暑湿弥漫三焦**

【证　候】　发热面赤，不甚渴饮，耳聋，胸闷喘咳，痰中带血，脘痞腹胀，下利稀水，小便短赤，舌红苔黄滑，脉滑数。

【病　机】　本证为暑湿久蕴气分，弥漫三焦所致。暑湿蒸腾于外，故身热面赤；暑湿蒸腾，上蒙清窍则耳聋。叶天士说："湿乃重浊之邪，热为熏蒸之气，热处湿中，蒸淫之气上迫清窍，耳为失聪，不与少阳耳聋同例。"暑热漫及上焦，侵袭于肺，肺气失于宣肃，故胸闷咳喘，损伤肺络则痰中带血；暑湿蕴阻中焦，脾失健运，故脘痞腹胀而不甚渴饮；暑湿流注下焦，小肠泌别失职，清浊不分，大肠传导失司，故下利稀水，小便短赤；舌红苔黄滑，脉滑数均为暑湿内蕴之征。

本证是上、中、下三焦俱受其害，故辨证要点除有脘痞腹胀等暑湿困阻中焦脾胃见症外，必有大便溏臭稀水，小便短赤之下焦大小肠见症，复有胸闷耳聋，咳痰略血之上焦见症。

【治　法】　清暑化湿，宣通三焦。

【方　药】　三石汤（《温病条辨》）。

滑石三钱　生石膏五钱　寒水石三钱　杏仁三钱　竹茹二钱（炒）　银花三钱（露更妙）　金汁一酒杯（冲）　白通草二钱

水五杯，煮成二杯，分两次温服。

方中杏仁开宣上焦肺气，气化则暑湿易化；石膏、竹茹清泻中焦邪热；滑石、寒水石、通草清利下焦湿热；银花、金汁涤暑解毒。诸药合用，重在清暑泄热，兼以祛湿，共奏清利上中下三焦暑湿之功。

【临床运用】　本方适用于暑湿弥漫三焦之热重湿轻之证，故方中用药以清暑泄热为主，化湿为辅。若暑热盛而无金汁时可加黄连、黄芩等。

临床可根据暑湿在三焦不同部位的侧重不同而增减药物。如上焦见症明显，主用杏仁、荷叶、大豆卷、淡豆豉、黄芩、连翘、瓜蒌皮等；中焦见症明显，主用石膏、竹茹、竹叶、苍术、半夏、厚朴、白豆蔻等；下焦见症明显，主用通草、滑石、寒水石、猪苓、茯苓、泽泻等。若心烦胸闷较甚，可加栀子皮、竹叶心；痰中带血，可加川贝、竹沥、白茅根；小便色赤热痛，可加车前草、薏苡仁等，加强清利暑湿之力。

### 4. 暑湿内陷心营

【证候】 灼热烦躁，目合耳聋，神识不清，时有谵语或四肢抽搐，舌绛苔黄腻，脉滑数。

【病机】 本证为暑湿内陷心营，蒙蔽清窍所致。暑热亢盛则见灼热烦躁；暑湿蕴蒸壅塞清窍则目合耳聋；闭阻心窍神识不清，时有谵语；窜扰筋脉则四肢抽搐；舌绛，苔黄腻，脉滑数均为暑湿内陷心营之征。

【治法】 清心开窍，涤暑化湿。

【方药】 清营汤合六一散，送服至宝丹。

清营汤（见春温章）

六一散（《宣明论方》）

滑石六两，甘草一两

上为末，水调或加蜜，或葱豉汤调。

至宝丹（见风温章）

【临床运用】 若湿邪较重者，可加菖蒲、半夏助其温开燥湿；若抽搐明显者，可加羚羊角、钩藤或止痉散，凉肝熄风止痉。

### 5. 暑湿伤气

【证候】 身热自汗，烦渴胸闷，神疲肢倦，小便短赤，大便稀溏，苔腻，脉浮大无力或濡滑带数。

【病机】 本证为暑湿后期病邪内郁，出现暑湿犹盛，正气耗伤之证。暑湿内郁，热迫津液，则身热自汗；暑热扰心灼津，故心烦口渴；暑湿阻滞气机并伤及中气，则见胸闷气短，四肢困倦，神疲乏力；暑湿下迫，小肠清浊不分，故小便短赤，大便溏薄；苔腻为湿邪内蕴，脉大无力乃气虚之象，濡滑带数为暑湿内困之征。

【治法】 清暑化湿，培元和中。

【方药】 东垣清暑益气汤（引《温病条辨》）。

黄芪一钱　苍术一钱　人参五分　升麻一钱　橘皮五分　白术五分　泽泻五分　黄柏二分或三分　麦冬三分　青皮二分半　葛根二分　当归身三分　六曲五分　五味子九枚　炙甘草三分

上㕮咀，都作一服。以水二大盏煎至一盏，去滓，食远温服。剂之多少，临病斟酌。

方中用人参、黄芪、炙甘草益气固表，扶正敛汗；苍术、白术健脾燥湿；泽泻利水渗湿；麦冬、五味子保肺生津；黄柏泻火存阴；当归养血和阴；升麻、葛根发散表热，升举清阳；青皮理气和中；神曲和胃消食。诸药配伍，达到清解和补益兼施之目的。

【临床运用】 临床上注意邪实与正虚的缓急、暑热与湿邪的侧重而确定治疗重点。若暑热较重，可加银花、竹叶、荷叶、青蒿等清涤暑热；若湿热较重，可加藿香、佩兰等理气化湿；若津气耗伤较重，则益气生津之品可重用。

东垣清暑益气汤和王氏清暑益气汤均可用于暑病治疗中，两方功效相类，均具清暑益气之功。但王氏清暑益气汤清暑之力较强，在益气外注重养阴生津，主治暑病气阴两伤，暑热亢盛而伤津耗气者。东垣清暑益气汤清暑生津之力稍逊，在益气培中同时，侧重健脾燥湿，主治暑病气阴两伤，暑湿伤气或气虚又感暑湿者，临床注意鉴别使用。

### 6. 余邪未清

【证 候】 低热，头目昏胀不清，口渴或咳，舌红苔薄腻。

【病 机】 本证见于暑湿恢复期。诸症已缓而余热未尽，故见低热，口渴或咳；湿邪黏腻滞着，不易清除，故见头目不清，昏胀不舒等清窍被蒙之症；暑湿余邪客留，故舌红苔薄腻。

【治 法】 清涤余邪。

【方 药】 清络饮（《温病条辨》）。

鲜荷叶边二钱　鲜银花二钱　西瓜翠衣二钱　鲜扁豆花一枝　丝瓜络二钱　鲜竹叶心二钱

水二杯，煮取一杯，日二服。

方中鲜银花、西瓜翠衣、丝瓜皮清暑泄热；西瓜翠衣尚能生津止渴，导热从小便而去；鲜荷叶边、扁豆花清暑化湿；鲜竹叶心清心利水令暑湿从下而泄。全方共奏清化暑湿，祛除余邪之功。

【临床运用】 本方能清暑利湿，但利湿之力较弱。临床运用时，尿少而黄，苔腻者，可加薏苡仁、滑石、甘草梢以泄热利湿；若口渴明显，加石斛、天花粉等甘寒生津；咳嗽较甚者，加杏仁、象贝理肺止咳；干咳无痰，咳声清高者，加杏仁、甘草、桔梗、麦冬、知母宣肺润燥。本方清暑化湿，所以夏暑季节若感受暑湿之邪，见发热、头目不清、胸痞、纳差等症状时，亦可投用本方，不必拘于只用在暑湿后期。

于夏令常以本方代茶，有预防暑病之效。

 小结

本章介绍了暑湿的发展历史源流、病因病机、诊断要点、辩证施治原则及常见证型。暑湿由外感暑湿病邪所致，病位以脾胃为病变中心，初起以邪遏卫气为特征。

暑湿兼具暑与湿的双重属性，暑湿病邪多从热化，病位有上、中、下三焦的不同。以此为脉络，熟悉暑湿的不同证型及其转归，掌握常见证型的治疗。

湿温的发病内因在于正气不足，复外感暑湿病邪而致病。暑湿病邪易从热化，治当清暑祛湿为主；化燥可入营血，治当清营凉血，与温热类温病治疗互参；恢复期余邪未清、气阴两伤，则当搜涤余邪，扶中益虚。

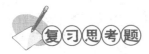**复习思考题**

1. 暑湿和暑温、湿温如何鉴别？

2. 如何理解"暑必兼湿"？

3. 如何理解"治暑之法，清心利小便最好"？

4. 暑湿弥漫三焦是否都可以用三石汤？为什么？

5. 怎样辨证治疗暑湿困阻中焦与暑湿弥漫三焦？

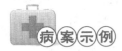**病案示例**

**1. 暑湿弥漫三焦**（《临证指南医案》）

杨　二八　暑热必挟湿，吸气而受，先伤于上，故仲景伤寒先分六经，河间温热须究三焦。大凡暑热伤气，湿着阻气。肺主一身周行之气，位高，为手太阴经。据述病样：面赤足冷，上脘痞塞，其为上焦受病显著。缘平素善饮，胃中湿热久伏，辛温燥烈，不但肺病不合，而胃中燥热得湿热锢闭，下利稀水，即协热下利，故黄连苦寒，每进必利甚者，苦寒以胜其辛热，药味尚留于胃底也，然与初受之肺邪无当。此石膏辛寒，辛先入肺；知母味清凉，为肺之母气，然不明肺邪，徒曰生津，焉是至理？昔孙真人未诊先问，最不惧事。再据主家说及病起两旬，从无汗泄。经云：暑当与汗出勿止。气分窒塞日久，热侵入血中，咯痰带血，舌红赤，不甚渴饮，上焦不解，漫延中下，此皆急清三焦，是第一章旨。故热病之瘀热，留络而为遗毒，注腑肠而为洞利，便为束手无策。再论湿乃重浊之邪，热为熏蒸之气，热处湿中，蒸淫之气上迫清窍，耳为失聪，不与少阳耳聋同例。青蒿减柴胡一等，亦是少阳本药，且大病如大敌，选药若选将，苟非慎重，鲜克有济。议三焦分消，治从河间法。

飞滑石　生石膏　寒水石　杏仁　炒黄竹茹　川通草　莹白金汁　金银花露

又　暮诊，诊脉后，腹胸肌腠发现瘾疹，气分湿热，原有暗泄之机，早间所谈，余邪遗热，必兼解毒者为此。下午进药后，诊脉较大于早晨，神识亦如前，但舌赤中心甚干燥，身体扪之热甚于早间，此阴分亦被热气蒸伤，瘦人虑其液涸，然痰咯不清，养阴药无往而非腻滞，议得早进清膈一剂，而三焦热秽之蓄，当用紫雪丹二、三匙，借其芳香宣窍逐秽，斯锢热可解，浊痰不黏，继此调理之方，清营分，滋胃汁，始可瞻顾，其宿垢欲去，犹在旬日之外，古人谓下不嫌迟，非臆说也。

紫雪丹一钱六分

知母　竹叶心　连翘心　炒川贝　竹沥　犀角　玄参　金汁　银花露

又　一剂后用：

竹叶心　知母　绿豆皮　玄参　鲜生地　金银花

又　一剂后去银花、绿豆皮，加人参、麦冬。

又　初十申刻诊，经月时邪，脉形小数，小为病退，数为余热，故皮腠粗脱，气血有流行之义。思饮欲餐，胃中有醒豁之机，皆佳兆也。第舌赤而中心黄苔，热蒸既久，胃津阴液俱伤，致咽物咽中若阻。溺溲尿管犹痛，咯痰浓厚，宿垢未下，若急遽攻夺，恐真阴更涸矣。此存阴为主，而清腑兼之。故乱进食物，便是助热；惟清淡之味，与病不悖。自来热病最怕食复劳复，举世共闻，非臆说也。

细生地　玄参心　知母　炒川贝　麦冬　地骨皮　银花露　竹沥

又　脉症如昨，仍议滋清阴分余热，佐清上脘热痰。照昨日方去地骨皮、银花露，加盐水炒橘红。

**按语：**此为暑湿弥漫三焦之证。患者平素善饮，胃中湿热久伏，又感暑湿之邪，湿热相蒸，弥漫三焦，暑湿犯于上焦，损伤肺络则见咯痰带血，暑湿蒸淫之气上迫清窍则耳为失聪，湿浊上蒙清窍则可见神昏；犯于下焦，大肠传导失司，则下利稀水；湿为阴邪，其性黏滞，阻滞气机，故见不甚渴饮，且病起两旬而从无汗泄；面赤足冷，舌红赤，可见病位虽然涉及三焦，但上焦受病，上脘痞塞显著。治疗当急清三焦，分消暑湿。药后患者腹胸瘰瘆，乃气分湿热透泄之象，但痰热蒙蔽清窍如前，予豁痰开窍，并涤暑祛湿之法。其后病邪渐去，思饮欲餐，乃邪退胃气渐复之象，以醒脾和胃、清除余邪治之得愈。

**2. 暑湿蕴蒸阳明**（《丁甘仁医案》）

计左　暑温一候，发热有汗不解，口渴欲饮，胸闷气粗，入夜烦躁，梦语如谵，小溲短赤，舌苔薄黄，脉象濡数。暑邪湿热蕴蒸阳明，漫布三焦，经所谓：因于暑，烦则喘喝，静则多言是也。颇虑暑热逆传厥阴，致有昏厥之变。

清水豆卷四钱　青蒿梗钱半　天花粉三钱　朱茯神三钱　通草八分　黑山栀钱半　带心连翘三钱　益元散三钱包　青荷梗一支　竹叶心三钱　郁金钱半　万氏牛黄清心丸一粒包煎。

二诊　暑温九天，汗多发热不解，烦闷谵语，口渴欲饮，舌边红苔黄，脉象濡数，右部洪滑。良由暑湿化热，蕴蒸阳明之里。阳明者胃也。胃之支脉，贯络心包，胃热上熏心包，扰乱心明，故神烦而谵语也。羔势正在鸱张，还虑增剧，今拟竹叶石膏汤加味。

生石膏五钱　茯苓三钱　郁金钱半　仙半夏钱半　通草八分　竹黄二钱　鲜竹叶心三钱　益元散三钱包　鲜石菖蒲五分　白茅根三钱去心　荷梗一支　万氏牛黄清心丸一粒包煎。

三诊　神识渐清，壮热亦减，原方去石膏、牛黄清心丸，加连翘心、花粉、芦根。

**按语：**本案所言暑温，实为夏季暑湿病邪所致暑湿病。夏令暑热之时，发热口渴欲饮，小溲短赤，舌苔薄黄乃气分热盛之象；汗出不解，胸闷，脉象濡数乃湿困中焦之征；暑湿上犯，肺失宣肃，则见胸闷气粗；热扰心神，则见入夜烦躁，梦语如谵。综上病情，其病当为暑湿内困阳明之证，治当涤暑祛湿，兼以清心安神，以防暑湿化燥入营闭窍。药后患者湿邪渐退，而暑热亢盛犹在，烦闷谵语明显，故在涤暑祛湿同时，加强开窍之力，治之得愈。

# 第三节 伏 暑

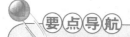

**要点导航**

　　伏暑是发于秋冬季节的一种伏气温病。通过本章的学习，在了解伏暑发展历史源流的基础上，重点学习伏暑的病因病机、诊断要点、辨证施治原则及常见证型，掌握伏暑的临床诊断要点及主要证候的治疗。根据这些规律，制定和采取相应的学习方法。

　　伏暑是由暑热或暑湿病邪郁伏在里，为秋冬时令之邪所诱发的一种急性热病。其发病急骤，病情较重，初起即可见高热、心烦、口渴、脘痞、苔腻等暑湿郁蒸气分，或高热、烦躁、口干不甚渴饮、斑疹隐隐、舌赤等暑热内炽营分等里热见症。部分患者在病变过程中很快出现尿闭、出血、斑疹、神昏、抽搐、厥脱等危重证候。少数患者经救治脱险后，可留有震颤、瘫痪等后遗症。

　　由于本病发病季节有秋冬迟早之不同，加之初起即有明显的里热证，因而又有"晚发"、"伏暑晚发"、"伏暑秋发"、"冬月伏暑"、"伏暑伤寒"等名称。如吴坤安云："晚发者，长夏暑湿之邪留伏于里，至秋新邪引动而发也。"

　　有关伏暑的论述最早见于《内经》，虽未明确提出"伏暑"的名称，但已有暑邪伏而为病的记载，如《素问·生气通天论》说"夏伤于暑，秋必痎疟"，所说虽不是专指伏暑，但与本病的病因、症状、发病季节等十分相似，可认为是夏暑伏而秋发为病的最早记载。宋代《太平惠民和剂局方》一书中首载"伏暑"之名："丈夫妇人伏暑发热作渴，呕吐恶心，黄连一味为丸"。从内容来看，所指系病因而非病名。明代方广《丹溪心法附余》也载有桂苓甘露饮治疗"伏暑引饮过度，肚腹膨胀，霍乱泻利"等。李梴《医学入门》对伏暑邪伏部位、病机和临床表现进行了论述，并将伏暑作为疾病的名称。其后王肯堂《证治准绳》也明确指出："暑邪久伏而发者，名曰伏暑。"到了清代，许多温病学家对伏暑的因、证、脉、治有了更加深入的研究，如吴鞠通《温病条辨》所说"长夏受暑，过夏而发者，名曰伏暑"，并制定了治疗伏暑的银翘散去牛蒡、玄参加杏仁、滑石等方。其他如周扬俊《温热暑疫全书》、俞根初《通俗伤寒论》、吴坤安《伤寒指掌》、陆子贤《六因条辨》等书，都有专章讨论伏暑的发生发展及诊治规律，从而使伏暑在理论和诊治上渐臻完善。

　　西医学中的流行性出血热、散发性脑炎、钩端螺旋体病等病，如发于秋冬季节而见有上述伏暑的临床特点者，可参考本病治疗。

### 一、病因病机

伏暑的病因是暑邪，包括了暑热病邪及暑湿病邪。夏月感受暑邪，郁伏于体内，未即时发病，至深秋或冬月，由当令时邪触动诱发而成伏暑。可见，伏暑外因乃暑邪伏于体内，诱发因素是秋冬时令之邪。

感受暑邪是否发病，取决于正邪两方面因素。伏暑发病的内因为正气亏虚，主要是气虚。吴鞠通在《温病条辨》中提出："长夏盛暑，气壮者不受也；……其不即病而内合于骨髓，外舍于分肉之间者，气虚者也。"根据邪正强弱不同，有不病、即病、邪气隐伏过时而发三种可能：即人体正气盛，而邪气致病力不强，可不为外邪所干，则不发病；若邪盛正虚，或正盛邪实，可感邪而即发病；若邪气较微，而正气亦虚，邪气即伏藏于内，至秋、冬复感时令之邪触动而发病。

由于本病内伏之邪多由外感当令时邪引动而发，所以不论发于气分还是发于营分，初起均兼有表证，呈卫气同病及卫营同病两大类型。其发病类型与感邪性质和邪伏部位的不同有关：如感受暑湿病邪，多郁伏于气分，病变以暑湿内郁气分为重心；若感受暑热病邪，常郁伏于营分，病变以暑热内舍营分为重心。一般地说，病发于气分，病情较轻；发于营分，病情较重。如俞根初《通俗伤寒论》所论："夏伤于暑，被湿所遏而蕴伏，至深秋霜降及立冬前后，为外寒搏动而触发。邪在膜原而在气分者，病轻而浅；邪合于营而在血分者，病深而重。"同时，不同的发病类型还与人的体质有一定的关系，如阴虚阳盛之体，病邪每易舍于营分，初起时多表现为卫营同病。另外，前贤还认为，伏暑病情的轻重与病发时间的迟早亦有一定的关系，如吴鞠通认为："霜未降而发者少轻，霜既降而发者则重，冬日发者尤重。"

伏暑发生后，病情进一步发展，表证虽解，但里热转盛。邪在气分者，暑湿之邪可郁阻少阳，进而暑湿困阻脾胃，或与胃肠积滞交结，阻于肠道。由于暑与湿有轻重的区别，人体胃阳、脾气也有强弱不同，故随着病程的演变可转化为不同的证候类型，或可化燥伤阴而深入营血。如初起见卫营同病者，在表证解除后，可发展为气营（血）两燔证、血分证，或表现为心营热盛下移小肠证，或邪热深入血分而见热瘀交结、内闭包络，或导致瘀热蕴结下焦，并可出现瘀热瘀闭心包、热盛动风、斑疹透发等见证。

### 二、诊断要点

（1）发病　发病季节在深秋或冬季，即寒露前后到大寒前后。

（2）初起特点　起病急骤，病势深重，初起即见里热证。发于气分者，起病即见高热、心烦、口渴、脘痞、苔腻等；发于营分者，起病即见高热、心烦、舌绛少苔，或斑疹隐隐。两种类型均兼有恶寒等卫表证，但卫分见症较短暂，甚至不经治疗，即可消失而呈现出一派里热证。病程多缠绵难愈，病程较长。

（3）病变过程　部分患者迅速出现尿少尿闭、出血、发斑、神昏、抽搐、厥脱等危重证候。

（4）与秋燥、风温、暑温、湿温鉴别

① 与秋燥、风温鉴别：秋燥、风温与伏暑都可发生于秋季，但秋燥和风温的早期均见明显的肺卫表证，病变重心在肺卫，而无里热证候；伏暑发病即见明显的里热证，表现为卫气同病或卫营同病证。

② 与暑温鉴别：暑温发病有严格的季节性，发于夏暑当令之时，初起以阳明气分热盛为特征，病变过程易伤津耗气，尤易闭窍动风。伏暑发于秋冬，发病之初以暑湿伏于气分或暑热郁于营分为特点。

③ 与湿温鉴别：湿温多发于夏末秋初，与伏暑的发病季节有相似之处，但湿温初起以邪郁卫气分为特征，无显著里热见症，病变过程以脾胃为中心。伏暑初起虽有表证，但有明显的暑湿内蕴气分或暑热内舍营分的里热证；在病变过程中，气分暑湿易化燥深入营血，或猝然出现正气外脱证。

### 三、辨证施治

#### （一）辨证要点

**1. 辨伏邪之暑湿暑热**　伏暑属伏气温病，发病之初即有伏邪外发之征。若见高热、心烦、口渴、脘痞、舌红苔腻者，即为暑湿伏邪外发之象。对于暑湿还须进一步辨别暑与湿孰轻孰重。若见高热、烦躁、口干不甚渴饮、舌绛苔少者，即为暑热伏邪外发之象。既为暑热，则传变迅速，故应注意分辨是否有入血动血、热瘀搏结、闭窍动风、伤阴耗气等病理变化。

**2. 察病发之在气在营**　伏暑病的发病部位总的来说有在气、在营之别。暑湿伏邪发于气分，其病位又有在少阳、脾胃、肠腑等不同。暑热伏邪发于营分，其病位可涉及心包、小肠、肝、肾等脏腑。

#### （二）论治要点

本病初起表现为表里同病，故其初起的治则是疏表清里，重点为清泄伏邪。如发于气分兼表者，则宜解表清暑化湿；如发于营分兼表者，当解表清营。表证消失后邪传气分者，应辨清暑与湿之孰多孰少，其治疗大法与暑湿、湿温之气分证治基本相同，可互相参照。邪在营血者，其治疗又大体与暑温营血证治相同。故吴鞠通说："伏暑、暑温、湿温，证本一源，前后互参，不可偏执。"总之，治病当以明确病机为要，不可拘泥于病名。

本病多有小便改变及出血、斑疹的发生。小便短少不利者，可见于气、营、血各阶段，若为气分热结阴伤，治当滋阴生津，泻火解毒；若为心营小肠同病，治当清心凉营，导热通腑；若因热瘀内阻肾络而见尿闭者，急予凉血化瘀，泄浊解毒。小便频数量多者，可见于本病后期，乃病变过程中肾气受损所致，治当益肾缩尿。其斑疹乃血分热瘀交结，脉络损伤，迫血妄行所致，治当凉血化瘀。如瘀滞甚者，或大量出血，可导致脏腑失养衰竭，出现气阴两脱或阳气外脱，则应益气养阴或回阳固脱。必要时，应中西医结合，积极予以救治。

（三）常见证型辨治

**1. 初发证治**

（1）卫气同病

【证候】　发热恶寒，无汗头痛，肢体酸楚，口渴心烦，小溲黄赤，脘痞，苔腻，脉濡数。

【病机】　本证为伏暑初起常见证，内有暑湿而外有表邪，系表里同病之候。头身疼痛，恶寒发热，无汗均为邪在卫表之候；暑热内郁则见心烦口渴，小便短赤；湿阻经络，则肢体酸楚；湿郁热蒸故见胸痞，苔腻，脉濡数。

本证与秋冬季节外感伤寒、感冒均有卫表症状，临床应注意鉴别。外感伤寒、感冒均为邪郁肌表之表证；本证内有暑湿而外有表邪，系表里同病之候，二者易于鉴别。

本证与春温都可有初起发于气分而兼表证者，临床应注意鉴别。本证发于秋冬季节，暑湿内郁而外有表邪，症见发热恶寒，口渴心烦，脘痞苔腻，脉濡数等；春温发于春季，热邪内郁而外有表邪，症见发热恶寒，口渴心烦，舌红苔黄，脉数等。

【治法】　疏解表邪，清暑化湿。

【方药】　银翘散去牛蒡子、玄参加杏仁、滑石方或黄连香薷饮。

银翘散去牛蒡子、玄参加杏仁、滑石方（《温病条辨》）

银花一两　连翘一两　苦桔梗六钱　薄荷六钱　竹叶四钱　生甘草五钱　荆芥穗四钱　淡豆豉五钱　杏仁六钱　滑石一两

本方用银翘散辛凉疏解卫表之邪，加杏仁以开肺利气，以肺主一身之气，气化则湿亦易化；滑石清利暑湿。诸药共奏辛凉疏透，清泄湿热之功。适用于风热外袭，暑湿内蕴，表证较轻，而热象较显者。

黄连香薷饮（《医方集解》）

香薷一两　厚朴（姜汁炒）　扁豆（炒）五钱　黄连（姜炒）二钱

本方由香薷饮加黄连而成，又称四物香薷饮。方以香薷、厚朴、扁豆解表散寒，涤暑化湿；黄连清热除烦。适用于表寒外束，暑湿内蕴，且暑热较甚而口渴、心烦较著者。

【临床运用】　临床治疗时，若恶寒明显而无汗者，可重用香薷，或加荆芥、防风以助解表；湿邪在表，虽有汗而热不解者，可加藿香、佩兰化湿解表；如胸闷，可加郁金、豆豉宣畅气机；湿阻气滞而脘痞泛恶者，酌加半夏、陈皮等理气开痞化湿；暑热较甚者，可加生石膏、寒水石、竹叶心等清在里之郁热；咳嗽痰多，加象贝、牛蒡等清肺化痰。

（2）卫营同病

【证候】　发热微恶寒，头痛少汗，口干不欲饮，心烦不安，舌红绛少苔，脉浮细数。

【病 机】 本证为伏暑初期常见证，内有暑热入营而外有表邪，系卫营同病之候。发热微恶寒，头痛少汗，脉浮为邪在卫表之候；口干不欲饮，心烦不安，舌质红绛，苔少，脉细数为暑热入营之症。

【治 法】 透表宣邪，清营泄热。

【方 药】 银翘散加生地黄、丹皮、赤芍、麦冬方或清营汤合银翘散。

银翘散加生地黄、丹皮、赤芍、麦冬方（《温病条辨》）

即于银翘散内，加生地黄六钱、丹皮四钱、赤芍四钱、麦冬六钱。

本证因外邪在表，故以银翘散辛凉透邪表邪，疏解卫分；里热在营，故加丹皮、赤芍涤营泄热；生地、麦冬清营滋阴，共奏清营解表之功。且生地、麦冬又可增液以资汗源，对营阴不足而汗源匮乏者，与解表药同用可助解表之功。

清营汤合银翘散（见风温章）

以银翘散辛凉透邪卫分表邪，以清营汤清营泄热。两方相合，共奏解表清营之功。

【临床运用】 临床若营分热炽而表证较轻者，可用清营汤加豆豉、薄荷、牛蒡子等清营泄热佐以解表；营热波及气分而见口渴较甚，面赤齿燥者，可加石膏、知母清泄气分；阴液耗伤较甚，加玉竹、玄参、天花粉滋养阴液；夹湿而见脘痞、恶心、呕吐、舌红苔腻者，加竹茹、藿香、佩兰、滑石、芦根等清化湿邪。

**2. 气分证治**

（1）暑湿郁阻少阳

【证 候】 寒热如疟，午后身热加重，入暮尤剧，天明得汗诸症稍减但胸腹灼热始终不除，口渴心烦，脘痞呕恶，舌红苔薄黄而腻，脉弦数。

【病 机】 本证为暑湿之邪郁于少阳气分，暑重湿轻之证。邪阻少阳，枢机不利，正邪往复交争，故见寒热往来如疟；湿为阴邪，而午后及暮属阴，午后暮夜邪盛，与正气交争加剧，故身热加重；暑为阳邪，旺于阳分，天明阳气渐旺，暑热欲蒸迫外出，腠理得天时阳气所助而汗泄，故见汗出，身热下降，诸症稍减；但因湿邪郁遏，邪气不得尽解，故胸腹灼热不除；暑邪内盛，则心烦口渴；气机失畅，则脘痞呕恶；舌苔薄黄而腻，脉弦数，均为暑湿蕴蒸少阳之象。

本证与伤寒少阳证均为邪在半表半里，但伤寒少阳证为胆热炽盛，枢机不利，症见往来寒热、胸胁苦满、默默不欲饮食、心烦喜呕、口苦咽干、目眩、舌苔薄白、脉弦，与本证暑湿内郁，枢机不利不同，易于鉴别。

【治 法】 和解少阳，清热化湿。

【方 药】 蒿芩清胆汤（《重订通俗伤寒论》）。

青蒿钱半钱至二钱　青子芩钱半钱至三钱　淡竹茹四钱　半夏钱半　枳壳钱半　陈皮钱半　赤茯苓三钱　碧玉散三钱（包）

水煎服。

本方为俞根初用治伏暑传胃而暑重湿轻之方。少阳枢机不利，胆热炽盛，暑湿内郁，故用蒿芩清胆汤清泄湿热，疏利枢机。方中青蒿、黄芩清泄少阳胆热，和解枢机；竹茹、陈皮、半夏、枳壳辛开湿郁，理气和胃，降逆化湿；赤茯苓、碧玉散清利暑湿，淡渗湿邪，使暑湿去，枢机利而诸症可愈。

【临床运用】若暑热较重，可加用栀子、荷叶等加强清暑热之功效；湿邪较重者，加大豆黄卷、白豆蔻、薏苡仁、通草等利化湿邪；湿浊较重，可酌加草果、槟榔、厚朴疏透湿邪。三焦湿热下注成淋，而见腰痛、尿频、尿急、尿痛者，加木通、栀子、柴胡以泻火通淋；若呕多者，可加黄连、苏叶、生姜或合左金丸以清热除湿，降逆止呕；肢体酸痛，可加桑枝、薏苡仁、丝瓜络以清热利湿，通络止痛；若湿热发黄，热重湿轻者，可去陈皮、半夏，加茵陈蒿清热利湿以退黄；心烦甚者，加栀子、淡豆豉等清热除烦。

肝胃不和，胃浊上逆作呕者，用本方效果亦佳，方中加代赭石以增强降逆清热之功效。急性黄疸，本方加郁金、茵陈、栀子、大黄等增强利胆退黄作用。

（2）暑湿夹滞，阻结肠道

【证候】 身热稽留，胸腹灼热，呕恶，便溏不爽，色黄如酱，苔黄垢腻，脉滑数。

【病机】 本证由暑湿病邪郁蒸气分，与积滞互结阻滞肠道所致。暑湿积滞郁蒸，故身热稽留；湿热积滞结于肠道，传导失司，故大便溏而不爽，色黄如酱。暑湿积滞蕴结于里，则胸腹灼热。暑湿阻遏气机而碍于胃，浊气上逆，则恶心呕吐；舌苔黄而垢腻、脉滑数，均为里有暑湿积滞之象。

本证与暑湿郁阻少阳病邪性质均为暑湿，其病程阶段均在气分，但病位不同，症状相异，临床注意鉴别。暑湿郁阻少阳证病变重心在少阳胆腑，主症为寒热如疟，胸腹灼热、苔腻；本证病变重心在肠道，主症为身热、胸腹灼热、便溏不爽、色黄如酱、苔黄垢腻。

【治法】 清暑化湿，导滞通便。

【方药】 枳实导滞汤（《通俗伤寒论》）。

枳实三钱 生大黄钱半（酒洗） 山楂三钱 槟榔钱半 川厚朴钱半 川黄连六分 六曲三钱 连翘钱半 紫草三钱 木通八分 甘草五分

水煎服。

本证暑湿夹积滞胶结于肠道，非通导不能祛其滞，暑湿内郁胃肠，又非清化不能尽除。暑湿积滞互结胶着，故用大黄、枳实、厚朴、槟榔推荡积滞，清热理气化湿；用山楂、六曲消导化滞和中；黄连、连翘、紫草清热解毒；木通利湿清热，甘草调合诸药。

本证为暑湿挟滞结于肠道之证，非阳明腑实燥结，故不宜用三承气汤苦寒下夺或咸寒软坚。若误投承气大剂攻下，不仅暑湿难以清化，且有徒伤正气之弊。暑湿挟滞胶黏滞着肠腑，往往须屡次缓下，多次清利，其邪始尽。正如俞根初所云：每有迟一二日，热复作，苔复黄腻，伏邪层出不穷。往往经屡次缓下，再次清利，伏邪始尽。说明对此证的治疗注重连续攻下，制剂宜轻，即所谓"轻法频下"。叶天士在《温热论》总结了本证与阳明腑实证应用下法的区别："伤寒邪热在里，劫烁津液，下之宜猛；此多湿热内搏，下之宜轻。伤寒大便溏为邪已尽，不可再下；湿温病大便溏为邪未尽，必大便硬，慎不可再攻也，以粪燥为无湿矣。"

【临床运用】 若暑热较轻而湿邪较重，可用枳实导滞丸，为本方去山楂、槟榔、川厚朴、连翘、紫草、木通，加茯苓、白术、黄芩，其攻导清热之力不如枳实导滞汤。

（3）热结津伤

【证 候】 小便短少不利，身热口渴，无汗，舌干红苔黄燥，脉细数。

【病 机】 本证为暑湿化燥，热郁气分，耗伤津液之候。暑湿化燥，热盛于内，则见身热；热灼津伤，津液干涸，则见小便短少不利，口渴，无汗；舌干红苔黄燥，脉细数为热结津伤之象。

本证小便短少不利乃由热炽阴伤，源泉枯竭所致，而非膀胱气化不利；无汗亦因津液枯竭，无作汗之源，而非外邪束表，腠理闭塞。临床宜详辨之。

【治 法】 清热泻火，滋阴生津。

【方 药】 冬地三黄汤（《温病条辨》）。

麦冬八钱　黄连一钱　苇根汁半酒盅（冲）　玄参四钱　黄柏一钱　银花露半酒盅（冲）　细生地四钱　黄芩一钱　生甘草三钱

水八杯，煮取三杯，分三次服，以小便得利为度。

本方用三黄苦寒清泻郁热；生地、麦冬、玄参甘寒生津；银花露、苇根汁甘凉滋润，清泄肺热；甘草配生地等化阴生津，共成甘苦合化阴气法，以治热结阴伤之小便不利。吴鞠通认为：温病热结阴伤之小便不利，禁用淡渗之法，忌用五苓散、八正散之类，也不可纯用苦寒，避免化燥伤阴。冬地三黄汤用甘寒十之八九，用苦寒十之一二，体现了甘苦合化之意，临床应注意其用药比例。

【临床运用】 若伴见神昏谵语者，加水牛角、连翘、竹叶卷心等清心泄热；小便短少而兼热结下焦者，加大黄、桃仁、芒硝以通腑化瘀，有助增加小便。

**3. 营血分证治**

（1）心营热盛，下移小肠

【证 候】 身热夜甚，心烦不寐，或有谵语，口干不欲饮，小溲短赤热痛，甚则涓滴不行，舌质红绛，脉细数。

【病 机】 本证为心营邪热，下移小肠所致。既有热在心营的见证，又有热结小肠的表现。热在心营，营阴受损，故见身热夜甚，心烦不寐，或有谵语，口干不欲饮，舌质红绛，脉细数；心与小肠相表里，心营热邪不解，下移小肠火腑，则见小便短赤热痛，甚则涓滴不行。

【治 法】 清心凉营，养阴泻火。

【方 药】 清营汤合导赤散或导赤清心汤。

清营汤合导赤散（见春温章）

本证为心与小肠表里脏腑同病证。以清营汤清心营热邪；以导赤散泄热下行，清泄小肠热邪；两方合用，脏腑同治。

导赤清心汤（《通俗伤寒论》）

鲜生地六钱　茯神二钱　细木通五分　麦冬一钱（辰砂染）　粉丹皮二钱　益元散三钱（包煎）　淡竹叶钱半　莲子心三十支　辰砂染灯心二十支

莹白童便，一杯（冲）。

本方生地、丹皮清泄营热；茯神、麦冬、莲子心、朱砂染灯心清心宁神；木通、竹叶、益元散、童便清导小肠邪热，泄热下行。方中童便取其清降虚热，导热下行之功。全方共奏清营、清心、导热并施，使心营之热得清，小肠之热得解。正合王纶"治暑之法，清心利小便最好"的治疗大旨。何秀山说："是以小便清通者，包络心经之热，悉从下降，神气亦清矣。"也反映了这一治疗思想。

【临床运用】　若营热较甚，可于导赤清心汤中加入水牛角、玄参、银花、赤芍等清营泄热；若兼热闭心包而见神昏谵语，可加安宫牛黄丸清心开窍；若兼阳明腑实证，可配大黄泄热攻下。

（2）热闭心包，瘀阻血络

【证　候】　灼热不已，发热夜甚，神昏谵语，口干漱水不欲咽，皮肤、黏膜出血斑进行性扩大，斑色青紫，唇青肢厥，舌质深绛无苔，望之若干，扪之尚润，或紫晦而润，脉细数而涩。

【病　机】　本证为热闭心包，血络瘀滞之证。热炽营中，故身热夜甚；邪热炼血为瘀，热瘀交结，闭塞心包，故见明显的神昏谵语等窍闭症状；热伤营阴则口干，瘀血内阻则漱水不欲咽；热伤脉络，迫血妄行，则见皮肤、黏膜出血斑；热毒深重，故见斑进行性扩大，斑色青紫；脉络瘀滞，阳气不能充养肢体，故唇青肢厥；舌质深绛无苔，望之若干，扪之尚润，或紫晦而润，脉细数而涩均为热灼营阴，营伤血瘀之象。

【治　法】　清心开窍，活血通络。

【方　药】　犀地清络饮（《通俗伤寒论》）。

犀角汁四匙（冲）　粉丹皮二钱　青连翘二钱半（带心）　淡竹沥二瓢（和匀）　鲜生地八钱　生赤芍钱半　桃仁九粒（去皮）　生姜汁二滴（冲）

先用鲜茅根一两、灯心五分，煎汤带水，鲜石菖蒲汁两匙冲。

本方以犀角地黄汤凉血散血，清热养阴；加桃仁、白茅根活血凉营化瘀，滋阴通络；配以连翘、灯心草清心泄热；菖蒲汁、竹沥、姜汁涤痰开窍，泄包络瘀热。全方配合，共奏轻清透络，通瘀泄热之功。

【临床运用】　若心包热盛，神昏谵语较重者，可配入安宫牛黄丸或紫雪丹，以增豁痰开窍之力；瘀热阻于包络，神昏谵语严重者，可配合犀珀至宝丹（白犀角、羚羊角、广郁金、琥珀、炒山甲、连翘心、石菖蒲、蟾酥、飞辰砂、玳瑁、麝香、血竭、藏红花、桂枝尖、粉丹皮、猪心血、金箔，《重订广温热论》），增强清心化痰开窍之力。

**小 结**

本章介绍了伏暑的发展历史源流、病因病机、诊断要点、辨证施治原则及常见证型。伏暑由感受暑湿病邪或暑热病邪所致，好发于秋冬季节。其起病即见里热证候，传统认为属伏气温病。

伏暑之伏邪有暑湿暑热不同，发病有在气在营之别，又兼时令之邪触激而发。感受暑湿者，初起暑湿郁于气分而兼表，病程中易从热化，其证治可与湿热类温病互参；感受暑热者，初起发于营分而兼表，其证治可与温热类温病可互参。以此为脉络，把握伏暑常见证型的治疗及其演变与转归。

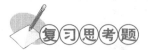 **复习思考题**

1. 伏暑的病因应如何认识？
2. 伏暑初起与湿温、暑湿、感冒、疟疾如何鉴别？
3. 伏暑初起有哪些证候？如何辨治？
4. 伏暑胃肠积滞的治疗中为何不用承气汤？
5. 为什么说"伏暑、暑温、湿温证本一源"？

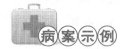 **病案示例**

**1. 伏暑化热入阴，痰浊堵闭（《临证指南医案》）**

张某，病几一月，犹然耳聋，神识不慧，嗽甚痰黏，呼吸喉间有音。此非伤寒暴感，皆夏秋间暑湿热气内郁，新凉引动内伏之邪，当以轻剂清解三焦，奈何医者不晓伏气为病，但以发散消食、寒凉清火为事，致胃汁消亡，真阴尽烁。舌边赤，齿板燥裂血。邪留营中，有内闭瘈疭厥逆之变。况右脉小数，左脉涩弱，热固在里，当此阴伤日久，下之再犯亡阴之戒。从来头面都是清窍，既为邪蒙，精华气血不肯流行，诸窍失司聪明矣。此轻剂清解，断断然也。议清上焦气血之壅为先，不投重剂苦寒，正仿古人肥人之病，虑虚其阳耳。

连翘心 玄参 犀角 郁金 橘红（蜜水炒） 黑栀皮 川贝 鲜菖蒲根 竹沥

又：昨进清上焦法，诸症虽然略减，而神识犹未清爽。总由病久，阴液内耗，阳津外伤，聪明智慧之气俱被浊气蒙蔽。所以子后午前稍清，他时皆不清明，以阳盛时，人身应之也。拟进局方至宝丹，藉其芳香，足以护阳逐邪，庶无内闭外脱之虞。

至宝丹，每服三分，灯心、嫩竹叶汤送。

又：脉右缓大，左弱。面垢色已减，痰嗽不爽。良由胃中津液为辛散温燥所伤，心营肺卫悉受热焰蒸迫，致神呆喘急、耳聋，清阳阻痹，九窍不利。首方宣解气血，继穷芳香通窍，无形令其转旋，三焦自有专司，岂与俗医但晓邪滞攻击而已。今已获效，当与清养胃阴、肺气。体素丰厚，阳弱不耐沉寒，然深秋冬交天气降，则上焦先受。试观霜露下垂，草木皆改了色。人在气交，法乎天地，兼参体质施治。

枇杷叶　炒黄川贝　橘红　郁金　茯苓　薏苡仁

按语：本例为伏暑新感引动伏气，由于前医误治，发散消食、寒凉清火，而致大伤津液，病邪深入营分。叶氏在用凉营之品治疗的同时，主以轻清开上焦之壅，避免苦寒重剂。此亦清代江浙医家用药之一大特点。继则又用至宝丹芳香开窍，最后用清养肺胃之剂以收功。三诊之病情不同，用药亦法度分明。

**2. 伏暑挟湿（《蒲辅周医案》）**

罗某，男，62岁，干部，1960年9月1日初诊。本体中虚脾弱，长夏宿营于海滨，至秋后白露前数日，稍感精神不佳，体重减轻，脉搏稍快，微有低热，服用抗生素数日，高热转增达40℃以上，随出现呕吐，胸腹胀满，大便溏泻，每日六七次，手足凉，额腹热，微汗出，小便频数，便时茎痛，四肢关节酸痛。脉两寸微浮数，右关沉数，左关弦数，两尺沉濡，舌质红，苔白腻。结合病因脉证，中医辨证为伏暑挟湿，热郁三焦。治以清暑利湿，苦辛淡渗法。

处方：藿香二钱　杏仁一钱五分　香薷一钱　连皮茯苓三钱　黄芩一钱五分　滑石三钱　薏苡仁五钱　防己一钱五分　猪苓一钱五分　竹叶一钱五分　通草一钱五分　荷叶二钱　服2剂。

复诊：热减吐止，解小便时茎痛消失，关节酸痛见轻，大便每日减至四五次。身倦乏力，食纳尚差，脉寸沉细，关沉滑，尺沉迟。病势虽减，但湿热未尽，胃气未复，宜和胃气并清湿热。

处方：山茵陈二钱　藿香梗二钱　新会皮一钱五分　连皮茯苓三钱　川厚朴一钱　豆卷三钱　白蔻仁八分　滑石块三钱　扁豆皮三钱　猪苓一钱五分　薏苡仁四钱　炒稻芽二钱　通草一钱　荷叶三钱　服2剂。

再诊：热再退，周身漐漐汗出，小便正常，大便一日二次，食纳仍差，食后腹微胀，昨日一度出冷汗，六脉沉细微数，舌转正红苔退。湿热已尽，胃气尚差，宜益胃养阴为治。

处方：玉竹二钱　沙参二钱　茯神三钱　石斛四钱　桑寄生三钱　炒稻芽二钱　新会皮二钱　莲子肉四钱　扁豆皮三钱　荷叶三钱

连服3剂，诸症悉平，饮食、二便俱正常，停药以饮食调养月余而康复。

按语：本例为伏暑邪郁三焦。长夏宿营于海滨，素体中虚阳弱，感受暑湿，潜伏体内，迨至仲秋复感新凉引动伏邪而发。本例辨证言伏暑挟湿，乃由患者居于海滨，气候潮湿，新感之邪引动内伏，又感湿邪，呕吐、腹胀、便溏、肢酸等湿困之症更显，故称之。邪郁三焦，先以清暑利湿，继则和胃利湿，再以和胃养阴而取效满意。

**3. 伏暑邪郁少阳（李聪甫医案）**

曾某某，男，40岁。

起病恶寒发热，头痛身疼，前医屡用羌、独、柴、防，汗出而热不解。病变手足瘛痰，呕恶昏瞀，四肢逆冷，呓语喃喃。

诊视脉弦而数，舌苔黄燥。证因暑伏于内，消灼胃津，又因辛温发汗，重夺津液。经脉失营，故显瘛疭、厥冷，热淫于内，故呈呓语昏瞀。湿热交炽，脘膈不舒，脉弦苔黄，当从枢解，治以转枢泄热。

青蒿10g 黄芩7g 瓜蒌仁（捣）10g 鲜竹茹10g 鲜枇杷叶10g（刷净） 炒山栀7g 川郁金5g 玄参7g 连翘心10g 鲜芦根13g 益元散10g 左金丸（分吞）3g

复诊：诸症俱解，如释重负。知饥不食，热伤胃阴。法当甘寒以滋养胃阴，少佐苦寒以清化余热。

鲜石斛10g 麦门冬10g 鲜竹茹10g 枇杷叶10g 杭白芍7g 瓜蒌仁（捣）7g 玄参6g 鲜芦根10g 淡黄芩5g 炒山栀5g 川郁金5g 炒枳实3g 生甘草3g

连服数剂，余热尽退，食纳增进而痊。

按语：伏暑新感引动伏邪，热淫于内，起病亦有恶寒、发热、身重、头痛，湿在肌表，不为汗解，非伤寒而误表，过汗反伤津液。因此，在暑湿郁伏之际，当用辛平转枢化热，佐以苦寒泄热，使湿热得解。热解津伤，胃阴受损，当变辛平为甘寒滋复胃津，佐苦寒以泄余热。主次分明，药随证变。

（周语平　刘光炜）

# 第十章　温毒类温病

温毒类温病是由温毒病邪引起的一类急性外感热病，主要包括大头瘟、烂喉痧及喉科和儿科所述的缠喉风、痄腮等疾病。温毒病邪致病既有六淫温邪的性质，又有攻冲走窜和蕴结壅滞的特点，故这类温病除了具有一般温病的临床表现外，还具有局部红肿热痛，甚至溃烂，或肌肤丹痧等特点。治疗既要针对病因审因论治，又要针对肿毒特征重视清热解毒。

## 第一节　大头瘟

**要点导航**

大头瘟是冬春季节常见的急性外感热病，是温毒类温病的代表病种之一。本节主要介绍大头瘟的病因病机、诊断及辨治。通过对本病学习，明确风热时毒的致病特点，熟悉大头瘟疾病演变的基本规律，重点掌握大头瘟的主要证候的辨证治疗。

大头瘟是感受风热时毒引起的，以头面焮赤肿大为特征的急性外感热病，多发生于冬春二季，有较强的传染性。本病除具有憎寒发热等全身症状外，并有头面红肿疼痛的表现，所以古代医家把其归属于温毒范围。

关于本病，隋代巢元方《诸病源候论》在丹毒病诸候、肿病诸候中有类似其临床表现的描述；唐代孙思邈《千金翼方》疮痈卷中所论的丹毒，包括本病在内。首次将本病列专篇论述的是金代刘河间，他在《素问病机气宜保命集·大头论》中根据本病头面焮赤肿大的特点，称之为"大头病"。清代俞震《古今医案按》记载，金元时期泰和二年（公元1201年），"大头伤寒"流行，李东垣制普济消毒饮，广施其方而全活甚众。明代陶华《伤寒全生集》称本病为大头伤风，认为其病因"一曰时毒，一曰疫毒，盖天行疫毒之气，人感之而为大头伤风也"，治宜"退热消毒"。明代张景岳在《景岳全书·杂证谟·瘟疫》中将本病称为"大头瘟"或"虾蟆瘟"，认为系"天行邪毒客于三阳之经"所致，在病理性质上有"表里虚实之辨"。清代俞根初《通俗伤寒论》又把本病称为"大头风"。清代吴鞠通《温病条辨》将本病归于"温毒"之中，并谓本病"俗名大头瘟、虾蟆瘟"。上述这些病名都是根据其临床特征，或针对其病因、病性而命名的。如《通俗伤寒论·大头伤寒》说："风温将发，更感时毒，乃天行之疠气，感其气而发者，故名大头天行病……状如伤寒，故名大头伤寒；病多互相传染，长幼相似，故通称大头瘟。"

根据本病的病理特点和临床表现，西医学的颜面丹毒、流行性腮腺炎等与本病有相似之处，可参照本病进行辨证论治。

## 一、病因病机

本病的病因是感受风热时毒。风热时毒的产生与外界气候环境有密切关系，在温暖多风的春季或应寒反暖的冬季容易形成并传播流行。当人体正气不足时，风热时毒可乘虚而入，发为本病。

风热时毒即风热性质的病邪挟毒，其起病急骤，传变较快，并攻窜流走，致局部气血壅滞，出现肿毒特征。其侵犯人体自口鼻而入，初起邪毒袭于肺卫，且时毒上攻，致卫受邪郁，故先有短暂的憎寒发热，并有全身酸楚、咽痛口渴、头面红肿等症状。继之很快导致气分热毒蒸迫肺胃，出现壮热烦躁、口渴引饮，咽喉疼痛等里热炽盛的临床症状，因风性上行，故邪毒攻窜于头面，搏结于脉络，导致头面红肿疼痛，甚则发生溃烂。而肺与大肠相表里，且胃肠一气相通，故毒壅肺胃之时，可致肠道腑气不畅，表现为身热如焚、头面赤肿、大便秘结等热结肠腑之证。后期肺胃热毒渐解，呈现胃阴耗伤征象。本病多以肺胃气分病变为主，若邪毒内陷，亦可深入营血，或犯手足厥阴经，出现动血耗血、神昏惊厥等病理变化，但临床较为少见。

## 二、诊断要点

（1）发病　有明显的季节性，多发生于冬春季节。

（2）初起特点　憎寒发热、无汗、全身酸楚、咽痛口渴等肺卫表热证，同时，伴有明显的肿毒征象，如头面焮赤肿痛，皮肤发硬，表面光滑，界限清楚。多由鼻旁、面颊肿起，向眼、耳、面部蔓延，甚至波及头皮，或出现水疱。伴有咽喉疼痛，但一般不破溃糜烂。

（3）病变过程　病程中头面焮赤肿大特征突出，以气分肺胃热毒蒸迫为主要病机变化，深入营血者较少。

（4）与痄腮、发颐、漆疮鉴别

① 痄腮：痄腮亦多发于冬春季节，有腮颈肿胀等特征，但痄腮以儿童罹患为多，且以一侧或两侧腮肿为特征。其肿胀表现是以耳垂为中心，呈漫肿趋势，与健康皮肤间没有明显界限，皮肤紧张而不红，伴有咀嚼疼痛，张口不利。后期可能因热毒从少阳内窜厥阴经脉，而继发睾丸肿痛。

② 发颐：两病都有憎寒壮热、面颊红肿热痛等症状，但发病的经过、肿痛部位

有别。大头瘟病初即在头面部出现焮赤肿痛，或伴有咽喉疼痛；发颐则是由伤寒或温病余邪热毒聚于少阳、阳明经而发者，多继发于其他病之后。大头瘟风热时毒可循太阳、少阳、阳明三经上攻头面，但以面颊、阳明经为重点，一般不破溃糜烂；而发颐以少阳经为重点，常为单侧，初起颐颌处下颌角疼痛，肿如核桃，开口困难，成脓时疼痛加剧，红赤肿胀，可波及同侧耳前耳后及颊部，溃破后可从内颊部流出脓液，为继发性化脓性病变，临床又称为"汗毒"，与大头瘟有别。

③漆疮：漆疮可有突然面部红肿，但界线不明显，灼热发痒，不痛，一般不发热。且漆疮有与油漆、生漆接触史，发病部位也不局限于头面部。

### 三、辨证施治

#### （一）辨证要点

**1. 辨肿痛部位**　大头瘟的辨证，首要辨析邪毒郁结头面的具体部位、肿胀先后、肿核的软硬及红赤程度等。肿块多先起于鼻，其次是耳，然后从耳至脑后。正如《伤寒全生集·辨大头伤风》谓："盖此毒先肿鼻，次肿于耳，从耳至头上络脑后结块。"对于大头瘟的头面肿痛，可结合头面经脉的循行部位加以辨析。如先肿于鼻额，以至于面目甚肿者，此属阳明；若发于耳之上下前后并头目者，此属少阳；若发于前额、头顶及脑后项下者，此属太阳；若发于头、耳、目、鼻者，为三阳俱病。

**2. 辨肿痛性质**　如肿胀处发硬，肌肤焮红灼热者，属热毒较甚；如肿胀伴疱疹糜烂者，则属热邪夹湿毒秽浊。

**3. 辨全身症状**　如伴见恶寒发热者，病在卫分；若见憎寒壮热，或但热不寒，烦躁口渴者，为病在气分，肺胃热毒壅盛；如见神昏谵语，肌肤有瘀斑者，为热毒已入营血。

#### （二）论治要点

大头瘟以疏风清热、解毒消肿、内外合治为基本治疗原则。病之初起，邪偏卫表，宜辛凉疏风透邪为主，兼以解毒消肿；如毒壅肺胃，宜清热解毒为主，兼以疏风消肿；如局部红肿严重，宜清瘟解毒，疏风散结消肿。《景岳全书·瘟疫》谓："内火未盛者，先当解散，……若时气盛行，宜清火解毒……时毒内外俱实，当双解。"同时，配合清热解毒、化瘀止痛之方外敷，以增加内服汤剂之力。后期胃阴耗伤，则宜滋养胃阴。

大头瘟初起虽见恶寒、憎寒等症，此为风热时毒壅滞卫表，卫阳被遏所致，治疗不可使用辛温之品，以防助热伤阴，加重病势。但初起也不宜寒凉太过，以免冰遏气机，伤及正气，导致肿块更硬，病程延长。清凉中应寓疏邪透解热毒之意，使邪气不致壅结不解。另外，《丹溪心法》提到对本病"切勿用降药"，因病在高巅之上，误用降药就可能引邪深入，致病情加重。

#### （三）辨治

**【证候】**　始起憎寒发热，头面红肿，或伴咽喉疼痛；继则恶寒渐罢而热势益增，口渴引饮，烦躁不安，头面焮赤红肿，咽喉疼痛加剧，舌红苔黄，脉数实。

【病 机】 本证为肺胃热毒内盛，上攻头面所致。风热时毒外袭，邪郁肺卫，腠理开合失司，故初起始见憎寒发热，热毒上攻，故头面红肿，或伴咽喉疼痛。随着热毒炽盛，充斥肺胃，则热势剧增，出现壮热渴饮、烦躁不安、咽喉肿痛加剧等症状。头为诸阳之会，热毒上冲于头面，则头面焮赤红肿。舌红苔黄、脉实数为热毒炽盛肺胃之象。

本证的基本病机为风热时毒先犯卫表，充斥肺胃，继则肺胃热盛，攻窜头面。本证与新感温病初起的临床表现虽有相似之处，但很快出现头面红肿的症状；同时应重视其卫分症状是否存在。

【治 法】 疏风清热，解毒消肿。

在病之初起有表证时，当强调疏风泄热；若表证罢而里热转甚，则应当注重于清热解毒，并佐疏风之品。

【方 药】 内服普济消毒饮，外敷如意金黄散或三黄二香散。

普济消毒饮（《东垣十书》）

黄芩二钱　黄连八分　玄参三钱　连翘三钱　板蓝根三钱　马勃一钱半　牛蒡子三钱　薄荷一钱　僵蚕二钱　桔梗一钱　升麻八分　柴胡一钱　陈皮一钱半　生甘草一钱

水煎服。

普济消毒饮是治疗大头瘟的代表方剂。方中用薄荷、牛蒡子、僵蚕等辛散凉泄，以解肺卫之风热时毒；用黄芩、黄连苦寒直折气分火热，并有清热解毒之效；连翘、板蓝根、马勃解毒消肿；玄参滋肾水而上制邪火；升麻、柴胡、桔梗升载诸药，直达病所，佐陈皮疏利壅滞之气；甘草和中，与桔梗配伍又可清热解毒利咽。

如意金黄散（《外科正宗》）

天花粉十斤　黄柏、大黄、姜黄、白芷各五斤　厚朴、陈皮、甘草、苍术、天南星各二斤

为细末，随证调敷。凡遇红赤肿痛，发热未成脓者，及夏月时俱用茶汤同蜜调敷。

方中天花粉、黄柏、大黄清热泻火解毒，姜黄、白芷活血疏风止痛，南星、厚朴、陈皮、甘草、苍术行气化痰。共奏清热解毒，散瘀消肿之效。适用于大头瘟初起头面轻度红肿者。

三黄二香散（《温病条辨》）

黄连一两　生大黄一两　黄柏一两　乳香五钱　没药五钱

研极细粉，初用细茶汁调敷，干则易之；继则用香油调敷。

上方用黄连、黄柏、生大黄泻火解毒，用乳香、没药活血散瘀、消肿止痛。全方具有清火解毒、消肿止痛等作用。适用于大头瘟肺胃热毒炽盛，头面焮赤红肿者。

【临床运用】 初起表邪较盛者，可加荆芥、防风、葛根，以增强透表疏散的作用。若初起里热不甚，可去黄芩、黄连；若邪毒偏盛，头面红肿明显，加夏枯草、菊

花等以清上犯之热毒。头面肿胀紫赤者，加丹皮、紫草、丹参等以凉血通络。兼腑实便秘者，加酒大黄通腑泄热，导火毒下行。

吴鞠通《温病条辨·上焦篇》指出："温毒咽痛喉肿，耳前耳后肿，颊肿，面正赤，或喉不痛，但外肿，甚则耳聋，俗名大头瘟、虾蟆瘟者，普济消毒饮去柴胡、升麻主之。初起一二日，再去芩、连，三四日加之佳。"并认为："其方之妙，妙在以凉膈散为主，而加化清气之马勃、僵蚕、银花，得轻可去实之妙；再加玄参、牛蒡、板蓝根，败毒而利肺气，补肾水以上济邪火；去柴胡、升麻者，以升腾飞越太过之病，不当再用升也。……去黄芩、黄连者，芩、连里药也。病初起未至中焦，不得先用里药，故犯中焦也。"吴氏的这些见解，可供临证参考。

大头瘟病程中多见气分证候，故后期多见胃阴耗伤之候，此时身热已退，头面焮肿消失，而口渴欲饮，不欲饮食，咽干，目干涩，唇干红，舌干少津，无苔或少苔，脉细数，治宜滋养胃阴为主。可选用《重订通俗伤寒论》七鲜育阴汤（鲜生地五钱、鲜石斛四钱、鲜茅根五钱、鲜稻穗二支、鲜梨汁、鲜蔗汁各两瓢（冲服）、鲜枇杷叶（去毛炒香）三钱）加减进行治疗。

七鲜育阴汤用生地、石斛、茅根、梨汁、蔗汁甘寒生津、滋养胃阴；鲜稻穗养胃气；枇杷叶和降胃气。待胃阴复，胃气和降，自能进食。方中鲜稻穗也可用谷、麦芽代替。

 **小　结**

大头瘟是由风热时毒引起的以头面焮赤肿大为特征的急性外感热病，有较强的传染性，多发于冬春季节，属于温毒的范畴。因此，临床诊断应抓住其特殊的证候表现，而在治疗上则应重视清热解毒法的运用。

风热时毒自口鼻而入，初起邪毒袭于肺卫，继之因气分热毒蒸迫肺胃，邪毒攻窜头面，后期肺胃热毒渐解，呈现胃阴耗伤现象。其治疗以疏风清热、解毒消肿、内外合治为原则，初起有表证者，当重视辛凉疏风泄热，表证罢而里热炽盛者，注重清热解毒。方用普济消毒饮加减，并外敷如意金黄散或三黄二香散泻火解毒、散瘀消肿。后期阴液耗伤者，用七鲜育阴汤滋养肺胃之阴。

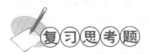 **复习思考题**

1. 大头瘟的病机演变有何特点？
2. 试述大头瘟的治疗原则。
3. 试述大头瘟的基本临床表现及治疗。

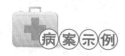

**1. 肺胃火炽，热毒上攻（《丁甘仁医案》）**

朱左，头面肿大如斗，寒热，口干，咽痛，腑结，大头瘟之重症也。头为诸阳之首，惟风可到，风为天之阳气，首犯上焦，肺胃之火，乘势升腾，三阳俱病，拟普济消毒饮加减。

荆芥穗钱半　青防风一钱　软柴胡八分　酒炒黄芩钱半　酒炒川黄连八分　苦桔梗一钱　连翘壳三钱　炒牛蒡二钱　马勃八分　生甘草八分　炙僵蚕三钱　酒制川大黄三钱　板蓝根三钱

二诊：肿势较昨大松，寒热咽痛亦减，既见效机，未便更张。

荆芥穗钱半　青防风一钱　薄荷叶八分　炒牛蒡二钱　酒炒黄芩一钱半　酒炒川黄连八分　生甘草六分　苦桔梗一钱　马勃八分　贝母三钱　炙僵蚕三钱　连翘壳三钱　板蓝根三钱

三诊：肿消热退，咽痛未愈，外感之风邪已解，炎炎之肝火未靖也，再予清解。

冬桑叶三钱　生甘草六分　金银花三钱　甘菊花二钱　苦桔梗一钱　连翘壳三钱　丹皮钱半　马勃八分　黛蛤散五钱（包）　鲜竹叶三十张

按语：此例为大头瘟热毒盛于肺胃，当以清热解毒、疏风消肿之法治之，方用普济消毒饮加减。但丁氏在用本方时，加入酒制大黄一味，可增加清头面热毒之力量，在肿势退后即停用。

**2. 大头瘟（《温病纵横》）**

张某，男，56岁，1960年4月20日就诊。

发热两日，头面红肿，微有恶寒，继则寒罢而热增。今日开始头面红肿热痛加重，两目不能开张，咽喉红肿且痛，口渴心烦，大便2~3日未行，舌苔黄厚质红，两脉洪滑且数，按之有力。此风温时毒侵袭卫、气，内蕴滞热，势将成温毒大头瘟证。用疏风清热解毒方法，使热祛毒解，消其肿痛。

薄荷3g（后下）　牛蒡子6g　苦桔梗8g　片姜黄6g　黄芩12g　酒黄连4.5g　生甘草6g　玄参10g　连翘10g　板蓝根10g　马勃3g　紫雪散3g（冲）　2剂

二诊　1960年4月23日。

服上药后，遍身小汗，恶寒已解，身热渐退，大便一次，头面红肿略消，两目已能张开，咽喉肿势稍减，仍时作痛，心烦但夜已成寐，两脉洪滑，数势已差，按之力弱。温热蕴毒渐解，气分之热未清，再以普济消毒饮法加减，忌食荤腥之物。

蝉蜕6g　赤芍10g　牛蒡子6g　紫草6g　连翘12g　银花15g　天花粉12g　蚤休10g　鲜茅芦根各30g　紫雪散1.8g（分冲）　2剂

三诊　1960年4月26日。

温毒蕴热渐解，头面红肿已退，体温正常，夜寐已安，大便溏薄，每日一次，小溲赤少，脉象弦滑而力差，舌苔根部略厚。温热蕴毒已解，胃肠余滞未清，再以清化湿热兼导积滞，饮食当慎。

僵蚕8g　蝉蜕6g　片姜黄6g　连翘10g　蚤休10g　水红花子10g　焦三仙各10g　瓜蒌仁25g　玄明粉1.5g（分冲）　2剂

前药又2剂之后，诸恙皆安，大便正常，舌苔已化为正常，慎饮食，忌荤腥一周而安。

按语：大头瘟一证，多因风热时毒引起，治疗常以普济消毒饮为主方。赵氏对此案患者一、二诊均使用本方加减，并认为此方有升散之品，反易助邪热上升，不利于病情，故赵氏使用本方往往去升麻、柴胡，临床可参考。三诊时通过舌苔根部略厚，采取清化湿热兼导积滞法，效果明显，体现了辨证施治思想。

# 第二节　烂喉痧

**要点导航**

本节主要介绍烂喉痧的病因病机、诊断及辨治。通过对本病的学习，更加明确温热时毒的致病特点，把握烂喉痧的病机特点是以热毒蕴伏肺胃，燔灼气营（血）为主，掌握其发生发展过程中主要证候的辨证治疗。

烂喉痧是感受温热时毒而引起的，以发热、咽喉肿痛糜烂、肌肤丹痧密布等为主要临床特征的急性外感热病，多发于冬春二季。因其能相互传染，引起流行，故又名"疫喉痧"、"疫毒痧"、"时喉痧"等；因其有咽喉溃烂、肌肤丹痧等表现，故又称为"烂喉痧"、"烂喉丹痧"；因其肌肤发生的痧疹红赤如涂丹，又称为"丹痧"。

清代以前未见烂喉痧病名的记载。东汉张仲景《金匮要略》描述"阳毒"为病，症见"面赤斑斑如锦纹，咽喉痛，唾脓血"，与本病有相似之处。隋代巢元方《诸病源候论》所载之"阳毒"，亦见"身重腰脊痛，烦闷，面赤斑斑，咽喉痛，或下利狂走"等症状，并将其归于"时气"，表明其发生与季节有关，且有传染性，甚至可酿成流行，与本病有类似之处。唐代孙思邈《千金翼方》列有"丹疹"的证治，亦与本病有关。清代叶天士《临证指南医案·卷五·疫门》中，记录了以"喉痛、丹疹，舌如碎，神躁暮昏"为主症的病案，其表现酷似本病，一般认为是关于本病首次较可靠的病例记录。清代有关本病的专著相继问世，如金保三在《烂喉丹痧辑要》中记载："雍正癸丑年间以来，有烂喉痧一证，发于冬春之际，不分老幼，遍相传染。发则壮热烦渴，丹密肌红，宛如锦纹，咽喉疼痛肿烂，一团火热内炽"，较为真实地记录了本病在我国流行的情况及临床特征。陈耕道的《疫痧草》、夏春农的《疫喉浅论》等，对烂喉痧的发生、病机、辨证、防治等作了较为系统的论述，积累了丰富的诊治经验。

根据本病的病理特点和临床表现，西医学的猩红热、以及其他一些出疹性疾病等，可参考本病进行辨证论治。

### 一、病因病机

本病的病因是感受温热时毒，若人体正气亏虚，卫外功能下降，或起居不慎，寒温失调，腠理疏松，则温热时毒极易侵入人体而引起发病，素体阴精不足者尤易感邪。温热时毒侵犯人体的途径有与患者直接接触和经空气传染两种。陈耕道在《疫痧草·辨论疫毒感染》中说："其人正气适亏，口鼻吸受其毒而发者为感染；家有疫痧人，吸受病人之毒而发者为传染。所自虽殊，其毒则一也。"

温热时毒既有温热病邪的特点，又具热毒之属性，侵犯人体多由口鼻而入，口鼻通于肺胃，故肺胃首先受病。肺主气而合皮毛，邪毒犯肺，肺气不宣，卫受邪郁，则见憎寒发热之表证。邪毒迅速传里，邪正剧争，热毒充斥肺胃，上攻咽喉，可见壮热，咽喉红肿疼痛，甚则血败肉腐发为糜烂。如陈耕道《疫痧草·自叙》说："自口鼻吸入，着于肺胃，肺主咽喉，故疫痧多兼烂喉也。"肺胃热毒窜扰营分血络，则肌肤丹痧密布。正如何廉臣所说："疫痧时气，吸从口鼻，并入肺经气分则烂喉，并入胃经血分者则发痧，……喉痧气血同病，内外异形，其病根不外热毒，热胜则肿，毒胜则烂。"

若正盛邪衰，机体驱邪外出，则在肺胃之邪热可迅速外解而得愈；若热毒较重，正不敌邪，热毒不仅可内陷营血，出现气营（血）两燔的重证，而且可迅速内陷心包，堵塞机窍，逼乱神明，症见高热，神昏，肢厥，舌绛，丹痧紫黑等，证情甚为凶险。更甚者可因热邪内闭，阴津耗竭，阴阳不能相互维系，致阳气外脱而死亡。

因烂喉痧病程中邪毒波及营血，故后期阴伤显著。余毒未尽则见午后低热、咽痛；肺胃阴伤，则见口干唇燥，舌红；阴液耗损，形体失于濡养，则见身体消瘦，颈、胸、四肢等部位肌肤甲错，皮肤有片状脱皮等。

### 二、诊断要点

（1）发病 多发生于冬、春二季，有与烂喉痧患者接触的病史。

（2）初起特点 起病急，初起憎寒发热，呈持续性壮热，并有头痛、全身不适等。多数患者在发病后12~24小时内即出现皮肤丹痧，48小时达高峰。皮疹为弥漫性红色小点，呈鸡皮样，抚摸时似砂纸感，疹点之间的皮肤有红晕。最早见于颈部、腋下、腹股沟。同时伴有咽喉部的红肿疼痛，进而糜烂。或可见舌红绛或紫绛起刺，状如杨梅。

（3）病变过程 初起肺卫表证短暂，邪热深入则以毒壅气分、气营（血）两燔为主，甚则可内闭心包或内闭外脱。

（4）与白喉、麻疹、风疹、药疹鉴别

① 白喉：白喉虽有咽喉肿痛，但有典型的不易剥落的灰白色假膜，剥时易出血，不伴有肌肤丹疹，面颊不显红晕而呈苍白色，与本病不同。

② 麻疹：麻疹的皮疹一般于起病后三日出现，先从发际、头面开始，然后遍布全身，最后手足心均现疹点，皮疹之间可见正常皮肤；疹点逐渐发出，先疏后密，通常在三日内出齐。疹退后皮肤有糠秕样脱屑及棕色斑，但无大片脱屑。在皮疹出现前，可先在口腔两侧颊黏膜靠臼齿处出现麻疹黏膜斑，一般无咽喉糜烂。

③ 风疹：烂喉痧出疹早期与风疹相近，但风疹全身症状较轻，疹色淡红，皮肤有瘙痒，稀疏均匀，最初见于面部。一般不伴咽喉症状。疹子收没较快，一般2~3日即可迅速隐退，疹退无脱屑。可伴全身淋巴结肿大，以耳后、颈后、枕后淋巴结明显，并有压痛，持续数日消肿。

④ 药疹：皮疹形态不一，出疹前有服用药物史，无明显的卫气营血过程及杨梅舌等表现，一般无咽喉红肿糜烂，停药后皮疹即可消退。

### 三、辨证施治

#### （一）辨证要点

**1. 辨初、中、末三期** 烂喉痧初起即可见到咽喉肿痛、肌肤丹疹隐现等热毒壅滞咽喉、窜及血络之表现，由于温热时毒具有攻窜、壅滞之性，且其热毒较一般温邪为烈，故可迅速发展为咽喉糜烂、丹疹密布。而其肺卫证候，往往为时甚短，时毒迅即内传，壅遏肺胃，充斥内外，或为卫气同病，或为气营（血）两燔。所以本病的辨证，其卫、气、营、血界限不甚清晰，应注重对其初、中、末三期之辨：初期，以肺卫证候或卫气同病为特征；中期，以气分证候或气营（血）两燔为特征；末期，以余毒未净、阴津大亏为特征。其中，以中期为本病之极盛时期，病情最为重笃，时毒内闭心包，甚至内闭外脱等险恶之证，也大多见于此期。

**2. 辨顺证逆证** 烂喉痧起病急骤，病情较重，传变较快，甚者可危及患者生命，所以必须把握病情之顺逆，以掌握治疗的主动权。临床当从察痧、视喉、观神、切脉及呼吸、热势等方面予以辨识：凡痧疹颗粒分明，颜色红活，咽喉浅表糜烂，神情清爽，随着疹子的出齐而身热渐趋正常，呼吸亦归平稳，脉浮数有力者，系正气较盛，能使时毒透达，属于顺证；若痧疹稠密重叠，颜色紫赤，或急现急隐，咽喉糜烂较深，或大片腐烂，呼吸不利，神昏谵语，体温骤然降于正常之下，脉细数无力者，则为正不胜邪，邪毒内陷，属于逆证。

#### （二）论治要点

烂喉痧以清泄热毒为基本治则。夏春农在《疫喉浅论·疫喉痧论治》中指出："疫喉痧治法全重乎清也，而始终法程不离乎清透、清化、清凉攻下、清热育阴之旨也。若参入败毒之品更妙。"初期邪在卫表，治宜辛凉清透；及至中期，病邪传里，偏于气分者，宜清火解毒，偏于营血者，宜清气凉营（血）。末期宜用滋阴生津、清解余毒。

（三）常见证型辨治

**1. 毒侵肺卫**

【证 候】 初起憎寒发热，继则壮热烦渴，咽喉红肿疼痛，甚或糜烂，肌肤丹痧隐约，舌红，苔白而干，或有珠状突起，脉浮数。

【病 机】 本证为烂喉痧的初起表现，时毒外袭肌表，内侵肺胃之候。邪犯肌表，卫表受邪，卫气闭郁，邪正相争，故憎寒发热。初起邪在卫表故见苔白而干。毒侵肺胃，上攻其门户咽喉，故见咽喉红肿疼痛，甚则糜烂，但此时咽喉溃烂多不甚。热毒盛于肺卫，扰及营分，窜及血络，则皮肤丹痧隐约。舌红，脉数均为热毒偏盛的征象。

【治 法】 透表泄热，清咽解毒。

【方 药】 内服清咽栀豉汤，外用玉钥匙吹喉。

清咽栀豉汤（《疫喉浅论》）

生山栀三钱　豆豉三钱　金银花三钱　苏薄荷一钱　牛蒡子三钱　粉甘草一钱　蝉蜕八分　白僵蚕二钱　犀角八分（水牛角代，磨冲）　连翘壳三钱　苦桔梗一钱五分　马勃一钱五分　芦根一两　灯心二十支　竹叶一钱

水二盅，煎八分服。

本病初起，治疗首重透表，使邪从汗解，热随汗泄，如近代名医丁甘仁所说"烂喉痧以畅汗为第一要义"。但不可用辛温升散之品强取其汗，否则，有助热伤阴之弊，故应以辛凉清透，使邪从汗透而热随汗泄。

故方中豆豉、薄荷、牛蒡、蝉蜕、桔梗等宣肺透表散邪；银花、连翘、山栀等清热解毒；以水牛角易原方中的犀角凉血解毒；马勃、僵蚕、甘草解毒利咽；芦根护阴生津；灯心草、竹叶清心并导热下行。诸药合用，以解毒为中心，兼利咽凉营透疹，并疏散表邪。

玉钥匙（《三因极一病证方论》）

焰硝一两半　硼砂半两　脑子（冰片）一字　白僵蚕二钱五分

上为末，研匀，以竹管吹半钱许入喉中。

本散为喉科的外治药，有清热利咽、定痛消肿之功用。方中用焰硝软坚散结解毒；硼砂清热化痰，解毒防腐；冰片开结散郁，清热止痛防腐；僵蚕祛风散结解痉。用于喉痧初起，咽喉红肿而糜烂不甚者。

【临床运用】 本证虽见肌肤丹痧隐约，但其病机是肺胃热毒外窜肌肤而致，故临床治疗时不可误认为是邪陷营血分而滥用清营凉血之品。同时，本证治疗虽以透达热毒为原则，但亦不可过用寒凉，以免有凉遏冰伏之弊。表郁较重者，可酌情加入荆芥、防风等以辛散表邪，表解即撤去。咽喉肿痛明显者，可加入挂金灯、橄榄、土牛膝根等清热利咽。

**2. 毒壅气分**

【证候】　壮热，口渴，烦躁，咽喉红肿腐烂，肌肤丹痧显露，舌红赤有珠，苔黄燥，脉洪数。

【病机】　本证系表邪已解，热毒壅结气分之候。因气分热势炽盛，故见壮热、烦渴；热毒壅结于上，导致咽喉部膜败肉腐，则见咽喉红肿糜烂。热毒外窜于肌肤血络，则丹痧显露。舌红赤有珠、苔黄燥、脉洪数均为气分热毒炽盛的征象。

【治法】　清气解毒，凉营退疹。

【方药】　内服余氏清心凉膈散加味，外用锡类散吹喉。

余氏清心凉膈散（《温热经纬》）

连翘三钱　黄芩三钱　山栀三钱　薄荷一钱　石膏六钱　桔梗一钱　甘草一钱　竹叶七片

水煎服。

本方即凉膈散去硝、黄加石膏、桔梗而成。方用连翘、黄芩、竹叶、山栀清泄气分邪热；生石膏大清气分之炽热；薄荷、桔梗、甘草轻宣上焦气机，兼利咽解毒。全方配伍共奏清气泄热，解毒利咽之功。因本证热毒外窜血络，故应加入生地、丹皮、赤芍、紫草等凉营解毒之品。

锡类散（《金匮翼》）

象牙屑三分（焙）　珍珠三分（制）　青黛三分（飞）　冰片三厘　壁钱二十个（用泥壁上者）　牛黄五厘　焙指甲五厘

共研细末，密装瓷瓶内，勿使泄气，每用少许吹于咽喉患处。

锡类散亦为喉科常用吹喉药，能清热解毒、去腐生肌，对咽喉肿痛又有破溃糜烂者，用之较为适宜。

【临床运用】　若兼大便秘结者，酌加大黄、芒硝通腑泄热；气分热毒极盛者，还可加入银花、大青叶等以增强清泄热毒之功。如见口大渴、烦躁、舌干红，属热邪伤阴较甚者，可加入玄参、天花粉等甘寒养阴生津。

**3. 毒燔气营（血）**

【证候】　咽喉红肿糜烂，甚则气道阻塞，声哑气急，丹痧密布，红晕如斑，赤紫成片，壮热，汗多，口渴，烦躁，舌绛或紫绛干燥，遍起芒刺，状如杨梅，脉细数。

【病机】　本证系热毒化火，燔灼气血所致，病情重笃凶险，易出现各种危急变证。气分热盛故见壮热，汗多，口渴，烦躁；营血热炽，则见丹痧密布，红晕如斑；气血热势燔灼，上炎于咽喉导致血肉腐败，故咽喉肿痛更加严重，且有腐烂、渗血，甚则可致气道阻塞不通；热毒化火，热灼营阴，则见舌绛干燥，遍起芒刺，如血分热毒炽盛，则舌紫绛起刺，状如杨梅。脉细数为营血热甚而营血阴液耗损之象。

【治法】　清气凉营（血），解毒救阴。

【方药】　内服凉营清气汤，外用珠黄散吹喉。

凉营清气汤（《丁甘仁医案》）

犀角尖一钱（水牛角代，磨冲） 鲜石斛四钱 黑山栀三钱 丹皮二钱 鲜生地四钱 薄荷一钱 川黄连一钱 赤芍三钱 玄参四钱 生石膏八钱 生甘草一钱 连翘壳三钱 竹叶三钱 茅芦根（去心节）各四钱 金汁（冲）一小杯

水煎服。

方中栀子、薄荷、连翘壳、川黄连、生石膏清透气分邪热；用玄参、石斛、竹叶、芦根、茅根甘寒生津，清热解毒；用水牛角、丹皮、生地、赤芍、金汁清热凉血、解毒活血。本方实为玉女煎、凉膈散、犀角地黄汤诸方相合而用，共奏两清气营（血）、解毒生津之效。

珠黄散（《太平惠民和剂局方》）

珍珠（豆腐制）三钱 牛黄一钱

研为极细末，用时取少许，吹于患处，以清热解毒，去腐生新。

【临床运用】 痰多而黄黏稠者，可加鲜竹沥清热化痰。如热毒内陷心包，症见灼热昏谵，遍身紫赤，肢凉脉沉等，可加服安宫牛黄丸、紫雪丹以清心开窍。如在热闭心包时见丹痧突然隐没，沉昏如迷，肢体厥冷，气息微弱，脉沉伏，为内闭外脱之象，宜先用参附龙牡汤救逆固脱、安宫牛黄丸等清心开窍以急救，经治疗后闭脱之象得救而热毒复盛，仍当投用清泄热毒之剂进行调治。

### 4. 毒退阴伤，余邪未净

【证 候】 咽喉腐烂渐减，但仍疼痛，丹痧渐退，壮热已除，惟午后仍有低热，口干唇燥，皮肤干燥脱屑，舌红而干，脉细数。

【病 机】 本证见于烂喉痧的恢复期。热毒已衰退，余邪未净，肺胃阴伤未复，故壮热除，但仍有午后低热持续及咽喉轻度糜烂等症。肺胃阴伤故见口干唇燥、皮肤干燥、脱屑等症。舌红而干、脉细数等，均系阴津耗损征象。

【治 法】 滋阴生津，兼清余热。

【方 药】 清咽养营汤（《疫喉浅论》）。

西洋参三钱 生地三钱 抱木茯神三钱 麦冬三钱 白芍二钱 嘉定花粉四钱 天门冬二钱 玄参四钱 知母三钱 炙甘草一钱

水四盅，煎六分，兑蔗浆一盅，温服。

本方重在滋阴生津，故药用西洋参（可用北沙参代替）益气养阴；天冬、麦冬、生地、玄参甘寒养阴；白芍、甘草酸甘化阴；知母、天花粉滋养阴液并兼清泄余热；茯神宁心安神。全方有复阴津、清余热有作用。

【临床运用】 若余毒较著，低热、咽痛较明显者，可加入青蒿、银花等清热解毒，透泄热邪。若兼腰痛、尿血，为阴伤动血，宜加女贞子、旱莲草、白茅根、小蓟、栀子炭等以凉血止血；若兼四肢酸痛，甚则关节难于屈伸者，宜加丝瓜络、川牛膝、赤芍、鸡血藤等以化瘀通络。咽喉糜烂未愈者，仍可用锡类散、珠黄散等外吹患处。

## 小　结

　　烂喉痧是感受温热时毒引起的急性外感热病。多发生于冬春季节，传染性较强。应抓住本病发热、咽喉肿痛糜烂、肌肤丹痧密布等临床表现特点，以及初、中、末三期的演变特点，把握本病的辨证论治。初起邪在肺卫者，可用清咽栀豉汤透表泄热、解毒利咽，配合玉钥匙外用，此时以透达热毒为原则，但不可过用寒凉，以免有凉遏冰伏之弊。中期邪毒入里，壅结上焦气分，宜余氏清心凉膈散清气解毒，配合锡类散外用。若热毒入营，气营（血）两燔，则当气营（血）两清、解毒救阴，可用凉营清气汤，配合珠黄散外用。邪毒内闭心包者，急予清心开窍，可选用安宫牛黄丸、紫雪丹等。病至后期，邪毒渐退而阴液已伤，可投予清咽养营汤以滋阴生津，兼清余热。

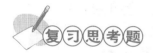

### 复习思考题

1. 烂喉痧的病机演变可分为哪几个阶段？各阶段的特点是什么？
2. 如何判断烂喉痧的顺逆？
3. 试述烂喉痧初起的治法与方药。如何理解"以畅汗为第一要义"？
4. 烂喉痧毒壅气分与毒燔气营（血）的证治有何区别？

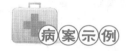

### 病案示例

**1. 烂喉痧肺胃蕴热（《张聿青医案》）**

金某，痧点较昨稍透，兼有起浆白疹，咽赤作痛，偏左起腐。肺胃蕴热，未能宣泄，病起三朝，势在正甚。

连翘壳　马勃　荆芥　薄荷叶　桔梗　射干　牛蒡子　蝉蜕　广郁金　灯心

二诊：痧点虽布，面心足胫尚未递发，烦热胸闷咽痛，舌苔黄糙少津。肺胃之邪，不克宣泄，挟滞不化，恐化火内窜。

蝉蜕　牛蒡子　连翘壳　麻黄　苦桔梗　苏薄荷叶　广郁金　炒枳壳　煨石膏　茅根肉

三诊：咽痛稍轻，肌肤丹赤，投辛温、寒，宣泄肺胃，热势大减，苔黄大化，而舌边红刺。邪欲化火，再以清泄。

连翘壳　广郁金　滑石块　炒枳壳　煨石膏　黑山栀　淡豆豉　杏仁　牛蒡子　竹叶心

四诊：肌肤丹赤，而痧点未经畅透，肺胃蕴热不能宣泄，邪势化火，劫烁阴津，舌绛干毛。恐邪热内传而神昏发痉。

犀角尖三分（磨） 丹皮二钱 鸡苏散四钱 玄参三钱 杏仁三钱 荆芥一钱 牛蒡三钱 鲜生地五钱 连翘三钱 广郁金一钱半 茅根肉八钱 竹叶三十片 灯心三尺

五诊：丹痧渐化，而火风未能尽泄，咽痛甚重，大便不行，舌绛无津，拟急下存阴法。

犀角尖三分（磨） 丹皮二钱 玄参二钱 防风一钱 玄明粉一钱半 生大黄三钱 鲜生地五钱 贝母二钱 荆芥一钱 黑山栀三钱 生甘草五分 桔梗一钱

六诊：大便畅行，咽痛大减，然仍热甚于里，舌红尖刺无津。痧化太早，邪势化火，劫烁阴津，未为稳当。

玄参 生地 连翘壳 桔梗 银花 郁金 天门冬 山栀 生甘草 竹叶 鲜芦根

七诊：咽痛渐定，热势大减，舌绛刺亦退，然舌心尚觉干毛，还是阴津未复也。

生地四钱 连翘三钱 银花一钱五分 鲜石斛五钱 天花粉二钱 玄参三钱 生甘草五分 天门冬三钱 绿豆衣三钱 山栀三钱 芦根一两五钱 竹叶三十片

八诊：脉静身凉，履夷出险，幸甚。拟清养肺胃，以彻余炎。

天冬 玄参 连翘 银花 茯苓 绿豆衣 川贝母 竹叶心 鲜芦根

**按语：** 此例在初诊时因肺胃蕴热，未能宣泄，故以透表泄热、解毒利咽、透疹之法治之；继之咽痛稍轻，但肌肤丹赤，且舌边有红刺者，为邪欲化火，以清泄之法治之；对肺胃蕴热不能宣泄，邪势化火，劫烁阴津，恐邪热内传而神昏发痉，以解毒救阴、透表泄热之法治之；对丹痧渐化，见有大便不行，舌绛无津等症，以解毒、急下存阴之法治之；对烂喉痧后期阴伤、余毒未尽者，主以清养肺胃，以彻余炎。

**2. 烂喉丹痧（《温病纵横》）**

宗某，男，25岁，1936年3月26日。

发热2~3天，今晨面部、胸腹、四肢皮肤斑疹红晕，咽痛喉肿，扁桃体肿大，化脓有白腐，今日体温39.5℃，口周围苍白，舌红尖部起刺，状似杨梅，根部黄厚，质绛且干，自觉头晕心烦急躁，不能入睡，唇焦破裂流血，大便二日未行，小便赤短深红。此温邪蕴热，气营两燔，烂喉丹痧重证。姑以凉营透斑，清气泄热，防其逆传昏厥或高热，忌食荤腥甜黏油重之品。

连翘15g 忍冬花30g 紫草9g 生石膏24g 知母9g 玄参45g 生草9g 紫花地丁9g 天花粉9g 僵蚕9g 杏仁9g 鲜茅芦根各45g 香犀角0.6g（冲） 2剂

二诊 1936年3月28日。

药后胸腹四肢皮肤丹痧已透，神志清楚，身热渐减，体温38℃，咽痛喉肿皆减，扁桃腺肿见轻，仍有白腐，舌绛起刺，状如杨梅，根部黄厚，两日来，夜寐尚安，心烦也减，唇仍焦破，大便已通不多，小便短红，烂喉丹痧重证，热毒壅滞，窜扰营分，今日已见转机，再以清透热毒，凉营育阴，病势虽见好转，然毒热甚重，防其逆传。

蝉蜕4.5g 生石膏24g 玄参45g 山栀6g 连翘30g 银花30g 丹皮9g 黄芩

9g　竹叶6g　鲜茅芦根各45g　香犀角0.3g（冲）　　2剂

三诊　1936年3月31日。

身热渐退，神志也清，体温37.4℃，皮肤疹已透齐，咽痛止而喉肿也退，大便每日一次，小便黄少，心烦已除，夜寐甚安，舌苔渐化，肥刺已退，唇仍色深紫，病势已减，余热未清，再以甘寒育阴，凉营解毒。病已向愈，防其反复，饮食寒暖诸应适宜。

生地30g　知母9g　淡竹叶3g　连翘24g　银花24g　丹皮9g　玄参30g　赤芍9g　北沙参30g　冬瓜皮30g　3剂

四诊　1936年4月4日。

身热退净，皮肤已渐脱屑，神志甚清，精神好，饮食如常，二便自调，舌苔化净，舌质略红，两脉细弱力差，烂喉丹疹已愈，再以调理肠胃，以后天补先天之法。

北沙参24g　细生地24g　赤白芍各9g　冬瓜皮30g　茯苓皮24g　焦麦芽9g　鸡内金9g　4剂

五诊　1936年4月9日。

烂喉丹疹已愈，皮肤脱屑未齐，诸恙皆平，胃纳甚佳，夜寐安稳，病已愈，用散剂调理。

焦三仙各150g　鸡内金150g　砂仁3g

共研细末，每早晚各服9g，加糖9g，开水冲拌。其味酸甜，又助消化，病后最宜。

### 3. 烂喉痧热毒壅结（《医学衷中参西录》）

天津瑞云里，沈姓学生，年十六岁，于仲春得温疹兼喉痧证。

［病因］　因在体育场中游戏，努力过度，周身出汗为风邪所袭，遂得斯病。

［证候］　初病时微觉恶寒头痛，翌日即表里俱壮热，咽喉闷疼。延医服药病未见轻，喉中疼闷似加剧，周身又复出疹，遂延余为诊治。其肌肤甚热，出疹甚密，连无疹之处其肌肤亦红，诚西人所谓猩红热也。其心中亦自觉热甚，其喉中扁桃体处皆红肿，其左边有如榆荚一块发白。自言不惟饮食疼难下咽，即呼吸亦甚觉有碍。诊其脉左右皆洪滑有力，一分钟九十八至。愚为刺其少商出血，复为针其合谷，又为拟一清咽、表疹、泻火之方，俾服之。

［处方］　生石膏二两捣细　玄参六钱　天花粉六钱　射干三钱　牛蒡子三钱捣碎　浙贝母三钱　青连翘三钱　鲜芦根三钱　甘草钱半　粳米三钱

共煎汤两大盅，分两次温服下。

［复诊］　翌日过午复为诊视，其表里之热皆稍退，脉象之洪滑亦稍减，疹出又稍加多。从前三日未大便，至此则通下一次。再视其喉，其红肿似加增，白处稍大，病人自言此时饮水必须努力始能下咽，呼吸之滞碍似又加剧。愚曰：此为极危险之病，非刺患处出血不可。遂用圭式小刀，于喉左右红肿之处，各刺一长口，放出紫血若干，遂觉呼吸顺利。拟再投以清热消肿托表疹毒之剂。

［处方］　生石膏一两捣细　天花粉六钱　赤芍三钱　板蓝根三钱　牛蒡子三钱捣

细　生蒲黄三钱　浙贝母三钱　青连翘三钱　鲜芦根三钱

共煎一大盅半，分两次温服。

［效果］ 将药连服2剂，其病脱然全愈。

按语：　此按初诊时，表邪已净，热炽肺胃，喉头红肿疼痛，尚未至破溃糜烂。处方以清泻肺胃、解毒利咽为法。因其扁桃体红肿，呼吸有碍，故刺少商穴出血，针刺合谷，以泻热消肿。复诊时喉头红肿加剧，呼吸窒碍，故用圭式小刀于红肿处刺一长口，放出紫血，使呼吸畅通。此案处方并无甚特殊之处，惟其用刀、针外治之法，有其独到之处，但以刀刺患处，应谨慎操作，避免邪毒扩张。

（曾　琳）

下 篇 >>>

# 第十一章　叶天士《温热论》

《温热论》是清代中叶著名温病学家叶桂（字天士，号香岩，晚号上津老人，1667~1746年）的代表作。叶氏是江苏吴县（今苏州）人，其祖父和父亲皆为名医。少年时，日至学塾读书，晚则由其父讲授岐黄。14岁其父去世，从父门人朱君专心习医。叶氏勤勉好学，闻某人有医学专长，即拜为门下，据传到18岁时已拜师17人，即使成名后，尚从师多人。其博采众长，融会贯通，自成一家。叶氏不但精于内科，对幼科、妇科、外科等也多有建树，敢于创新，注重取舍，史籍堪称"治方不执成见"，"切脉、望色、听言，病之所在，如见五脏"，故治病多奇中，每起沉疴，名著朝野。叶氏一生忙于诊务，著作不多。现在所流传的十多种叶氏著作中一部分是由其弟子整理而成，还有一些是伪托叶氏之作。其中由其弟子整理而存世的有《温热论》《临证指南医案》《幼科要略》《叶氏医案存真》《眉寿堂医案选存》《叶天士晚年方案真本》《叶氏医案未刻本》等。

本著作据唐大烈《吴医汇讲》小引中所记，为"先生游于洞庭山，门人顾景文随之舟中，以当时所语信笔录记"而成，成书年代不晚于乾隆十一年（公元1746年），该篇文辞简要，论述精辟，甚切实用，被世人公认为温病学奠基之作。世传有两种版本，一是由华岫云收载于《临证指南医案》中的《温热论》，称为"华本"，一是唐大烈收载于《吴医汇讲》中的《温证论治》，称为"唐本"。其内容基本相同，仅文字略有出入。后章虚谷依"唐本"将其收于《医门棒喝》中，名《叶天士温病论》，对原文逐条进行详细的注释，并阐发己见。王孟英依"华本"将其收于《温热经纬》中，更名为《叶香岩外感温热篇》，收录了众多医家的注释及论述，王氏本人也加了精辟的按语。此后，注释本篇的还有凌嘉六（《温热类编》）、宋佑甫（《南病别鉴》）、周学海（《周学海评注医书十二种》）、陈光淞（《温热论笺正》）、杨达夫（《集注新解叶天士温热论》）等。吴坤安《伤寒指掌》、茅雨人《感证集腋》、董废翁《西塘感证》虽非注释本，但对本篇内容也做了阐发，可供参考。

全篇计37段，仅3700余字，但内容丰富，代表了叶氏主要的温病学术思想，可概括为以下几个方面：第一，阐明了温病的发生发展规律，指出了温病的病因、感邪途径及传变形式。第二，创立卫气营血理论，奠定了温病学辨证论治的理论体系。第三，辨明温病与伤寒之异。第四，丰富和发展了温病诊断学的内容，如辨舌、验齿、辨斑疹白㾦等。第五，论述了妇人温病的证治特点，丰富了中医妇科学的内容。

本章以"华本"为据，共列37条，将其内容归类分析，按原文、释评体例予以叙述。原文后括号内数字为《温热论》条文顺序编号。

### 一、温病大纲

【原文】1. 温邪上受，首先犯肺，逆传心包。肺主气属卫，心主血属营，辨营卫气血虽与伤寒同，若论治法则与伤寒大异也。（1）

【释评】温病证治总纲。概括了温病（特别是新感温病）的病因、感邪途径、发病部位、传变趋势，指出温病治法与伤寒有别。

温病的病因自《内经》提出"冬伤于寒，春必病温"以后，多数医家认为温病由伏寒化温所致，即冬感寒邪而不即病，寒邪伏于体内，郁久化热，至春发为温病。明末医家吴又可《温疫论》中提出了"杂气论"，认为"杂气为病，更多于六气"，非专由"风寒暑湿燥火"致病，因而提出了温病的病因是"乖戾之气"、"杂气"、疠气（戾气）等。而叶氏明确提出"温邪"是温病的病因，与伤寒的病因截然有别，从而划清了温病与伤寒在病因上的界限，突出了温病病因的温热性质，包括了风热病邪、暑热病邪、湿热病邪、燥热病邪、"伏寒化温"的温热病邪，以及疠气、温毒病邪等。

温病的感邪途径为邪从"上受"，所谓"上受"指邪气由口鼻而入，肺居上焦，开窍于鼻，主司呼吸，与天气相通，肺为华盖，其位最高，故"首先犯肺"；肺外合皮毛，与卫气相通，主一身之表，所以温邪由口鼻而入，多先犯肺而出现肺卫见证。继叶氏后，吴鞠通提出"凡病温者，始于上焦，在手太阴"，二者之意相似。需要指出的是，并非所有温病均由"上受"引起，也并非都首先出现肺卫见证，有病起于里的，如春温，初起即见里热证，首发于少阳胆腑；有起于中焦的，如湿温、疫毒、暑邪夹湿；也有一病即见营血证的，如暑温。可见，温邪上受犯肺虽然是温病的好发部位，但主要是指风温、秋燥等病，而春温、暑温、伏暑、湿温等初起发病部位各有特征，临床上对每一种温病应具体分析。

温病的传变有顺传、逆传两种趋势，虽然条文提出"逆传心包"，但逆传是相对顺传而言，如王孟英所释："然则温病之顺传，天士虽未点出，而细绎其议论，则以邪从气分下行为顺，邪入营分内陷为逆也。苟无其顺，何以为逆。"可见温病首犯肺卫，治疗及时每可从外解，否则可由肺卫顺传阳明，或逆传至心包。病邪由肺卫直接传入心包，出现神昏谵语等严重神志异常的危重病证。顺传指温病按一般由浅入深的规律逐步发展，病机演变由上焦肺卫传入阳明气分，如叶氏《三时伏气外感篇》所云："足经顺传，如太阳传阳明，人皆知之。"由此可知，顺传言其常，逆传言其变，知常达变才能正确掌握其传变规律。

温病过程中，肺与心包病变必然要影响到卫气营血的正常活动，反映出表里浅深的不同病理变化。叶氏于上焦肺与心包病变中，结合卫气营血创立了四种证候类型，以辨别其浅深轻重，故云"肺主气属卫，心主血属营"。一般说，温邪犯肺病在卫分者，病情较浅；传气分者，病情较重；逆传心包及病在营分者，病情严重；深入血分者最为深重。这种按卫气营血来分析温病的发展阶段，反映病变浅深轻重的辨证方法，不仅适用于上焦心肺，而且适用于各种温病各个病位的辨证，形成了温病独特的辨证纲领。

伤寒与温病同属外感热病，叶氏提出"辨营卫气血"与"伤寒同"，是指其发展传变均是由表入里，由浅入深的一般规律，伤寒虽以六经分证，亦影响到卫气营血的病机变化。如《伤寒论》中有"卫气不和"、"卫气不共荣气谐和"、"卫强营弱"、"血弱气尽"、"荣气不足，血少故也"，并论及了各种吐血、衄血、便血病变和蓄血证、热入血室证等，故言"同"。但是，此"同"并非完全相同。伤寒与温病是两类性质不同的外感热病，温病初起邪在肺卫，治以辛凉解表；若有湿浊兼夹，邪在少阳时多见少阳三焦病变，治以分消上下，里结阳明时多湿热积滞交结胃肠，治以轻法频下；病程中易伤津液，重视养阴生津；病至后期多见虚热证，常要滋养肺胃或肝肾之阴。伤寒初起寒邪束表，治以辛温解表；邪在少阳多见足少阳胆经病变，治以和解表里；里结阳明时多见实热燥屎结于肠腑，治宜急下存阴；病程中易伤阳气，重视顾护阳气；病至后期多见虚寒证，每需补脾肾阳气。故叶氏说："若论治法则与伤寒大异也。"

【原文】2.大凡看法，卫之后方言气，营之后方言血。在卫汗之可也，到气才可清气，入营犹可透热转气，如犀角、玄参、羚羊角等物，入血就恐耗血动血，直须凉血散血，如生地、丹皮、阿胶、赤芍等物。否则前后不循缓急之法，虑其动手便错，反致慌张矣。（8）

【释评】本节提出了温病的辨治纲领，讨论了卫气营血的传变规律、浅深层次及其治法。

卫气营血在分布部位、作用范围及生成过程有浅深先后之分。卫气营血的病机传变，反映了温病发展过程中的病位浅深、病情轻重及病程的先后阶段。一般说，温病初起多在卫分，病情轻浅；继之表邪入里传入气分，病情较重；进而深入营分，病情更重；邪陷血分，病情最为深重。这是新感温病由表入里，由浅入深，由轻转重的一般演变过程。但并不是所有温病的演变都是按此固定的顺序而变化，如有的温病发于气分或营分，营血分之邪可向外透出气分。同时，因为不同的温病致病原因不同，如在卫分之邪有风热、暑热、湿热、燥热等，卫气营血各阶段表现的病机变化不同；在气分之邪，其病位又有肺、脾、胃、胆、肠之异，其病机变化亦不相同。另外，卫气营血之间并不是截然割裂的，又有卫气、卫营同病者，也有气营、气血两燔者，有的病甚至可同时波及卫气营血。

叶氏根据卫气营血不同阶段的证候表现，辨别邪之所在，明确病变机制，提出其治疗大法。"在卫汗之"，是指邪在卫分之表证，主以辛凉解表。华岫云言"辛凉开肺便是汗剂，非如伤寒之用麻桂辛温也"，亦提出了"在卫汗之"的用药特点。叶氏所指温邪在表，治疗宜用辛凉轻清透邪之剂，疏泄腠理，透邪外达，用药既忌辛温发汗，以免助热耗阴，又不宜过用寒凉之品，以免凉遏致邪不外透。由于表邪性质有风热、湿热、燥热等不同，解表的方法也不尽相同。

"到气才可清气"，是指表邪入里，气分里热已炽，治疗应以清气泄热为主，初入气分者多用轻清透邪之品，热毒重者则用苦寒沉降之药，使邪热外透。叶氏用"才可"二字，是强调清气之品不可早投滥用，须在温邪入气之后方可用之，防寒凉早投遏邪不解。由于气分证涉及病位广泛，有肺、胃、肠、脾、胆、三焦等不同，感邪轻重有别，故气分证的具体治法亦较为复杂，"清气"只言其梗概，并不能包括气分证的所有治法。

"入营犹可透热转气"，是指邪热入营，治宜清营热、滋营阴，佐以轻清透泄之品，使营分邪热转出气分而解。药如犀角（今以水牛角代之）、玄参、羚羊角等，再配合银花、连翘、竹叶等清泄之品，以达透热转气的目的。慎用滋腻养血和破血散血等药，以免腻滞留邪和破散伤血。

"入血就恐耗血动血，直须凉血散血"，指出了血分证的病机特点及治疗大法。耗血是指耗伤营阴和血液，动血是指血热炽盛，迫血妄行，血溢脉外而导致的一系列出血及瘀血见症。针对血分证热毒炽盛，耗血动血，热瘀互结的病机特点，治用"凉血散血"之法，该法具有清、养、散三方面的作用。清，是指清热凉血，药如犀角、丹皮等。血热不除，血不归经，凉血之品具有宁血之效。养，指滋养阴血，药用生地、阿胶等。因瘀血不去，血易妄行，故用散血化瘀之品，收止血之效，并可防止凉血之品寒遏血行，切不可轻易用炭类止血而加重瘀血之证。

### 二、邪在肺卫

【原文】3. 盖伤寒之邪留恋在表，然后化热入里，温邪则热变最速，未传心包，邪尚在肺，肺主气，其合皮毛，故云在表。在表初用辛凉轻剂。挟风则加入薄荷、牛蒡之属，挟湿则加芦根、滑石之流。或透风于热外，或渗湿于热下，不与热相搏，势必孤矣。

【释评】本节论述伤寒与温病传变的区别，并提出温病初起邪在肺卫及其夹风夹湿的不同治法。

伤寒与温病同属外感热病，传变趋向均由表入里，但其病因性质则有寒温之异，传变速度亦有快慢之别，故初起治法截然不同。伤寒是外感寒邪所致，寒性阴凝、收引，易伤阳气，所以初起邪恋在表，郁遏卫阳而呈现表寒见症，必待寒郁化热始内传入里成里热证候，化热传变的过程较长，初起当用辛温散寒治之。而温为阳邪，其性属热，故初起邪在肺卫即出现表热证候；且热邪传变迅速，所以温邪在肺，每易逆传心包，或内陷营分、深入血分而致病情骤然加剧，故曰"热变最速"。温邪虽传变迅速，但初起多有卫分过程。肺主皮毛，主一身之表，故温邪未传心包而尚在肺之际，其病多属表证。温为阳邪，病邪在表，治宜辛凉之剂轻清宣透，以疏散肺卫之温邪，切不可误用辛温助火化燥，反生他变。

温邪致病每易兼夹风邪或湿邪，而致风热相搏或湿与温合，其治疗方法有别。叶氏把温病分为挟风、挟湿两大类，其分类方法对后世影响颇大，后世根据病证性质把温病分为温热与湿热两大类。对于挟风、挟湿的治疗，应把叶氏原文中前后之意连贯起来理解，"挟风则加入薄荷、牛蒡之属"，取其轻清疏散，使风邪从外解；湿宜分利，故"挟湿则加芦根、滑石之流"，取其甘淡渗湿，使湿从下泄，利湿而不伤阴。风从外解，湿从下泄，不与热相结，温邪之势孤立，病易解除。

对于夹湿的治疗，章虚谷言："湿气感于皮毛，当先去表湿，使热外透可解，否则湿闭其热而内侵，病必重矣。其挟内湿者，清热必兼渗利之法，不使湿热相搏，则易解也"，其论突出淡渗湿邪之说，亦合古人"治湿不利小便，非其治也"之义。从叶氏此关于"挟风"、"挟湿"治疗的例举性论述，可看出其用药的法则。即治风之品当用轻清疏散，不可滥用温燥风药；治湿之品当取利湿而不伤阴者，且须知温热挟湿除有淡渗之法外，还有芳化、燥湿等法，临床上可酌情使用。

【原文】4. 不尔，风夹温热而燥生，清窍必干，谓水主之气不能上荣，两阳相劫也。湿与温合，蒸郁而蒙蔽于上，清窍为之壅塞，浊邪害清也。其病有类伤寒，其验之之法，伤寒多有变证，温热虽久，在一经不移，以此为辨。（3）

【释评】本节承上文进一步阐明温热夹风夹湿的证候特点，以及与伤寒的鉴别要点。

"清窍必干"是承上节温热夹风失治误治而出现的证候特点。风性疏泄，故温热夹风，治宜辛凉透解，以使风热之邪从皮毛而解。如果不按上文提出的"透风于热外"的治疗原则，则风与温热俱属阳邪，两阳相合，必耗伤津液，津液一伤，则邪火愈炽，因无津上荣，必然会出现口鼻等头面清窍干燥之象，即"风夹温热而燥生"。

"清窍为之壅塞"是温热夹湿失治而出现的证候特点。湿为有形之邪，故温热夹湿之证，治疗必于凉解之中加入淡渗之品，以使湿从小便而去，利湿而不伤阴，湿去而热邪孤立，则病易解除。如不循上文"渗湿于热外"的治疗原则，则湿热相搏，热蒸湿动，蒙蔽于上，清阳之气被阻遏，必然出现耳聋、鼻塞、头目昏胀、甚或神识昏蒙等症，即叶氏所说"浊邪害清"之候。

"其病有类伤寒"，因其紧接"浊邪害清"，可理解为温热夹湿证与伤寒相类，尤其是初起的临床见证，如吴鞠通在《温病条辨》中说湿温"头痛，恶寒，身重疼痛，有似伤寒"。叶氏在此从两者的传变特点加以区别，指出"伤寒多有变证"。伤寒初起留恋在表，然后化热入里，传入少阳、阳明，或传入三阴，病情由热转寒，性质多变。而温热夹湿证，湿邪黏腻，故病程中传变较慢，变化较少，往往流连气分阶段，即叶氏所云："温热虽久，在一经不移。"

### 三、邪陷营血

【原文】5. 前言辛凉散风，甘淡驱湿，若病仍不解，是渐欲入营也。营分受热，则血液受劫，心神不安，夜甚无寐，或斑点隐隐，即撤去气药。如从风热陷入者，用犀角、竹叶之属；如从湿热陷入者，犀角、花

露之品，参入凉血清热方中。若加烦躁，大便不通，金汁亦可加入，老人或平素有寒者，以人中黄代之，急急透斑为要。（4）

【释评】本节概述温病热邪陷入营分的证治。

前面已论及，温邪在肺卫时，对夹风、夹湿者分别投以辛凉散风、甘淡驱湿之法，病仍不解，是邪热炽盛或正气抗邪能力不足，导致正不胜邪，病邪进一步深入，可由卫分或气分陷入营分。

邪热传入营分的主要病机变化是"血液受劫，心神不安"。因心主血属营，热入营分后，必耗伤营阴，而营气为化血之源，营阴不足必然致阴血受损。故邪入营分，血分亦受波及。营气通于心，心营有热，心神受扰，临床可见心神不安，夜甚无寐。营血同行脉中，营热窜扰血络，则见斑点隐隐。

对于营分证的治疗，叶氏提出邪既传营，则"撤去气药"，即不用辛凉散风，甘淡驱湿等治疗卫分、气分的药物，而应予清营泄热透邪之品，并根据所陷病邪性质而随症加减。营分热盛，治以犀角（水牛角代之）为主药，如从风热陷入者，加竹叶之类透泄热邪；如从湿热陷入者，加花露之类清泄芳化。若症见烦躁不安，大便不通，说明热毒壅盛，锢结于内，治疗宜加入金汁以清火解毒，但因其性极寒凉，老年阳气不足或素体虚寒者当慎用，可用人中黄代之。总之，邪热入营而见斑点隐隐者，病虽深入，但治疗总以泄热外达为急，使斑疹得透，即所谓"急急透斑为要"。

透斑，是指清热凉血解毒，使营热得以随斑外透，而不是用升散透发之法，若误用辛温升透之品则有助热伤阴之弊。透斑的具体方法甚多，叶氏所论陷入营分者用犀角（水牛角代）、竹叶、花露之类为透斑，用金汁或人中黄清泄热毒亦为透斑，阳明腑实而致邪热锢结，清营解毒方中加入通下之品通腑气，里气通则表气顺，斑疹可透发，为通腑透斑。但攻下不宜过于峻猛，否则亦可引起邪毒内陷。本节中叶氏又说"若加烦躁，大便不通，金汁亦可加入"，是指营分证中热毒锢结而用清热解毒力较强的金汁治疗，并未涉及到下法的运用。陈光淞提出"若金汁、人中黄所不能下者，大黄、玄明粉亦宜加入"，是对叶氏论述的补充，提出了温病过程中，兼有阳明腑实证者，均宜考虑用通下之法。

关于营分证的临床表现，叶氏仅言"心神不安，夜甚无寐，或斑点隐隐"，章虚谷指出："热入于营，舌色必绛。"结合临床，尚应有身热夜甚，时有谵语等症。

【原文】6. 若斑出热不解者，胃津亡也，主以甘寒，重则如玉女煎，轻则如梨皮、蔗浆之类。或其人肾水素亏，虽未及下焦，先自彷徨矣，必验之于舌，如甘寒之中加入咸寒，务在先安未受邪之地，恐其陷入易易耳。（5）

【释评】本节论述斑出热不解的病机、治法及用药。

温病发斑多因阳明胃热内迫营血所致。斑疹外发则邪有透解之机，故斑出之后，热势应逐渐下降。如戴天章说："时疫发斑，邪热出于经脉也，虽不及战汗，亦有外解之机。"若斑出而热不解者，是为邪热消烁胃津，致津伤不能济火，水亏火旺而热势燎原，即叶氏所谓"胃津亡"的后果。

治疗当以甘寒之剂生津清热。热盛伤津之重者，可用玉女煎加减，清气凉营，退热生津；证情较轻者，用梨皮、蔗浆之类甘寒滋养胃津。若患者素体肾水不足，邪热最易乘虚深入下焦，劫烁肾阴则热势更难外解。叶氏提出"必验之于舌"：若见舌质绛而枯萎，即提示为肾水不足之体，虽未见到明显肾阴被灼的症状，也应于甘寒之中加入咸寒之品兼补肾阴，肾阴得充则邪热不易深入下焦而使病情恶化，此即"务在先安未受邪之地"，以达未病先防之作用。

对"斑出热不解"的治疗，叶氏提出"如玉女煎"，王孟英认为并非是玉女煎原方，而用白虎加地黄法，吴锡璜又提出："热甚者，尚有犀角地黄合白虎法"，可供临床参考。

### 四、流连气分

【原文】 7. 若其邪始终在气分流连者，可冀其战汗透邪，法宜益胃，令邪与汗并，热达腠开，邪从汗出。解后胃气空虚，当肤冷一昼夜，待气还自温暖如常矣。盖战汗而解，邪退正虚，阳从汗泄，故渐肤冷，未必即成脱证。此时宜令病者，安舒静卧，以养阳气来复，旁人切勿惊惶，频频呼唤，扰其元神，使其烦躁。但诊其脉，若虚软和缓，虽倦卧不语，汗出肤冷，却非脱证；若脉急疾，躁扰不卧，肤冷汗出，便为气脱之证矣。更有邪盛正虚，不能一战而解，停一二日再战汗而愈者，不可不知。（6）

【释评】 本节讨论温邪流连气分的治法，战汗的形成机制、临床特点、护理措施、预后及脱证的鉴别。

温邪久留，既不外解，又不内传营血，一直流连于气分者，邪虽未去而正气尚未虚衰，邪正相持，可希望通过战汗来透达邪气外解，可用叶氏提出的"益胃法"。清气生津，宣展气机，并灌溉汤液，使气机宣通，热达于外，腠开汗出，病邪随之外透。正如王孟英所言："益胃者，在疏瀹其枢机，灌溉汤水，俾邪气松达，与汗偕行，则一战可以成功也。"

温病过程中出现战汗，多为邪正剧烈交争，战而汗出热退，正胜邪却，病邪外解。由此可知，战汗的形成，是邪气流连已久，而正气尚未虚衰，犹能奋起驱邪外出，正气驱邪，力透重围，故出现战汗。战汗的临床表现，多是全身战栗，甚或肢冷脉伏，继而全身大汗。战而汗解后，患者常表现出身凉、脉虚、倦卧不语等正虚现象。大汗之后，胃中水谷之气亏乏，卫阳外泄，肌肤一时失却温养，致汗后"肤冷一昼夜"，这是一种暂时性的阳虚现象，一般不致形成"脱证"，一俟阳气恢复，肌肤即可温暖如常。其辨证要点在于注意脉象与神志表现。脉象虚弱和缓、神清安卧是邪退正虚，虽汗出肤冷，但非脱证。若战汗后脉象急疾，或沉伏，或散大不还，或虚而结代，神志不清，躁扰不安，肤冷汗出，则为正气外脱的危重表现，即"气脱"之证。临床上还有这样一种情况，即一次战汗后病邪不能尽解。须一二日后再次发生战汗而方痊愈的。其原因主要是邪甚而正气相对不足，一次战汗，还不足以驱逐全部病邪，因此，往往须停一二日，待正气渐复后再作战汗而获愈。

战而汗解之后，由于邪退正虚，阳气出现一时性的不足，此时应保持环境安静，让患者安卧休息，以促使阳气逐渐恢复。切不可见其倦卧不语，汗出肤冷而误认为"脱证"，以致惊慌失措，频频呼唤，这样反会扰其元神，不利机体恢复。

原文中叶氏把战汗后并非脱证的临床表现称为"汗出肤冷"，而把脱证的临床表现称为"肤冷汗出"。陈光淞认为："汗出肤冷与肤冷汗出有别：汗出肤冷者，汗后而热退肤冷，此邪解正虚之象，故云非脱，即仲景所谓：汗泄热去身凉即愈；肤冷汗出者，即《伤寒论》中所谓亡阳遂漏不止，与汗出如油也。"寓有深意。

## 五、邪留三焦

【原文】　8. 再论气病有不传血分，而邪留三焦，亦如伤寒中少阳病也。彼则和解表里之半，此则分消上下之势，随证变法，如近时杏、朴、苓等类，或如温胆汤之走泄。因其仍在气分，犹可望其战汗之门户，转疟之机括。（7）

【释评】　本节论述邪留三焦的病理变化、治疗和转归。

温邪久羁气分，既不外解，亦不内传营血分，往往可留于三焦。三焦属手少阳，既主人体气机升降出入，又司水道运行。若邪留三焦则造成气机郁滞，水道不利，水液输布失常，形成温热夹痰湿之证，其证与伤寒少阳病均属少阳，但伤寒为邪居半表半里，见足少阳胆经枢机不利的寒热往来，胸胁苦满，心烦喜呕，默默不欲食，口苦，咽干，目眩等症，治宜和解表里之小柴胡汤；本证为温热夹痰湿阻遏上、中、下三焦气机，临床多见寒热起伏，胸满腹胀，溲短，苔腻等症，治宜开上、宣中、渗下之杏朴苓或宣泄气机，化痰清热利湿的温胆汤治疗。但须注意杏朴苓或温胆汤皆重在宣气化湿，对于气机不畅、痰湿较重的证候较为适用；若热象较甚的则又须以清化为法，如属风热流连气分则更不宜用，应予清气泄热之法治之，误用分消走泄之品，反致化燥伤津病情转重。总之，临床上必须随着证情的变化而立法施治，即"随证变法"。

关于本证的转归，叶氏提出如治疗得法，气机宣通，痰湿得化，可望通过战汗打开邪与汗并出的道路，或通过转为疟状，以逐渐外达而解，此为良好转归之关键，即所谓"犹可望其战汗之门户，转疟之机括"。

由于三焦具有主气机升降出入及通行水道两大作用，故对邪留三焦的病机特点主要需注意气机郁滞及痰湿内阻两方面。叶氏提出"分消上下之势"，即是针对病之上、中、下三焦气机郁滞，痰湿内阻的病机特点，治宜疏导三焦气机的运行，泄化三焦的痰湿，叶氏提出的杏朴苓及温胆汤，皆为理气、化痰、利湿之品。但并不包括邪留三焦的全部方药，其所举的方药只对气滞湿阻三焦者较宜，若热势较重者则不宜单独使用，须与清化之法配合。又因叶氏所列的方药中有属辛温性燥之品，用之不当可助热化燥伤阴，故又提"随证变法"，不可拘于定法、定方、定药。临床上对邪留三焦者，应分清热重还是湿重，是气滞为主还是湿阻为主，在三焦病变上，应探究其重点在上、在中、还是在下，根据不同情况施治。

## 六、里结阳明

【原文】9. 再论三焦不得从外解，必致成里结。里结于何？在阳明胃与肠也。亦须用下法，不可以气血之分，就不可下也。但伤寒邪热在里，劫烁津液，下之宜猛；此多湿邪内搏，下之宜轻。伤寒大便溏为邪已尽，不可再下；湿温病大便溏为邪未尽，必大便硬，慎不可再攻也，以粪燥为无湿矣。（10）

【释评】本节讨论三焦之邪进一步里结于阳明的治法，以及湿热病与伤寒运用下法的区别。

病邪羁留三焦如能及时给予分消上下，泄化痰湿，随证变法施治，病邪每多外透而解，反之则必里结于阳明胃和肠，临床可见大便溏而不爽，色黄如酱，其气臭秽等，此时亦当用下法治疗，不能认为此为气分、血分的病变，与伤寒表邪入里之腑实证不同，而不用下法。伤寒腑实证为邪已化热入里，劫烁津液形成燥屎，表现大便干结，故下之宜峻猛，以期急下存阴；湿热类温病之里结阳明多系湿热与肠内结滞相互搏结，而非燥屎，所以下之宜轻宜缓。伤寒里结属于燥热所致，用下法后见大便溏为腑实已通，燥结已去，邪热已尽，不可再下；湿热类温病之里结，大便溏为湿滞未尽，因湿性黏腻重浊，非能速化，可轻法频下，必见大便成形为邪尽，不可再下，即叶氏所谓"以粪燥为无湿矣"。但若湿邪化燥，已与肠垢互结，亦当攻下，不可拘于轻下缓下之说，以致贻误病机。

本节"不可以气血之分"之意，陈光淞注"气指温病而言，血指伤寒而言"，似觉牵强。叶氏本意似为不可因温病入气分、血分证辨治，便认为与伤寒阳明不同，而不用下法。

【原文】10. 再人之体，脘在腹上，其地位处于中，按之痛，或自痛，或痞胀，当用苦泄，以其入腹近也。必验之于舌：或黄或浊，可与小陷胸汤或泻心汤，随证治之；或白不燥，或黄白相兼，或灰白不渴，慎不可乱投苦泄。其中有外邪未解，里先结者，或邪郁未伸，或素属中冷者，虽有脘中痞闷，宜从开泄，宣通气滞，以达归于肺，如近俗之杏、蔻、橘、桔等，是轻苦微辛，具流动之品可耳。（11）

【释评】本节概述湿热痰浊结于胃脘的主症、治法，及多种类型痞证的证治鉴别。

胃脘居于上腹部，位处中焦，若胃脘按之疼痛，或自痛，或痞满胀痛，当用苦泄之法治疗，因其入腹已近，以泄为顺。但脘痞疼痛的原因多种，治法不一，为了作出正确诊断，要依据舌苔变化来鉴别，即"必验之于舌"：若见舌苔黄浊者，为湿热痰浊互结之证，当用苦泄法，即苦辛通降以清热化痰泄湿，可用小陷胸汤或泻心汤等，其中偏于痰热者宜用小陷胸汤，偏于湿热者宜用泻心汤；若舌苔白而不燥，则为痰湿阻于胸脘，邪尚未化热；若舌苔黄白相兼，为邪热已内传而表邪犹未解；若舌苔灰白且不渴者，为阴邪壅滞，阳气不化，或素禀中冷。后三类证候，虽见胃脘痞胀，不可轻投苦泄，宜从开泄，即以轻苦微辛，流通气机之品，开泄上焦，宣通中焦。因肺主一身之气，气化则湿化，肺气得宣，气机得畅，湿浊自去，痞闷自消，药用杏、蔻、橘、桔等。痰浊重者，可加燥湿化痰之品，如半夏、苍术等；兼表证者可佐藿梗、紫苏等透表之品；阳气不化而阴邪壅滞者，可酌加附子、干姜、白术等温通之品。

【原文】11. 再前云舌黄或浊，须要有地之黄。若光滑者，乃无形湿热中有虚象，大忌前法。其脐以上为大腹，或满或胀或痛，此必邪已入里矣，表证必无，或十只存一。亦要验之于舌，或黄甚，或如沉香色，或如灰黄色，或老黄色，或中有断纹，皆当下之，如小承气汤，用槟榔、青皮、枳实、元明粉、生首乌等。若未见此等舌，不宜用此等法，恐其中有湿聚太阴为满，或寒湿错杂为痛，或气壅为胀，又当以别法治之。（12）

【释评】　本节进一步说明痞证用苦泄法和腑实证用下法的辨舌要点。

前节提出凡痞证见有舌苔黄浊者，方可用苦泄法，此种黄浊苔必"须要有地之黄"，即是苔黄而腻浊有根，苔垢紧贴舌面刮之不去，方为湿热痰浊结滞可用苦泄法的指证。若舌苔黄而光滑，松浮无根，刮之即去者，则是湿热内阻而中气已虚，治宜清热利湿，大忌苦泄以伤中气。

脐上大腹部位见胀满疼痛，是邪已入里，表证已解或仅微存表证，此时也要依据舌苔的特点来分辨其因：若见舌苔黄甚，或如沉香色，或如灰黄色，或老黄色，或中有断纹，方为里结阳明之征象，予攻下法治疗，方用小承气汤，或选用槟榔、青皮、枳实、玄明粉、生首乌等。若虽腹满胀痛，未见上述种种舌苔，则说明病变非腑实内结，其中可能有因太阴脾湿未化，或寒湿内阻，气机壅滞等引起，当以其他方法治疗。

"当以别法治之"，叶氏未作具体论述，临床可依据病机特点施治。如见脾阳不足，湿邪停聚者，可予健脾燥湿的平胃散；若因寒湿阻遏，阳气不通引起者可用温阳化湿的附子理中汤；肝气郁滞，横伐脾土而见腹胀满者，可用疏肝理脾的柴胡疏肝散；若脾气虚弱致虚满者，可予四君子汤健脾和中。总之，切忌妄用攻下，造成脾胃阳气大伤，反生他变。

### 七、论湿

【原文】12. 且吾吴湿邪害人最广，如面色白者，须要顾其阳气，湿胜则阳微也，法应清凉，然到十分之六七，即不可过于寒凉，恐成功反弃，何以故耶？湿热一去，阳亦衰微也；面色苍者，须要顾其津液，清凉到十分之六七，往往热减身寒者，不可就云虚寒，而投补剂，恐炉烟虽熄，灰中有火也，须细察精详，方少少与之，慎不可直率而往也。又有酒客里湿素盛，外邪入里，里湿为合。在阳旺之躯，胃湿恒多；在阴盛之体，脾湿亦不少，然其化热则一。热病救阴犹易，通阳最难，救阴不在血，而在津与汗，通阳不在温，而在利小便，然较之杂证，则有不同也。（9）

【释评】　本节主要阐述湿邪致病特点及其治疗大法和注意点。

叶氏对湿热为患提出"外邪入里，里湿为合"，即强调外湿和内湿相合为病的发病特点。叶氏说"吾吴湿邪害人最广"，指其所居吴地（今苏州一带），气候潮湿，地势卑湿，故湿邪较重，突出了湿热病邪具有地域性的特点。此外，外湿尚须有内湿相引方可为病，引起湿热性温病。内湿多由脾胃失健自内而生。叶氏举"酒客里湿素盛"为例，说明凡恣食生冷，过食肥甘而损伤脾胃，或素体肥胖、痰湿过盛者，影响脾胃健运，多有湿邪蕴藏于里，成为湿热类温病的致病内因，一旦再受外湿，则必内外相合而酝酿成病。又由于脾为湿土之脏，胃为水谷之海，湿土之气同类相召，故湿热病邪致病多以脾胃为病变中心。但随人体体质之异而有不同的病机变化：阳旺之体，湿邪多从热化，而归于阳明胃，表现为热重于湿，即叶氏所称之"胃湿"；在阴盛之体，邪从寒化，病多留恋太阴，表现为湿重于热，即叶氏所谓"脾湿"。两者湿热各有偏重，治法各异。但是两类病证初起表现虽有不同，但随病程发展，多能化热，此为两类相似之处，故叶氏说"然其化热则一"。

湿为阴邪，性重浊黏滞。其致病后既能化燥伤阴，亦易伤人体的阳气，因而对湿热病的治疗应特别重视患者的体质情况。如遇面色㿠白而无华者，多属素体阳气不足，再感湿邪，阳气更易被湿邪所伤，致湿胜阳微，治疗时尤应注意顾护阳气，即使湿渐化热，如需用清凉之法，用至十分之六七即应停止，以免寒凉过度，重伤阳气，造成湿热虽去而阳气衰亡的恶果。即叶氏所云"成功反弃"、"湿热一去，阳亦衰微也"。凡面色青苍而形瘦之人，多属阴虚火旺，感受湿热病邪每易化燥伤阴，治疗时应顾护阴液，切忌温补，即使在疾病后期热退身凉的情况下，亦不可误认为虚寒证而投温补，以防余邪未尽，而致"炉灰复燃"。

温邪属阳，热变最速，易耗伤津液，治疗总以清热保津为基本原则。且滋阴之品性偏甘凉，用于温热病正合"热者寒之"，"燥者润之"的原则，以使热退阴复而病愈，故叶氏曰"热病救阴犹易"。湿热留连，气机郁阻，既不能过于寒凉清热，致湿邪不去，气机更不能舒展，亦不能滥用温运、苦燥化湿，以致有助热伤津之弊，故曰"通阳最难"。但须明确温病救阴的目的并不在于滋补阴血，而是在于生津养液及防汗泄过多损伤津液；温病通阳的目的并不在于运用温药温补阳气，而在于化气利湿，通利小便，因气机宣通，水道通调则湿邪可从小便而去。因此温病治疗中救阴、通阳的意义与杂病有所不同。

本节中叶氏提出"湿盛则阳微也"与"湿热一去，阳亦衰微也"，两者意义不完全相同。前者指阳虚之人易感受湿邪，而湿邪为患也易损伤阳气。后者指的是治疗时过用寒凉之品的后果，即湿热已伤阳，再过用寒凉更导致阳气衰亡。

关于"救阴不在血，而在津与汗"，王孟英说"言救阴须用充液之药，以血非易生之物，而汗需津液以化也"。故从汗的状况，可以测知热势与津伤的程度。治疗上要防汗过多而损伤津液。"津"是救阴的要着，因为温病过程中始终存在着热与津之盛衰消长变化的矛盾。热盛必伤津，津伤热更甚，故温病救阴，不是到阴竭时才救，而是时刻顾护。去邪护津，邪去津安。补血药厚重呆腻，用其救阴，不但血不能生，津难得充，反而会恋邪助邪，故说"救阴不在血，而在津与汗"。

关于"通阳不在温，而在利小便"，此语参考前人之注，应理解为通阳不全在使用温通阳气的药物，而是宣展气机，淡渗利尿，迨至气机宣展，小便通利，湿浊外泄，阳气自无阻遏而外达。利小便多用淡渗之品，非为温药，但如理气化湿、苦温燥湿、辛温芳化等不乏温性药物，只是此等药物与辛热温药温通阳气不同。

### 八、辨舌验齿

【原　文】　13. 再舌苔白厚而干燥者，此胃燥气伤也，滋润药中加甘草，令甘守津还之意。舌白而薄者，外感风寒也，当疏散之。若白干薄者，肺津伤也，加麦冬、花露、芦根汁等轻清之品，为上者上之也。若白苔绛底者，湿遏热伏也，当先泄湿透热，防其就干也。勿忧之，再从里透于外，则变润矣。初病舌就干，神不昏者，急加养正透邪之药；若神已昏，此内匮矣，不可救药。（19）

【释　评】　本节主要论述薄、厚、干燥和白苔绛底等四种白苔，以及初病舌干的辨证治疗。

舌苔薄白为外感初起，病邪在表之征。但其中感邪性质有寒热之别。苔薄白而不干，舌质正常的为外感风寒，治宜辛温疏散。如薄白而干者，同时可见舌边尖红，因其肺位在上，治疗应疏解方中加麦冬、花露、芦根汁等轻清上焦，滋而不腻之品以滋养肺津，其作用亦偏上，故称之"上者上之"。薄白而干之苔，常见于外感风热，表邪未解而肺津已伤之证，此外，还可见于燥邪犯于肺卫者。对此类病证若投浓浊厚味，反直走下焦肝肾，与肺无涉，且易恋邪。

舌苔白厚而干燥，为胃津不足而肺气已伤，肺主气、布津，肺气伤则气不化津，苔见白厚。胃津既伤而不能上承则舌面干燥。治疗当予滋润之品生津润燥，再加入甘草，取其甘味可补益肺胃之气，使其布津功能得复，津液自生，即所谓"甘守津还"。

白苔绛底指舌质红绛，苔白厚而腻，是湿邪阻遏，热邪内伏不能向外透达，即"湿遏热伏"之病势征象。治当先开泄湿邪，湿开则热透。但泄湿之品多偏香燥，易生耗津之弊，应防其温燥伤津而见舌干，然也不必忧虑舌干，因湿开热透后，津液自能恢复，舌苔自可转润，故曰"勿忧之"。

若病初起时舌即见干燥，是为温邪伤津液，按法施治即可。但若属素禀津气亏损所致初病舌干无津者，易导致正不胜邪局面，应特别引起注意。在辨证中要观察神志表现，如未见神昏等险恶证候者，预后尚好，当急予养正透邪之剂，补益津气，透邪外达。如已见神昏者，属正气大亏，津气内竭，邪热内陷，预后不良。

对于舌苔白厚而干燥者的治疗，叶氏提出在滋润药中加入甘草，"令甘守津还"。因有胃津耗伤当然要滋润，滋润药中加甘草，其意不在甘润养阴，是在于补益肺胃之气，使肺之布津，胃之化津功能恢复正常。其用药不止甘草一味，叶氏仅举此为例，凡调养肺胃之气的药物均可酌情选用。

【原 文】 14. 舌苔不燥，自觉闷极者，属脾湿盛也。或有伤痕血迹者，必问曾经搔挖否？不可以有血而便为枯证，仍从湿治可也。再有神情清爽，舌胀大不能出口者，此脾湿胃热，郁极化风而毒延口也。用大黄磨入当用剂内，则舌胀自消矣。（21）

【释 评】 本节论述脾湿盛与脾湿胃热、郁极化风的舌苔特点及其治法。

舌苔不燥，虽未说明苔色及厚薄，但从"自觉闷极，属脾湿盛"来分析，是指白厚而腻之苔，乃脾湿内盛，气机阻滞之征象。治疗当从湿盛辨之，予以苦温芳化之剂化湿泄浊。如见到伤痕血迹，需问明是否因搔挖所致，不可一见血迹便认为是热盛阴伤之证，更不可误作动血之象而误投寒凉，伤及脾阳。若见病者神情清爽，舌体胀大不能伸出口外，是脾湿胃热郁极化风，湿热秽毒之气循脾络上延于舌所致。治疗只需于清化湿热方中，磨入大黄以泻火解毒，舌体肿胀便可消，吐伸自如。

【原 文】 15. 再舌上白苔黏腻，吐出浊厚涎沫，口必甜味也，为脾瘅病。乃湿热气聚与谷气相搏，土有余也，盈满则上泛，当用省头草芳香辛散以逐之则退。若舌上苔如碱者，胃中宿滞夹浊秽郁伏，当急急开泄，否则闭结中焦，不能从膜原达出矣。（22）

【释 评】 本节论述脾瘅病和苔如碱状的病理及辨治。

舌苔白而黏腻，口吐浊厚涎沫，口有甜味，此即《内经·奇病论》中所论之脾瘅病，在湿温病中较为常见。此外，尚可见口黏不爽，胸闷脘痞，不思饮食等症。脾瘅病产生的机制是"湿热气聚与谷气相搏，土有余也"，即由湿热蕴阻脾胃，脾运失常，不能运化水谷，水谷不化则又可以助湿，二者相搏，互相影响。所谓谷气者，指脾胃失运，水谷不化之气。土有余者，是指脾胃为湿热所困，邪有余，而非脾胃之气有余，多湿重于热。若热重于湿，则舌苔黄而浊腻，口中苦。治疗当用省头草（即佩兰）之芳香辛散以驱湿浊之邪。临床应视湿热之偏盛，配其他清热化湿药物，如山栀、黄芩、白豆蔻、半夏、厚朴等。

舌上苔如碱者，即舌上苔垢白厚粗浊，状如碱，质地坚。为"胃中宿滞夹秽浊郁伏"，临床当见脘腹胀满疼痛、拒按、嗳腐呕恶等症。治疗当"急急开泄"，开其秽浊，泄其胃中宿滞，以免闭结中焦，邪气不能外达而致病情加重。临床多用大黄、枳实、厚朴、槟榔、半夏、神曲、藿香、佩兰等药。

本节所说开泄之法与前11节所说的开泄名同实异。本处指开秽浊，泄宿滞之法；前11节指用轻苦微辛之品以宣气化湿。

【原 文】16. 若舌白如粉而滑，四边色紫绛者，温疫病初入膜原，未

归胃腑，急急透解，莫待传陷而入。为险恶之病，且见此舌者，病必见凶，须要小心。（26）

【释评】本节讨论湿热疫邪入膜原的舌苔特征、病机、治法及预后。

叶氏所说的"温疫病"初入膜原之舌苔特征是白滑如积粉，舌边尖呈紫绛色，实指湿热秽毒所致的湿热疫，即吴又可《温疫论》主要讨论的疫病。病之初起，邪入膜原，见舌苔白滑如积粉，舌质呈紫绛色，但因白苔覆盖满舌，故仅见舌之四边色紫绛，病位在半表半里之膜原，尚未入里归胃腑。若湿邪化热传入胃腑，则可见黄腻苔。治疗当急予开泄透解，使邪有外达之机，可选用吴又可达原饮。因疫证传变极速，变化多端，应及时治疗，否则每易造成邪陷内传而致病情恶化。

【原文】17.再黄苔不甚厚而滑者，热未伤津，犹可清热透表；若虽薄而干者，邪虽去而津受伤也，苦重之药当禁，宜甘寒轻剂可也。（13）

【释评】本节论述从黄苔的润燥判断津伤与否，以及确定相应的治疗大法。

黄苔为邪热入里，病在气分的标志，但其有润燥之不同，据此可判断津液损伤的程度，从而制定正确的治疗措施。凡黄苔不甚厚而滑润不燥者，热虽传里，但尚未伤津，病邪尚属轻浅，治宜清热透邪，使邪从表而解。如苔薄而干燥乏津，则属邪虽已解或邪热不甚，但津液已伤，当禁用苦寒沉降的药物，以防苦燥伤津败胃，而宜用甘寒濡养津液，兼以清热。

以上所论黄苔不甚厚者，从其润燥来判断津液是否损伤，进而确立治法。但文中言"滑"者，是指润而言，非指兼有湿邪之滑腻苔。

【原文】18.若舌无苔而有如烟煤隐隐者，不渴肢寒，知挟阴病。如口渴烦热，平时胃燥舌也，不可攻之。若燥者，甘寒益胃；若润者，甘温扶中。此何故？外露而里无也。（23）

【释评】本节论述舌上黑如烟煤隐隐者的辨治。

舌上无明显黑色苔垢，仅现一层薄薄的黑晕，有如烟煤隐隐之状，是黑苔的一种轻微类型。其所主病证有寒热虚实之分，根据舌面之燥、润及口渴与不渴等见症进行鉴别。若见不渴，肢寒，舌面湿润者为中阳不足，阴寒内盛之征，属虚寒证，治宜"甘温扶中"以温补中阳。若见口渴，烦热而舌面干燥者，为中阳素旺，胃燥津液不足，属阳热证，不可妄用攻下，治宜甘寒濡润之剂养胃生津润燥。因为虽然外露黑苔类似里热之象，但苔极薄，则表示里无实邪内结，故"不可攻下"。

本节所论病证的病机特点，从叶氏以"甘寒益胃"、"甘温扶中"分析，可知其重点都是以中焦脾胃为主。章虚谷曾注释本条说"其润而不燥，或无苔如烟煤者，正是肾寒来乘心火，其阳虚极矣。若黑而燥裂者，火极而变水色，如焚木成炭而黑也"，章氏所说的"肾寒来乘心火"之虚寒证见舌色隐隐发黑而润者，于杂病中可见，温病中少见；"火极而变水色"舌黑燥裂者，在温病中亦多见苔较厚者，舌色隐隐发黑者亦少见。两者病机治法不同，不可混淆。

【原文】 19. 若舌黑而滑者，水来克火，为阴证，当温之。若见短缩，此肾气竭也，为难治。欲救之，加人参、五味子勉希万一。舌黑而干者，津枯火炽，急急泻南补北。若燥而中心厚痦者，土燥水竭，急以咸苦下之。（24）

【释评】 本节为承前节继续论述三种黑苔的证治。

如见舌苔黑而滑润者，是阴寒内盛导致肾阳衰微，即"水来克火"之征。必伴有四肢寒冷、下利清稀、脉微细无力等虚寒见症。治法"当温"，即予温阳祛寒之剂。若兼见舌体短缩，是肾气竭绝，病情险恶难治。急救之法可在所用方剂中加入人参、五味子等敛补元气之品，以期挽回于万一。舌苔黑而干燥，属"津枯火炽"，即下焦肾阴枯竭，上焦心火亢盛所致，多见于温病后期，治疗应用清心泄火、滋肾救阴之剂，即"急急泻南补北"，可用黄连阿胶汤之类方剂。若见舌苔黑而干燥，舌中心有较厚苔垢者，是阳明腑实燥热太盛而下竭肾水所致，即叶氏所指"土燥水竭"，治宜投承气汤类，攻下腑实。

本节所论"阴证，当温之"，与上节所论"甘温扶中"之法不同。上节所论之证偏于中阳虚，治取温补中阳；本节所论之证属肾阳虚，治取大辛大热之品，温经散寒，回阳救逆。两者病位有中下不同，病情有轻重之异，应注意区分。

叶氏本节中提出"土燥水竭，急以咸苦下之"，即是投以承气汤类，通下腑实，避免耗竭下焦肾水，即"急下存阴"之意。临床运用时，对土燥水竭之证可采用吴鞠通的增液攻下法，用增液承气汤类，既可攻下阳明内实，又能滋养津液，更切合病机。

【原文】 20. 又不拘何色，舌上生芒刺者，皆是上焦热极也，当用青布拭冷薄荷水揩之。即去者轻，旋即生者险矣。（20）

【释评】 本节论述舌生芒刺的病机及处理方法。

舌上有芒刺，无论舌苔何色，均为上焦热极的表现。临床施治除内服药物外，局部可用青布拭冷薄荷水揩之。揩之芒刺即去者，说明热邪尚未锢结，病情较轻；揩后芒刺虽去而旋即复生者，为热毒极盛，病邪锢结，病情重险的标志。

此节叶氏说舌上有芒刺不拘何色，但证属气分热极，故其舌质多为红或深红，苔多老黄、焦黄、黑灰而燥。其处理办法，叶氏所说"青布拭冷薄荷水揩之"，仅是对芒刺的局部处理，临床应针对芒刺产生的原因施治。叶氏认为舌生芒刺"皆上焦热极"，但不可局限于此。如属气分热盛的可用清泄气分邪热之剂，阳明腑实内结者可攻下泄热，气血分热毒炽盛者则气血两清。

【原文】 21. 再论其热传营，舌色必绛。绛，深红色也。初传，绛色中兼黄白色，此气分之邪未尽也，泄卫透营，两和可也。纯绛鲜泽者，包络受病也，宜犀角、鲜生地、连翘、郁金、石菖蒲等。延之数日，或平素心虚有痰，外热一陷，里络就闭，非菖蒲、郁金等所能开，须用牛黄丸、至宝丹之类以开其闭，恐其昏厥为痉也。（14）

【释评】 本节论述了绛舌的诊断意义及热初传营与包络受病的绛舌的辨治。

温病一般在卫、气分多见舌苔的变化，而在营、血分阶段多见舌质的变化。邪热传营，舌质颜色多由红转绛，即深红色，这是营分证的一个重要辨证指征。但营分证的病理变化有若干类型，单凭绛舌不能概括全部，而且也不能仅根据舌绛而诊断为营分证，必须四诊合参，全面分析，故叶氏进一步提出了热入营分的舌象具体表现及绛舌主病的不同类型。

邪热初传营分，舌色虽已转绛，但常罩有黄白苔垢，是气分之邪犹未尽解的表现，此属气分之热初传营分，营热未甚而气热亦渐衰，病情较轻，与气分热甚炽，营分邪热亦盛之气营两燔证不同，故治疗叶氏提出"泄卫透营"，即于清营药物中佐以清气透泄之品，两清气营之热。因营气通于心，故邪在营分每易侵犯心包，如见舌质纯绛鲜泽，则是包络已经受病，可出现神昏谵语等症状，当急予清心开透之品，如犀角（水牛角代）、鲜生地、连翘、菖蒲、郁金之类。如治不及时，延之数日，或患者平素心虚有痰湿内伏，则邪热陷入心包之后，必与痰浊互结而闭阻包络，则神志症状更为严重，甚至出现昏愦不语等重险证候，此时已非菖蒲、郁金等一般芳香开窍之品所能胜任，当急予安宫牛黄丸、至宝丹之类清心化痰开窍以急开其闭，否则可造成痉厥等险恶局面。

【原文】22. 再色绛而舌中心干者，乃心胃火燔，劫烁津液，即黄连、石膏亦可加入。若烦渴烦热，舌心干，四边色红，中心或黄或白者，此非血分也，乃上焦气热烁津，急用凉膈散，散其无形之热，再看其后转变可也。慎勿用血药，以滋腻难散。至舌绛望之若干，手扪之原有津液，此津亏湿热熏蒸，将成浊痰蒙蔽心包也。（15）

【释评】本节论述绛舌、红舌而中心干及绛舌望之干而扪之有津等几种舌象的病机及治疗。

舌色绛红为心营热盛之征，因舌为心之苗，心主血属营，舌中心为胃之分野，故绛舌而中心干者，为热在心营兼胃热炽盛，劫烁津液之象，即叶氏所说之"心胃火燔"，当属气营两燔之证。其治疗可在清心凉营透热的犀角、生地、连翘等药中加入黄连、石膏等清胃泻火之品，以气营两清。

若见口渴烦热，舌中心干，四边色红，或舌中心有或黄或白苔垢者，此非邪在营血分，而是上焦气分热炽燔灼津液所致，治疗宜急用凉膈散清散上焦无形邪热，其后再根据证候的转化情况而随证治之。不可一见舌四边色红便误认为是邪已入营血，而用凉血滋腻之药，因此类药物多较滋腻黏滞，病在气分误用之，致邪热锢结，不易解散。故叶氏强调"慎勿用血药，以滋腻难散"。又如舌绛而望之若干，扪之却有津液，则系邪入营分，兼有湿热熏蒸，提示湿热酿痰将发生痰浊蒙蔽心包之证，此时的治疗非单纯清营透热可奏效，当投清热化湿、芳香化浊、涤痰开泄之剂。

【原文】23. 舌色绛而上有黏腻似苔非苔者，中夹秽浊之气，急加芳香逐之。舌绛欲伸出口，而抵齿难骤伸者，痰阻舌根，有内风也。舌绛而光亮，胃阴亡也，急用甘凉濡润之品。若舌绛而干燥者，火邪劫营，凉血清火为要。舌绛而有碎点白黄者，当生疳也，大红点者，热毒乘心也，用黄连、金汁。其有虽绛而不鲜，干枯而痿者，肾阴涸也，急以阿胶、鸡子黄、地黄、天冬等救之，缓则恐涸极而无救也。（17）

【释评】本节继续论述七种绛舌的辨治。

舌色绛而舌面上罩有黏腻似苔非苔者，临床多伴有胸脘痞闷，呕恶等症状，此为邪在营分而中焦兼夹秽浊之气所致。治疗应在清营透热的同时配合芳香化浊之品以开逐秽浊，否则浊气不除，可导致清窍蒙蔽；如舌质红绛而舌体伸展不利，以致欲伸舌出口，而抵齿却难以骤伸，是热邪亢盛，内风欲动而有痰浊阻于舌根之象；再如舌绛光亮，是胃阴衰亡的表现，其治疗不可作为热入营分而清营泄热，亦忌苦寒之品，应急投重剂甘凉濡润之品救其胃阴；又如舌质红绛而舌面干燥无津者，则为营热炽盛，劫灼营阴之征，治疗应予大剂清营凉血泻火之剂；若舌绛而舌面布有碎点呈黄白色者，系热毒炽盛，舌将生疳疮的征象；如舌绛呈大红点者，则为热毒乘于心经，心火炽盛的表现，证情甚重，治当急进黄连、金汁等清火解毒；另外，有舌虽绛而不鲜，干枯而萎，毫无荣润之色者，为肾阴枯涸的表现，常见于温病后期，邪少虚多之候，证情已属危笃，应予大剂咸寒滋肾补阴之品，如阿胶、鸡子黄、地黄、天冬等以救欲竭之阴，否则精气涸竭，危局难以挽回。

叶氏原文所论绛舌的治疗，多仅提治法，而无具体方药。临床之际，若见营热夹秽浊者，可用清营汤配合藿香、佩兰、白豆蔻、菖蒲等芳香化浊之品；痰阻风动者，可选水牛角、钩藤、菖蒲、天竺黄等清营凉血、熄风化痰之品；营热烁阴者，治以清营凉血泻火，佐以养阴滋液之法，可用清营汤、犀角地黄汤合增液汤加减。其他见绛舌者，可据叶氏原文所述及临床见症，加减应用。

【原文】24. 其有舌独中心绛干者，此胃热心营受灼也，当于清胃方中，加入清心之品，否则延及于尖，为津干火盛也。舌尖绛独干，此心火上炎，用导赤散泻其腑。（18）

【释评】本节论述舌中心绛干及舌尖绛干的辨治。

舌中心绛干与舌尖绛干，虽均为绛而干燥之舌，但其部位不同，故病机、治疗亦异。舌中心属胃，故见舌独中心绛干者属胃经热邪亢炽，心营被其燔灼，治疗应于清胃泄热方中加入清心凉营之品。否则舌之绛由中心进一步扩展到舌尖，则示心胃热毒更盛而津液受劫。舌尖为心所主，仅见舌尖红绛而干者是心火上炎之征。心与小肠相表里，故心火盛者治疗可予导赤散泻小肠而清心火。王孟英注释本条文时说："舌心是胃之分野，舌尖乃心之外候，心胃两清，即白虎加生地、黄连、犀角、竹叶、莲子心也；津干火盛者，再加西洋参、花粉、梨汁、蔗浆可耳；心火上炎者，导赤汤加入童溲尤良。"可供临床参考。

【原文】25. 再有热传营血，其人素有瘀伤宿血在胸膈中，挟热而搏，其舌色必紫而暗，扪之湿，当加入散血之品，如琥珀、丹参、桃仁、丹皮等。不尔，瘀血与热为伍，阻遏正气，遂变如狂发狂之证。若

紫而肿大者，乃酒毒冲心。若紫而干晦者，肾肝色泛也，难治。（16）

【释评】本节主要论述紫舌的辨证意义及三种紫舌的辨治。

紫舌较绛舌，其病情更深一层，多由营血分热毒极盛所致。当热传营血而素体又有瘀伤宿血在胸膈者，可致瘀热相搏，舌亦可呈紫色，其特点是紫而暗，手扪之潮湿。治疗当于清营凉血方中加入活血散瘀之品，如琥珀、丹参、桃仁、丹皮等。如不用散血之法，必致瘀血与营血分热邪互结，瘀热阻遏窍机，扰乱神明而出现如狂、发狂等险恶证候。如见舌紫而肿大者，为平素嗜酒，酒毒内蕴，上冲心经所致。如见舌紫而晦暗干涩者，为热邪深入下焦，劫烁肝肾之阴，肝肾脏色外露的表现，多见于温病后期，甚难救治，预后不良。

章虚谷分析本条："舌紫而暗，暗即晦也；扪之潮湿不干，故为瘀血。其晦而干者，精血已枯，邪热乘之，故为难治。肾色黑，肝色青，青黑相合而现于舌，变为紫晦，故曰肝肾色泛也。"对紫暗湿润之舌与紫暗而干舌的病机作了分析，可供参考。

【原文】26. 舌淡红无色者，或干而色不荣者，当是胃津伤而气无化液也，当用炙甘草汤，不可用寒凉药。（25）

【释评】舌质较正常人红润适中之色泽淡而少血色，或舌面干燥而色泽不荣润，此为"气无化液"，即是胃津耗伤，不能化气血津液而上荣舌本。治宜用炙甘草汤滋阴养血，气液双补，不可因舌面干燥，便认为是热盛伤津而投以寒凉，否则徒伤胃气，津液更难化生，胃津不能回复。故叶氏说"不可用寒凉药"。

淡红舌在杂病中每见于气血亏虚者，而非温病之典型舌象，此多见于温病后期，由气血亏虚不能上荣于舌所致。

【原文】27. 再温热之病，看舌之后亦须验齿。齿为肾之余，龈为胃之络。热邪不燥胃津必耗肾液，且二经之血皆走其地，病深动血，结瓣于上。阳血者色必紫，紫如干漆；阴血者色必黄，黄如酱瓣。阳血若见，安胃为主；阴血若见，救阴为要。然豆瓣色者多险，若证还不逆者尚可治，否则难治矣。何以故耶？盖阴下竭阳上厥也。（31）

【释评】本节论述验齿的诊断意义及齿龈结瓣的病机、治疗和预后。

肾主骨，齿为骨之余；龈为阳明经脉所络。温邪伤阴以耗伤胃津或肾液为主，且肾与阳明两经之血均循行于齿龈，故观察齿龈的变化可以了解热邪的浅深轻重，胃津与肾液的耗伤程度，为辨证施治提供依据。若热邪盛于阳明或少阴，影响及血分，引起血热动血，致齿龈间出血，血凝结于齿龈部可形成瓣状物。齿龈与胃、肾相关，观察其色泽变化，可测其病位及病证虚实。凡瓣色紫，甚则紫如干漆，为"阳血"，系阳明热盛动血，其病属实，治宜"安胃为主"，清胃生津；若瓣色发黄，或黄如酱瓣者，为"阴血"，乃热灼肾阴，虚火上浮而动血，其病属虚，治应"救肾为要"，即急予滋肾养阴之品以降虚火。龈血结瓣呈豆瓣色者，因其病已深入下焦，真阴耗竭而虚火上炎，证多险恶，但须结合全身证候看，若无衰败之象，尤可救治，若全身已呈衰败之象，则属真阴下竭而虚阳上逆，即"阴下竭阳上厥"之逆候，为阴阳离决之兆，故难救治。

关于"安胃"之法，本节乃指祛在胃之邪，补胃津之不足而使胃得以安，非限定为某法。齿龈出血，若为阳明无形邪热所致者，可清泄胃热；若胃腑实热积滞而致者，可通腑泄热；若为胃热津伤，则予甘寒濡润之品，清热生津养胃。

【原文】28. 齿若光燥如石者，胃热甚也。若无汗恶寒，卫偏胜也，辛凉泄卫，透汗为要。若如枯骨色者，肾液枯也，为难治。若上半截润，水不上承，心火上炎也，急急清心救水，俟枯处转润为妥。（32）

【释评】本节论述从齿之润燥来判断热势、津液状况并确立相应治法。

牙齿光燥如石，多属胃热较甚，胃津受伤，但又须结合全身见症辨别。如兼见无汗恶寒等表证，则为阳热内郁，卫气不通，津不布化所致，不可误认为胃热亢盛，误投清胃之品，须宣通其卫气，因内有郁热，不宜投以辛温，而应予辛凉透汗之剂，以泄卫透表，表开热散则津液可以布化，牙齿自可转润。若见齿干燥而无光泽，色如枯骨者，为肾液枯竭，治疗比较困难，一般见于温病之后期。叶氏未提治法，但既属肾液枯竭之证，当以大剂滋养肾阴之品，以救将竭之肾阴，如《温病条辨》加减复脉汤之类。若见齿上半截润，下半截燥，为肾水不足，不能上济于心，心火燔灼上炎之证，治疗急当清心滋肾并进，如黄连阿胶汤之类，使心火得降而不致灼阴，肾水得复而可以上济，则牙齿干燥部分自可逐渐转润。

【原文】29. 若咬牙啮齿者，湿热化风，痉病；但咬牙者，胃热气走其络也。若咬牙而脉证皆衰者，胃虚无谷以内荣，亦咬牙也。何以故耶？虚则喜实也。舌本不缩而硬，而牙关咬定难开者，此非风痰阻络，即欲作痉证，用酸物擦之即开，木来泄土故也。（33）

【释评】本节论述咬牙啮齿的虚实辨证及局部治法。

咬牙指上下牙齿咬定，啮齿指牙齿相互磨切。凡咬牙啮齿并见者，多属热盛动风，筋脉挛急所致，并可见四肢抽搐等症，是已成痉病的表现。痉病原因甚多，此处乃指湿热化燥化火致风者。如仅咬牙而不啮齿，其中有虚实两种情况。胃之络入上齿而环唇，故实证多为胃热之气走窜经络所致；虚证多为胃气不足，不能上荣经络，筋脉失养而成，叶氏称之为"虚则喜实"。其虚实之辨，叶氏主要从脉证之虚实以别之。胃热而咬牙者，其脉证皆实，必有胃热炽盛或胃腑热结见症；胃虚而咬牙者，其脉证皆虚，必有中虚而脾胃不足之见症。此外，虚实二者的咬牙程度也各有不同，属胃热实证者多咬牙有力，牙关难开；属胃虚者多咬牙无力，牙关较易开。临证时应结合全身症状作全面分析。若见舌本不短缩而硬，牙关咬定难开者，其病机一般有两种：一为风痰阻络；一为热盛动风欲作痉证。临床亦需结合全面证候辨证施治，局部可用酸物如乌梅肉擦齿龈，往往可使牙关得开。此为应急措施，酸属木，齿龈属土，故称之为"木来泄土"。

叶氏原文中提出咬牙啮齿者属"湿热化风，痉病"，但临床上见咬牙啮齿者不限于湿热化风，温热类温病热盛动风亦多见。

【原 文】 30. 若齿垢如灰糕样者，胃气无权，津亡湿浊用事，多死。而初病齿缝流清血，痛者，胃火冲激也；不痛者，龙火内燔也。齿焦无垢者，死；齿焦有垢者，肾热胃劫也，当微下之，或玉女煎清胃救肾可也。（34）

【释 评】 本节论述齿垢与齿缝流血的辨治及预后。

温病过程中见齿垢，多由热邪蒸腾胃中浊气上升而结于齿。叶氏于本节中提出了三种情况：一是齿垢如灰糕样，即枯燥而无光泽，为胃中津气两竭，湿浊上泛所致，预后不良。二是齿焦无垢，为胃肾气液已竭，预后亦不良。三是齿焦有垢，属胃热炽盛，劫烁肾阴，气液尚未枯涸，治疗当根据具体情况，或以调胃承气汤微下其胃热，或用清胃滋水之法，如玉女煎加减方。

齿缝流血的病机同原文第31条所述齿龈结瓣相似，亦有虚实之别和属胃属肾之不同。凡齿缝流血而痛者，多为胃火冲激而致，应伴有齿龈肿胀或口中臭秽，其证属实；凡齿缝流血而不痛者，多为肾阴不足，肾中虚火上炎即"龙火内燔"所致，齿龈多不肿胀，其证属虚。

关于"肾热胃劫"的含义，叶氏原意乃指齿垢的形成主要是胃中邪热蒸胃中浊气上腾，同时有胃津、肾液之耗伤，治用微下或玉女煎清胃救肾，非由肾热所致。临床时当明辨。

## 九、辨斑疹白痦

【原 文】 31.凡斑疹初见，须用纸捻照见胸背两胁。点大而在皮肤之上者为斑，或云头隐隐，或琐碎小粒者为疹，又宜见不宜见多。按方书谓斑色红者属胃热，紫者热极，黑者胃烂，然亦必看外证所合，方可断之。（27）

【释 评】 本节论述斑和疹的形态区别及其诊断意义。

斑疹初现时，以胸背及两胁为最多见，头面四肢等外露部位较少，故临证时应让病人去被解衣，详细检查全身，以防遗漏，即叶氏"用纸捻照"的含义。斑疹均为红色皮疹，但在形态上有所区别：点大成片，平摊于皮肤之上者为斑；若如云头隐隐，或呈琐碎小粒，高出于皮面者为疹。斑疹外发，标志着营血分之邪热有外达之机，所以"宜见"。反之，斑疹应见而不见，则示热毒闭遏于内；但如斑疹外发过多过密，又说明营血分热盛毒重，故又"不宜见多"。由于温病发斑为阳明胃热内迫血分外溢肌肤所致，故观察其色泽浅深可判断阳明热邪的轻重及营血热毒的深浅程度，色红为胃热内迫营血，色紫则表明邪毒深重，色黑为热毒已极，故为"胃烂"。但仅凭斑色来判断病情是不全面的，必须结合全身证候进行综合分析，才能作出正确的诊断，正如叶氏所说"必看外证所合，方可断之"。

后世医家对斑疹之区别及其形成机制颇多阐发。如章虚谷提出"斑从肌肉而出，属胃；疹从血络而出，属经"，陆子贤在《六因条辨》中所论："斑为阳明热毒，点大而色鲜；疹为太阴风热，点细而色红。"都有助于明确斑与疹在病机上的区别。

【原 文】 32. 若斑色紫，小点者，心包热也；点大而紫，胃中热也。

黑斑而光亮者，热胜毒盛，虽属不治，若其人气血充者，或依法治之，尚可救；若黑而晦者必死；若黑而隐隐，四旁赤色，火郁内伏，大用清凉透发，间有转红成可救者。若夹斑带疹，皆是邪之不一，各随其部而泄。然斑属血者恒多，疹属气者不少。斑疹皆是邪气外露之象，发出宜神情清爽，为外解里和之意；如斑疹出而昏者，正不胜邪，内陷为患，或胃津内涸之故。（29）

【释评】本节论述斑疹紫黑的诊断意义、发生机制及预后。

斑疹色泽皆以红润为顺，若见斑色发紫，为热邪深重之象，但其形态、大小不同，又与邪热所犯病位有关。若紫而点小，多为心包热盛，而不能畅透；紫而点大者，为阳明胃热炽盛，迫于血分外溢肌肤。若斑色黑，则热盛毒重，但其预后与人体气血盛衰相关。若黑而色泽光亮者，虽属热毒深重，但气血尚充，若及时、正确地施治，有抗邪外出转危为安的可能；斑色黑而晦暗者，热毒极重而气血呆滞，正不胜邪，预后不良。若斑色黑而隐隐，四旁赤色者，则是邪毒郁伏不能外达之象，须用大剂清热凉血解毒之剂，使郁伏之邪透达于外，则斑色亦可由黑转红，成为可救之候。

斑与疹的发生机制有别，叶氏说"斑属血者恒多，疹属气者不少"，即指斑为阳明热毒内迫血分，外溢肌肤所致，病偏血分；疹为肺经气分热炽波及营分，由血络外发，病偏气分。若斑疹同时外发，则为热毒盛于气营血分。斑疹的外发为邪热外达之象，透发后理应神情清爽，脉静身凉，方为邪热外解，脏腑气血渐趋平和之征。反之，斑疹虽已发出，却见身热不解神昏者，属于正虚不能胜邪，邪热乘虚内陷，或由胃中津液枯涸，水不制火，火毒过盛，预后多不良。

章虚谷注释本条原文说："此论实火之斑疹也。点小即是从血络而出之疹，故热在心包；点大从肌肉而出为斑，故热在胃。黑而光亮者，元气犹充，故或可救，黑暗则元气败，必死矣。四旁赤色，其气血尚活，故可透发也。斑疹夹杂，经胃之热各随其部而外泄。热邪入胃，本属气分，见斑则邪属血者多矣；疹从血络而出，本属血分，然邪由气而闭其血，方成疹也。故治斑疹，必当两清气血，况欲透发，必通其血中之气……"。其就斑疹发生机制进一步阐发了叶氏原文之意，说理得当，并对"斑疹夹杂"提出了两清气血的治法，对治斑疹（重点在斑）注重"通其血中之气"，甚有参考价值。

【原文】33. 然春夏之间，湿病俱发疹为甚，且其色要辨。如淡红色，四肢清，口不甚渴，脉不洪数，非虚斑即阴斑。或胸微见数点，面赤足冷，或下利清谷，此阴盛格阳于上而见，当温之。（28）

【释评】本节论述虚斑、阴斑的辨治。

虚斑与阴斑皆属阴证发斑，即虚寒证发斑。叶氏提出虚斑与阴斑，意在与温病中常见的阳证发斑，即由热入营血而致发斑者相鉴别。临证时主要从斑疹的形态色泽并结合全身证候进行辨别。虚寒证发斑特点为淡红色，全身症状见有四肢清冷，口不甚渴，脉不洪数等称之为虚斑；若仅胸前微见数点，并见面赤足冷，或下利清谷者称为阴斑，此属阴寒内盛，格阳于上所致。阴斑较之虚斑，虚寒见证更甚，且有格阳见证。故对其治疗叶氏指出"当温之"，可用附子、肉桂等温阳散寒，引火归元。

本节原文"春夏之间，湿病俱发疹为甚"一句令人费解，有人提出"湿病"当作"风温"之释，但未成定论，姑且存疑。

【原文】34. 再有一种白痦，小粒如水晶色者，此湿热伤肺，邪虽出而气液枯也，必得甘药补之。或未至久延，伤及气液，乃湿郁卫分，汗出不彻之故，当理气分之邪，或白如枯骨者多凶，为气液竭也。（30）

【释评】本节论述白痦的形态、病机、治法及预后。

白痦又称白疹，是一种突出于皮肤表面的细小白色疱疹，形如粟米，内含浆液，呈水晶色，消退后有很薄的脱屑，一般多见于颈项及胸腹部，而头面、四肢则很好出现。其形成机制多由气分湿热郁蒸不解，汗出不畅，致湿热郁蒸肌腠而成。白痦多见于湿热相兼之证，故湿温病中常见，亦属湿热外达之象。治疗方面因其属气分病变，当以清泄气分湿热为主。由于白痦每随汗而泄，若反复发出，邪气虽得以外解，气液必受耗伤。因此，白痦出过数次而邪已透解后，治疗当予甘平清养之剂以增补气液，不可过用苦燥耗伤气液之药。如果气液耗伤过甚以致枯竭而见白痦空壳无浆，呈空瘪状，且无光泽，色如枯骨，谓之枯白痦，则为正虚已极，无力托邪外出的危重证候，预后大多不良，治当急予养阴益气，以求津气来复。

辨白痦之法为叶氏首创，是诊断湿热温病的独特方法，后世医家甚为推崇。关于白痦的病机，后世医家均认为由湿热留恋气分所致，多见于湿温、伏暑等湿热性质的温病或温热夹湿之病证。对其治疗，何廉臣提出："初由湿郁皮腠，汗出不彻之故，白如水晶者多，但当轻泄肺气，开泄卫气，如五叶芦根汤最稳而灵。若久延而伤及气液，白如枯骨样者多凶，急用甘润药以滋气液，如麦门冬汤、清燥救肺汤之类，挽回万一，切忌苦燥温升，耗气液而速其毙。"王孟英提出"清其气分之余邪"，"甘濡以补之"。这些均可供临床参考。

### 十、论妇人温病

【原文】35. 再妇人病温与男子不同，但多胎前产后，以及经水适来适断。大凡胎前病，古人皆以四物加减用之，谓护胎为要，恐来害妊，如热极用井底泥，蓝布浸冷，覆盖腹上等，皆是保护之意，但亦要看其邪之可解处。用血腻之药不灵，又当省察，不可认板法。然须步步保护胎元，恐损正邪陷也。（35）

【释评】本节论述妇人胎前温病的护胎之法。一般情况下，妇女患温病，证候及治疗与男子基本相同，但在怀孕、产后、经水适来适断等特殊情况下患温病，则需特殊处理。妊娠时患温病，不仅温邪入内，易损胎元，且用药不当，亦会伤胎，故治疗时须特别注意保护胎元。古人治疗孕妇病温，多在养血之剂四物汤的基础上加减用药；热势极盛时，用井底泥或凉水浸湿蓝布覆盖腹部，以局部降温，减少邪热对胎元的影响。此仅为举例之法，应根据病情详细辨证施治，从不同途径祛除邪热，保护胎元，即叶氏所说"亦要看其邪之可解处"。如邪在卫表者予以辛凉宣透，使邪从表解；阳明无形热盛者，及时辛寒清气，达热出表；阳明有形热结者，则适时攻下，使热结从肠腑而去，不可过于顾虑胎元而延误攻下时机，致土燥水竭，危及母子性命。祛邪之药多较峻猛，特别是攻下之剂，更为猛烈，用之不当，也会伤胎，或损伤正气，致使邪气内陷，故使用时一定要严格掌握适应证，注意用药时间、药量多少，适可而止。在用养血滋腻药不见效时，更应详加审查，不可因四物汤具有保胎作用而一味滥用，非但不能祛除病邪，反易恋邪滞病，病更难解，即叶氏所说"不可认板法"。

【原文】36. 至于产后之法，按方书谓慎用苦寒，恐伤其已亡之阴也。然亦要辨其邪能从上中解者，稍从证用之，亦无妨也。不过勿犯下焦，且属虚体，当如虚怯人病邪而治。总之无犯虚虚实实之禁，况产后当气血沸腾之候，最多空窦，邪势必乘虚内陷，虚处受邪，为难治也。（36）

【释评】本节论述产后温病的治疗原则。

由于产后不仅阴血耗损，阳气亦不足，所以历代医家有"胎前宜凉，产后宜温"之说，认为应慎用苦寒之品，以免寒凉伤阳、苦燥伤阴而使虚者更虚，病情加重。但这仅是指一般的产后调理之法，并非绝对禁用。若感受温邪发为温病，邪热充斥上、中二焦，肝肾阴血尚充，可酌量使用苦寒药清热祛邪并无妨碍。但须注意产后属虚弱之体，与常人病温不同，当按虚人病温治疗，苦重之品不可重用，以免伤及下焦肝肾。特别是邪热已入下焦，肝肾阴血亏损，更须慎用，以免耗竭其阴，"犯虚虚实实"之禁。

【原文】37. 如经水适来适断，邪将陷血室，少阳伤寒言之详悉，不必多赞。但数动与伤寒不同。仲景立小柴胡汤，提出所陷热邪，参、枣扶胃气，以冲脉隶属阳明也，此与虚者为合治。若热邪陷入，与血相结者，当从陶氏小柴胡汤去参、枣加生地、桃仁、楂肉、丹皮或犀角等。若本经血结自甚，必少腹满痛，轻者刺期门，重者小柴胡汤去甘药加延胡、归尾、桃仁，挟寒加肉桂心，气滞者加香附、陈皮、枳壳等。然热陷血室之证，多有谵语如狂之象，防是阳明胃实，当辨之。血结者身体必重，非若阳明之轻旋便捷者。何以故耶？阴主重浊，络脉被阻，侧旁气痹，连胸背皆拘束不遂，故去邪通络，正合其病。往往延久，上逆心包，胸中痛，即陶氏所谓血结胸也。王海藏出一桂枝红汤加海蛤、桃仁，原是表里上下一齐尽解之理，看此方大有巧手，故录出以备学者之用。（37）

【释评】本节论述热入血室的证治。

妇人月经来潮，或即净之时，体质相对较弱，抗邪无力，尤其是血室较平时空虚，故容易感受外邪，且感邪之后，邪气亦容易乘虚内陷血室形成热入血室证。

由于体质较弱和感邪轻重有别，热入血室的治疗用药也不同，如妇人经水适来适断之时，又患伤寒，邪从少阳将陷血室，或初陷而未深，寒热往来而脉弦者，可用小柴胡汤清透少阳，使无形邪热从少阳而出。此在《伤寒论》、《金匮要略》中论之较详，故叶氏此处未加详述。小柴胡汤中除清热透邪之药外，又因血室与冲脉相系，隶属阳明胃经，寒邪逐渐化热将内陷时，胃中空虚，故加入补益胃气之药，用甘温气之人参、大枣，扶助胃气，驱邪外出。此适用于邪热内陷而血不结者。温病过程中，热邪陷入血室，与血相结，脉证与正伤寒不同，不可用小柴胡汤原方，应适当加减。临证时若见神昏谵语如狂，少腹拘急而痛，或经行不畅，舌绛或有瘀点，当用陶氏小柴胡汤去人参、大枣等甘温助热之品，加生地、桃仁、楂肉、丹皮或犀角（水牛角代）等清热凉血、活血祛瘀的药物；若血室及其经络血结甚，见少腹满痛，治疗可根据证候的轻重而采用不同的方法。轻者可刺期门，以行气活血，重者用小柴胡汤去参、草、枣等甘味壅补之品，加延胡、归尾、桃仁等活血散瘀药物。如兼寒邪凝滞，小腹畏寒者，加肉桂心温散寒邪；兼气滞而胁腹作胀明显者，加香附、陈皮、枳壳等理气行滞。

　　热入血室证，因血室瘀热上扰心神，多见谵语如狂，易与阳明胃热所致的谵语相混淆，应当加以鉴别。热入血室而神昏者，病在血分，因有阴柔重浊之性的瘀血内阻，周身经络气血运行不畅，故可见身体困重，胁及少腹痞痛不舒，牵连胸背部亦拘束不遂，治用凉血解毒祛邪，活血化瘀通络之法，正合病情。阳明胃实神昏者，因无瘀血内阻，气血流畅，故肢体活动较为轻便。二者之鉴别，临证时尚须结合具体脉证及月经情况全面分析。

　　热入血室为下焦热邪与血相结，日久不解，邪热蔓延，致使胸膈气血郁结，甚至上逆心包，形成血结胸。临床可见胸部胀满硬痛，身热，漱水不咽，谵妄如狂，大便黑，小便利等症。治当凉血解毒，活血祛瘀。王海藏用桂枝红花汤（即《伤寒论》桂枝汤加红花）加海蛤、桃仁，配合巧妙，可调和营卫，通行上下，为"表里上下一齐尽解"之剂，可供临床加减应用。

　　关于热入血室证，王孟英提出："温邪热入血室有三证，如经水适来，因热邪下陷入而搏结不行者，此宜破其血结；若经水适断，而邪乃乘血舍空虚来袭，宜养营以清热；其邪热传营，逼血妄行，致经未当期而至者，宜清热以安营。"其论颇得要领，可供临床参考。

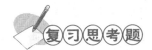

### 复习思考题

1. 温邪感邪途径。
2. 如何理解"逆传心包"？
3. 伤寒与温病的异同。
4. 温邪流连气分的治法。
5. 湿邪致病的特点及其治疗大法和注意事项。
6. 怎样理解"救阴不在血，而在津与汗；通阳不在温，而在利小便"？

（周新颖）

# 第十二章　薛生白《湿热病篇》

　　《湿热病篇》相传为清代著名医家薛生白所作。薛氏名雪，字生白，自号一瓢，又号扫叶老人，江苏吴县人。薛氏博学多才，工画兰，善拳勇，于医有卓见，其所著《医经原旨》于灵素奥旨，多有发挥。《湿热病篇》更为后世温病学家所推崇，另著有《扫叶庄医案》。

　　《湿热病篇》是系统论述湿热病的专著，篇中采用条辨的方式，对湿热病的病因、病机、传变、诊断、治疗等进行了系统而全面的论述，言辞精辟，说理透彻，极尽变化，对湿热性质温病的辨证施治有很大的指导意义。

　　《湿热病篇》未见原本，首载本篇的舒松摩重刻《医师秘籍》，仅载前35条，江白仙本与吴子音《温热赘言》于35条中均采20条，后又增补11条为31条本。王孟英《温热经纬》所载，为顾听泉处所得的吴人陈秋坨抄本，共有46条。本章根据《温热经纬》所辑，予以归类叙述，原文后括号内数字为《湿热病篇》条文顺序编号。

## 一、湿热病提纲

　　【原文】1. 湿热证，始恶寒，后但热不寒，汗出，胸痞，舌白，口渴不引饮。（1）

　　**自注**：此条乃湿热证之提纲也。湿热病属阳明太阴经者居多，中气实则病在阳明，中气虚则病在太阴。病在二经之表者，多兼少阳三焦，病在二经之里者，每兼厥阴风木。以少阳厥阴同司相火，阳明太阴湿热内郁，郁甚则少火皆成壮火，而表里上下充斥肆逆，故是证最易耳聋、干呕、发痉、发厥。而提纲中不言及者，因以上诸症，皆湿热病兼见之变局，而非湿热病必见之正局也。始恶寒者，阳为湿遏而恶寒，终非若寒伤于表之恶寒，后但热不寒，则郁而成热，反恶热矣。热盛阳明则汗出，湿蔽清阳则胸痞，湿邪内盛则舌白，湿热交蒸则舌黄，热则液不升而口渴，湿则饮内留而不引饮。然所云表者，乃太阴阳明之表，而非太阳之表。太阴之表四肢也，阳明也；阳明之表肌肉也，胸中也。故胸痞为湿热必有之证，四肢倦怠，肌肉烦疼，亦必并见。其所以不干太阳者，以太阳为寒水之腑，主一身之表，风寒必自表入，故属太阳。湿热之邪从表伤者十之一二，由口鼻入者十之八九。阳明为水谷之海，太阴为湿土之脏，故多阳明、太阴受病。膜原者，外通肌肉，内近胃腑，即三焦之门户，实一身之半表半里也。邪由上受，直趋中道，故病多归膜原。要之湿热之病，不独与伤寒不同，且与温病大异。温病乃少阴、太阳同病，湿热乃阳明、太阴同病也。而提纲中不言及脉者，以湿热之证脉无定体，或洪或缓，或伏或细，各随证见，不拘一格，故难以一定之脉，拘定后人眼目也。

湿热之证，阳明必兼太阴者，徒知脏腑相连，湿土同气，而不知当与温病之必兼少阴比例。少阴不藏，木火内燔，风邪外袭，表里相应，故为温病。太阴内伤，湿饮停聚，客邪再至，内外相引，故病湿热。此皆先有内伤，再感客邪，非由腑及脏之谓。若湿热之证不挟内伤，中气实者其病必微，或有先因于湿，再因饥劳而病者，亦属内伤挟湿，标本同病。然劳倦伤脾为不足，湿饮停聚为有余，所以内伤外感孰多孰少，孰实孰虚，又在临证时权衡矣。

【释评】　本条为湿热病的提纲。条文列举湿热性温病初起湿遏卫、气的典型表现，自注则从以下四个方面分析了湿热病的发生发展规律及病变特点，注意与本教材上篇病因章中"湿热病邪"及湿温章"病因病机"部分互参。

其一，湿热病的病因与发病特点。湿热病的病因是"湿热之邪"，湿热病的发病特点为外内合邪，认为"太阴内伤，湿饮停聚，客邪再至，内外相引，故病湿热"，强调湿热病的发病是先有脾胃内伤，湿饮停聚。再外受湿热之邪，内外之邪相合而发病。

其二，湿热病的感邪途径、病变中心及病机演变。薛氏认为，湿热病邪的感邪途径"从表伤者十之一二，由口鼻入者十之八九"。其病变中心在中焦脾胃，脾为湿土之脏，胃为水谷之海，湿土之气，同类相召，同气相求，故"湿热病属阳明太阴经者居多"，并随体质的不同，而有"中气实则病在阳明，中气虚则病在太阴"的不同转归；若湿热秽浊偏盛，则"邪由上受，直趋中道，故病多归膜原"，故邪阻膜原是湿热病初起的又一种形式。章虚谷云："胃为戊土属阳，脾为己土属阴，湿土之气同类相召，故湿热之邪始虽外受，终归脾胃也"，故湿热病的病变中心为中焦脾胃。因体质差异，感受湿热后可从热化或从寒化的不同转归，即的变化。

其三，湿热病的正局与变局。条文所列六种症状为湿热病正局的见证，自注阐释了正局诸证的病机及湿热病兼见之变局。正局、变局的区别在于，病变在脾胃气分者为正局，若病变涉及心肝肾，或出现营血分病变，则多归于变局。

其四，湿热病与伏气温病、伤寒太阳证的区别。薛氏认为湿热病为太阴阳明病同病，春温为少阴太阳同病，临床表现明显不同。湿热病与伤寒太阳证的区别在于，湿热病的表证乃太阴阳明之表，初起必见四肢倦怠，肌肉烦疼，胸痞等症。而伤寒为寒邪束表，表现为太阳表寒证。故薛氏说："要之湿热之病，不独与伤寒不同，且与温病大异。"

## 二、邪在卫表

【原文】　2. 湿热证，恶寒无汗，身重头痛，湿在表分。宜藿香、香薷、羌活、苍术皮、薄荷、牛蒡子等味。头不痛者，去羌活。（2）

**自注**：身重恶寒，湿遏卫阳之表证。头痛必挟风邪，故加羌活，不独胜湿，且以祛风。此条乃阴湿伤表之候。

【释评】　本条讨论阴湿伤表证的证治，注意与本教材湿温篇湿温初起"邪遏卫气证"证治部分互参。

"阴湿"即湿未化热之意，近似寒湿，阴湿伤表是指湿邪伤表，尚未化热。湿伤于表，卫阳被遏，故恶寒无汗。湿为阴邪，其性重着黏腻，湿着肌腠，遏阻气机则头痛身重。湿尚未化热，病在卫表，故治用藿香、苍术皮、香薷等芳香辛散之品，佐以羌活祛风胜湿，薄荷、牛蒡子宣透卫表。"因于湿，首如裹"，湿热病头重头胀者为多，而头痛乃挟风之征，故头不痛者去羌活。王孟英云："阴湿故可用薷、术、羌以发其表，设暑胜者，三味皆为禁药"，可供参考。

【原　文】3. 湿热证，恶寒发热，身重关节疼痛，湿在肌肉，不为汗解。宜滑石、大豆黄卷、茯苓皮、苍术皮、藿香叶、鲜荷叶、白通草、桔梗等味。不恶寒者，去苍术皮。（3）

自注：此条外候与上条同，惟汗出独异。更加关节疼痛，乃湿邪初犯阳明之表。而即清胃脘之热者，不欲湿邪之郁热上蒸，而欲湿邪之淡渗下走耳。此乃阳湿伤表之候。

【释　评】本条讨论阳湿伤表证的证治及其与阴湿伤表证的区别，注意与本教材湿温篇湿温初起"邪遏卫气证"证治部分互参。

"阳湿"乃与上条（原文2）"阴湿"相对而言的，是指湿已化热。阳湿伤表即湿邪伤表，已经化热。此亦湿邪伤表，故亦有恶寒、身重等症；湿已化热，故症见发热；脾主四肢肌肉，湿着肌肉，故身重关节疼痛；湿性黏滞，故热不为汗衰。本证湿已化热，湿中蕴热，故治以芳化透散配合淡渗凉泄。

"阳湿"与"阴湿"的区别，薛氏认为："此条外候与上条同，惟汗出独异"，无汗者阴湿，有汗者阳湿。章虚谷则以恶寒与发热的多少来区别之，"以其恶寒少而发热多，故为阳湿也"，可供参考。但临床应灵活看待，"阴湿"湿虽未化热，亦非绝对不发热，而"阳湿"表证，恶寒较甚者亦非罕见。

【原　文】4. 湿热证，胸痞发热，肌肉微疼，始终无汗者，腠理暑邪内闭。宜六一散一两，薄荷叶三四分，泡汤调下即汗解。（21）

自注：湿病发汗，昔贤有禁。此不微汗之，病必不除。盖既有不可汗之大戒，复有得汗始解之治法，临证者当知所变通矣。

【释　评】本条论述湿热病初起湿热郁于肌表的证治。

湿热病初起，湿热之邪郁于肌表，卫气郁闭不宣，可见肌肉微疼、胸痞发热、始终无汗等症状，因邪势不甚，病情不重，故其发热较轻，且不见恶寒。治疗当以疏解肌表，清利湿热为主，药用薄荷、六一散。

湿热病初起有禁汗之戒，一是指湿邪在表者不可用麻黄、桂枝等辛温之品峻发其汗，若误用之不仅湿邪不易去，反而有伤阴助热之弊；二为湿温初起即使见表证，其病变中心仍在脾胃，故不可只治其表而不治其脾胃之邪。若属湿在肌表而腠理闭塞者，则须开泄其腠理，使在表之邪有外出之路。用药应取辛香芳化之品，或用辛凉疏解药物，使其气机疏通，腠理开泄，湿开热退而汗出。

### 三、邪在气分

（一）邪在上焦

【原文】 5. 湿热证，咳嗽昼夜不安，甚至喘不得眠者，暑邪入于肺络，宜葶苈、枇杷叶、六一散等味。（18）

自注：人但知暑伤肺气则肺虚，而不知暑滞肺络则肺实。葶苈引滑石，直泻肺邪则病自除。

【释评】 本条讨论暑湿侵肺而致咳喘的证治。

暑湿犯肺，肺失宣降，气逆于上可致咳嗽频剧，昼夜不安，重者可因肺气壅塞而喘不得眠。治疗当泻肺清暑利湿，药用葶苈子泻肺平喘，枇杷叶肃肺止咳，佐以六一散清暑利湿。薛生白认为"葶苈引滑石直泻肺邪则病自除"。说明此二药配伍具有较强的清泻肺经暑湿之邪的作用，确为经验之谈。

【原文】 6. 湿热证，初起壮热口渴，脘闷懊恼，眼欲闭，时谵语，浊邪蒙闭上焦。宜涌泄，用枳壳、桔梗、淡豆豉、生山栀，无汗者加葛根。（31）

自注：此与第九条宜参看，彼属余邪，法当轻散；此则浊邪蒙闭上焦，故懊恼脘闷。眼欲闭者，肺气不舒也。时谵语者，邪郁心包也。若投轻剂，病必不除。经曰："高者越之"。用栀豉汤涌泄之剂，引胃脘之阳而开心胸之表，邪从吐散。

【释评】 本条论述湿热浊邪蒙蔽上焦的证治。

本证的壮热口渴，是热在气分的表现；脘闷懊恼，为邪在上焦胸膈，气机不畅所致；眼欲闭，时谵语，为上焦湿热浊邪蒙蔽清阳，干扰心神的表现。其病机为湿热浊邪蒙蔽上焦气分，治疗当清宣上焦气机，透化湿热之邪，药用枳壳、桔梗、淡豆豉、生山栀等。本证病势较轻，邪势不甚，故其壮热只是相对于湿热病初起热势不甚而言，虽有谵语亦为偶而发生，故可用上述轻灵之品。

本证治疗要点为清宣上焦胸膈之邪，所选用之方药乃仿栀豉汤之意，并无涌泄之作用，况且本证为无形邪热在上焦，不比上焦痰涎、宿食可吐而去之，谓本法为"涌泄"者，似可商。

【原文】 7. 湿热证，初起即胸闷不知人，瞀乱大叫痛，湿热阻闭中上二焦。宜草果、槟榔、鲜菖蒲、芫荽、六一散各重用，或加皂角，地浆水煎。（14）

自注：此条乃湿热俱盛之候。而祛湿药多清热药少者，以病邪初起即闭，不得不以辛通开闭为急务，不欲以寒凉凝滞气机也。

【释评】 本条论述湿热浊邪阻闭中上二焦的证治。

湿热浊邪阻闭中上二焦，多表现为起病急聚，病情较重，以胸闷、不知人、瞀乱、大叫痛为主要表现，此外常伴见头胀、头重、恶心、欲呕吐不得、腹胀、苔白腻垢浊等，病机为暴感暑湿夹秽浊之邪，阻闭中上二焦，气机阻塞逆乱，多发生于夏秋季节暑湿偏盛之时，俗称"发痧"，为湿热病的一种特殊类型。治法为辛通开闭，利气宣透，化湿泄浊，草果、槟榔辛开理气，菖蒲、芫荽芳香辟秽，六一散清利湿热，皂角、地浆水辟秽解毒。"祛湿药多，清热药少"，并强调本证的治疗当以"辛通开闭"为急务，宣通气机，透化湿浊，以解除郁闭之势。本证虽有热象，但不可多用寒凉清泄之品，以免凉遏病邪，使气机郁闭更甚。辛燥之品当中病即止，过用温燥则助长热势，助湿化燥。

**（二）邪在中焦**

**【原 文】** 8. 湿热证，寒热如疟，湿热阻遏膜原，宜柴胡、厚朴、槟榔、草果、藿香、苍术、半夏、干菖蒲、六一散等味。（8）

**自注：** 疟由暑热内伏，秋凉外束而成。若夏月腠理大开，毛窍疏通，安得成疟？而寒热有定期，如疟证发作者，以膜原为阳明之半表半里，湿热阻遏，则营卫气争，证虽如疟，不得与疟同治，故仿又可达原饮之例。盖一由外凉束，一由内湿阻也。

**【释 评】** 本条论述湿热阻遏膜原的证治，注意与本教材湿温章"邪阻膜原证"证治部分互参。

薛氏在第1条自注中指出"膜原者，外通肌肉，内近胃腑，即三焦之门户，实一身之半表半里也"，本条又云膜原为阳明之半表半里，其意在强调此证非阳明里证，与少阳半表半里证亦有所不同，乃是邪伏膜原之半表半里证。表现寒热如疟，但不似疟之寒热发有定期，而是寒热交替或寒热起伏；尚可见到舌苔白腻甚或满布垢浊，苔如积粉，脘腹满闷等湿浊内盛的症状。

本证的治疗方法为宣透膜原，辟秽化浊，用吴又可达原饮中的厚朴、槟榔、草果苦温燥湿，疏利中焦，以柴胡透达膜原之邪，半夏散逆降气，苍术燥湿健脾，藿香、菖蒲芳香化浊，六一散清利湿热。

自注中提出本证与疟疾的鉴别，但以"一由外凉束，一由内湿阻"来概括二者的区别似觉绝对，临证时当细斟酌，可从证候特点、病因、病机、治法以及用药方面全面分析，加以区别。

**【原 文】** 9. 湿热证，舌遍体白，口渴，湿滞阳明，宜用辛开，如厚朴、草果、半夏、干菖蒲等味。（12）

**自注：** 此湿邪极盛之候。口渴乃液不上升，非有热也。辛泄太过即可变而为热，而此时湿邪尚未蕴热，故重用辛开，使上焦得通，津液得下也。

**【释 评】** 本条论述湿浊阻滞中焦脾胃的证治。

"湿滞阳明"是指湿浊阻于中焦脾胃，且以湿在太阴脾为主，因无下利之症，与一般之湿阻脾胃证稍有不同，故称之为"湿滞阳明"。其临床表现以舌遍体白即舌上满布白腻之苔，口渴为主，尚可有脘痞，恶心，腹胀等湿浊阻于脾胃的表现。治法为辛开理气，燥化湿浊，重用辛开使上焦得通，津液得下。药用厚朴、草果、半夏、干菖蒲。

"辛开"是指用辛温燥化之品，辛味之品具有辛散、透泄的作用，可宣通气机，透散湿浊；温燥之品具有温煦、干燥的作用，可以燥化湿浊之邪。但"辛开"有助湿化燥，助热伤津之弊，在湿热病证的治疗中辛开之品不可过用。

【原文】10. 湿热证，初起发热，汗出胸痞，口渴舌白，湿伏中焦。宜藿梗、蔻仁、杏仁、枳壳、桔梗、郁金、苍术、厚朴、草果、半夏、干菖蒲、佩兰叶、六一散等味。（10）

**自注：**浊邪上干则胸闷，胃液不升则口渴。病在中焦气分，故多开中焦气分之药。此条多有挟食者，其舌根见黄色，宜加瓜蒌、楂肉、莱菔子。

【释评】 本条讨论湿阻中焦，湿渐化热，湿重于热的证治，注意与本教材湿温章"湿重于热，困阻中焦证"证治部分互参。

本条所列证候基本同于提纲的初起典型证候，但无恶寒说明湿邪已经入里，病变中心已转移至中焦。湿热交蒸，虽汗出而热不除。湿热上干，影响肺气之宣化则胸痞。湿阻津液不得上承则口渴，但多渴不欲饮或渴喜热饮不欲饮多。湿重于热，故舌苔白滑、白腻。

本证系湿邪偏重，始有化热之象，故以化湿为主。用杏仁、桔梗、枳壳轻宣肺气，使气化则湿亦化；藿香、佩兰、菖蒲、蔻仁、郁金芳香运脾化湿；苍术、厚朴、草果、半夏辛苦温以燥中焦之湿；六一散淡渗清热利湿。其宣湿、化湿、燥湿、利湿四法共用，体现了薛氏治湿的基本大法，对临床"治湿"颇具指导意义。

【原文】11. 湿热证，舌根白，舌尖红，湿渐化热，余湿犹滞。宜辛泄佐清热，如蔻仁、半夏、干菖蒲、大豆黄卷、连翘、绿豆衣、六一散等味。（13）

**自注：**此湿热参半之证。而燥湿之中，即佐清热者，亦所以存阳明之液也。上二条凭验舌以投剂，为临证时要诀。盖舌为心之外候，浊邪上熏心肺，舌苔因而转移。

【释评】 本条讨论湿渐化热，余湿犹滞的证治，注意与本教材湿温章"湿重于热，困阻中焦证"、"湿热并重，困阻中焦证"证治部分互参。

本证虽舌根仍白腻，但舌尖红表明湿渐化热，以药测证，除舌象外临床还可见到胸痞、口渴、口苦或发热汗出不解，甚或小便短赤，脉濡数等症。

治疗即薛氏所谓"辛泄佐清热"、"燥湿之中，即佐清热"。用蔻仁、半夏、菖蒲辛散开泄的同时，用大豆黄卷、连翘、绿豆衣、六一散清热利湿，是为湿热两解之法。

薛氏主张"凭验舌以投剂，为临证时要诀"。上三条同属中焦湿热而湿重于热，其鉴别诊断首重舌象，分别为舌遍体白，舌白及舌根白、舌尖红，以此来判定湿与热的偏胜程度，可见验舌对于湿热病的重要性。

【原文】12. 湿热证，壮热口渴，自汗，身重，胸痞，脉洪大而长者，此太阴之湿与阳明之热相合。宜白虎加苍术汤（37）

**自注：**热渴自汗，阳明之热也；胸痞身重，太阴之湿兼见矣。脉洪大而长，知湿热滞于阳明之经，故用苍术白虎汤以清热散湿，然乃热多湿少之候。白虎汤仲景用以清阳明无形之燥热也，胃汁枯涸者，加人参以生津，名曰白虎加人参汤；身中素有痹气者，加桂枝以通络；名曰桂枝白虎汤，而其实意在清胃热也。是以后人治暑热伤气身热而渴者，亦用白虎加人参汤；热渴、汗泄、肢节烦疼者，亦用白虎加桂枝汤；胸痞身重兼见，则于白虎汤加入苍术以理太阴之湿；寒热往来兼集，则于白虎汤中加入柴胡，以散半表半里之邪。凡此皆热盛阳明，他证兼见，故用白虎清热，而复各随证以加减。苟非热渴汗泄，脉洪大者，白虎便不可投。辨证察脉，最宜详审也。

【释评】本条讨论湿热病热重于湿的证治。

湿热病热重于湿证多从湿重于热、湿热俱盛证转化而来，即湿热之邪逐渐化热后每可见之。临床表现为壮热口渴，自汗，脉洪大而长，胸痞，身重，病机为"太阴之湿与阳明之热相合"，湿从热化，阳明热盛，热重于湿。治法为清泄阳明胃热，兼化太阴脾湿，药用白虎加苍术汤。

在对白虎汤的运用方面，除了白虎加苍术汤外，薛生白针对热盛阳明常见的兼夹证还提出了其他的加减变化，若阳明热盛，兼津气两虚，表现为身热而渴，背微恶寒者，可用白虎汤加人参以清阳明胃热，兼以益气生津，即白虎加人参汤；若阳明热盛，兼经脉痹阻，表现为热渴汗泄，肢节烦疼者，可用白虎加桂枝汤以清阳明胃热，兼通络行痹，即白虎加桂枝汤；若阳明热盛，兼表里失和，兼见寒热往来者，可用白虎汤加柴胡以清阳明胃热，兼和解表里，即白虎加柴胡汤。

（三）邪在下焦

【原文】13. 湿热证，数日后自利，溺赤，口渴，湿流下焦，宜滑石、猪苓、茯苓、泽泻、萆薢、通草等味。（11）

自注：下焦属阴，太阴所司。阴道虚故自利，化源滞则溺赤，脾不转津则口渴。总由太阴湿盛故也。湿滞下焦，故独以分利为治，然兼证口渴胸痞，须佐入桔梗、杏仁、大豆黄卷开泄中上，源清则流自洁，不可不知。

湿热之邪不自表而入，故无表里可分，而未尝无三焦可辨，犹之河间治消渴亦分三焦者是也。夫热为天之气，湿为地之气，热得湿而愈炽，湿得热而愈横。湿热两分，其病轻而缓，湿热两合，其病重而速。湿多热少则蒙上流下，当三焦分治，湿热俱多则下闭上壅而三焦俱困矣。犹之伤寒门二阳合病、三阳合病也。盖太阴湿化、三焦火化，有湿无热只能蒙蔽清阳，或阻于上，或阻于中，或阻于下，若湿热一合则身中少火悉化为壮火，而三焦相火有不起而为虐者哉？所以上下充斥，内外煎熬，最为酷烈。兼之木火同气，表里分司，再引肝风，痉厥立至。胃中津液几何，其能供此交征乎？至其所以必属阳明者，以阳明为水谷之海，鼻食气，口食味，悉归阳明。邪从口鼻而入，则阳明为必由之路。其始也，邪入阳明，早已先伤其胃液，其继邪盛三焦，更欲资取于胃液，司命者可不为阳明顾虑哉？

【释评】本条讨论湿流下焦的证治。

湿热致病以脾胃为病变重心，中焦湿热流于下焦，大肠传导失司，则可见大便下利；湿邪下注，膀胱湿阻，气化不行，水道不利，泌别失职，则见小便短赤等。本证的治疗大法为淡渗分利，通调水道，药用滑石、猪苓、茯苓、泽泻、萆薢、通草分利湿邪，小便通利则便泄自止，湿邪一去则口渴自愈，所谓"治湿不利小便，非其治也"。亦符合"利小便所以实大便"之旨。佐入桔梗、杏仁、大豆黄卷意在宣开上焦肺气，因肺为水之上源，主宣发肃降，通调水道，宣开上焦肺气有助于下焦水道的通利，故曰"源清则流自洁"。

薛生白提出"热得湿而愈炽，湿得热而愈横。湿热两分，其病轻而缓，湿热两合，其病重而速"，认为湿热交阻、湿热蕴蒸是其主要的病理变化，热与湿合则热势难以清解而愈加炽烈，湿得热助则湿邪难化且病势更甚，因而治疗当清热化湿，使湿热两分。湿热致病的病变重心在中焦脾胃，但湿热之邪亦可上蒙清窍，下阻膀胱，湿多热少可蒙上流下，分阻于上、中、下三焦，湿热俱盛则下闭上壅而三焦俱困。湿热郁蒸，湿从燥化，湿热化燥化火可内陷营血，深入手足厥阴，出现斑疹、窍闭神昏、动风抽搐等重证；湿从热化，亦常可损伤阴液。

**【原　文】** 14. 湿热证，四五日，忽大汗出，手足冷，脉细如丝或绝，口渴，茎痛，而起坐自如，神清语亮。乃汗出过多，卫外之阳暂亡，湿热之邪仍结，一时表里不通，脉故伏，非真阳外脱也，宜五苓散去术加滑石、酒炒川连、生地、芪皮等味。（29）

**自注：**此条脉症，全似亡阳之候，独于举动神气得其真情，噫！此医之所以贵识见也。

**【释　评】** 本条论述湿热蕴阻下焦，卫阳暂亡的证治。

湿热病证出现大汗出，手足冷，脉细如丝或绝之症，证似阴盛阳亡之象，但患者起坐自如，神清语亮，提示非阳亡之征，本证的病理实质为湿热蕴结下焦，一时表里不通，而又因汗出过多，卫表阳气过度发泄所致，而非阴盛阳亡之证，其脉之细如丝或绝，是由于湿热郁结于下焦，阻碍气机流通，以致表里阳气不能交通，而产生"脉伏"之象。治疗当以清热利湿，兼以固表，滋养阴液为主，药用茯苓、猪苓、泽泻、滑石、黄连，清热利湿，通利小便；桂枝、芪皮固卫气以止汗；生地滋养阴液；黄连酒炒者，取其性兼流通，防其守而不走。

### 四、邪在营血

**【原　文】** 15. 湿热证，壮热口渴，舌黄或焦红，发痉，神昏谵语或笑，邪灼心包，营血已耗。宜犀角、羚羊角、连翘、生地、玄参、钩藤、银花露、鲜菖蒲、至宝丹等味。（5）

**自注：**上条言痉，此条言厥。温暑之邪本伤阳气，及至热极，逼入营阴，则津液耗而阴亦病；心包受灼，神识昏乱。用药以清热救阴，泄邪平肝为务。

**【释　评】** 本条论述湿热病湿热化燥，深入营血，邪灼心营的证治。

本证为湿热化燥，内陷营血，心窍闭阻，肝风内动，但气分之邪尚未尽除。故在舌焦红、神昏谵语或笑、发痉的同时伴有壮热口渴。治法为清营凉血，清心开窍，凉肝熄风，滋养阴液，药用犀角、生地、玄参清心凉营、滋阴养液，银花露、连翘清气泄热，透热转气，羚羊角、钩藤凉肝熄风，至宝丹、菖蒲芳香宣窍，辟秽化浊。本证身热，渴饮较甚，石膏、知母等清热生津之品，可以加入。

**自注：** 谓"此条言厥"，但原文中并未提及四肢逆冷之厥，当指因热闭心包而昏厥者。

**【原文】** 16. 湿热证，壮热烦渴，舌焦红或缩。斑疹，胸痞，自利，神昏痉厥，热邪充斥表里三焦。宜大剂犀角、羚羊角、生地、玄参、银花露、紫草、方诸水、金汁、鲜菖蒲等味。（7）

**自注：** 此条乃痉厥中之最重者，上为胸闷，下挟热利，斑疹痉厥，阴阳告困。独清阳明之热，救阳明之液为急务者，恐胃液不存，其人自焚而死也。

**【释评】** 本条讨论湿热化燥，热邪充斥表里三焦气血的证治。

湿热之邪化火化燥，充斥表里气血三焦，闭阻心包，引动肝风，故见壮热烦渴，舌焦红或缩，斑疹，胸痞，自利，神昏痉厥等危重表现。治疗当清热解毒，凉血养阴，熄风开窍，以犀角、生地、玄参清营凉血，解毒救阴，银花露、紫草、金汁、方诸水清热解毒，羚羊角凉肝熄风，鲜菖蒲芳香开窍。方诸水，性甘寒无毒，功能清热解毒，生津止渴，除烦，明目定心。

从本证的临床表现来看，气分邪热较甚，故清泄阳明之法当配伍运用，上述药物中应加入石膏、知母等清气之品。若神昏较甚必须加用安宫牛黄丸、至宝丹、紫雪丹清心开窍。

**【原文】** 17. 湿热证，上下失血或汗血，毒邪深入营分，走窜欲泄。宜大剂犀角、生地、赤芍、丹皮、连翘、紫草、茜根、银花等味。（33）

**自注：** 热逼而上下失血、汗血，势极危而犹不即坏者，以毒从血出，生机在是。大进凉血解毒之剂，以救阴而泄邪，邪解而血自止矣。血止后，须进参、芪善后乃得。汗血即张氏所谓肌衄也。《内经》谓"热淫于内，治以咸寒"，方中当增入咸寒之味。

**【释评】** 本条讨论湿热化火，深入营血，迫血妄行的证治。

湿热化燥化火，内逼营血，损伤血络，迫血外溢而致上下失血或汗血。治当清热解毒，凉血散血。以犀角地黄汤清热解毒，凉血化瘀，银花、连翘、紫草清热解毒，茜草活血行瘀。薛生白提出方中当增入咸寒之味，是遵《内经》"热淫于内，治以咸寒"之旨，因出血过多必伤阴，咸能入肾，咸寒可清热养阴，如玄参、知母、阿胶之类。

对本证的治疗，薛氏强调"邪解而血自止"，即必须注重于祛除血分之热毒，凉血散血为主，血热得清，则出血自止。此为治疗热盛动血之证的要领。

**【原文】** 18. 湿热证，经水适来，壮热口渴，谵语神昏，胸腹痛，或舌无苔，脉滑数，邪陷营分。宜大剂犀角、紫草、茜根、贯众、连翘、鲜菖蒲、银花露等味。（32）

**自注：**热入血室，不独妇女，男子亦有之，不第凉血，并须解毒，然必重剂乃可奏功。

【释　评】本条讨论湿热化火，热邪深入血分的证治。

妇人月经适来，血室空虚，感受湿热，湿热化火，邪热陷入，热与血结，而成热入血室之证。临床表现为壮热口渴，谵语神昏，胸腹痛，或舌无苔，脉滑数。治以凉血解毒，活血化瘀，宁心安神，犀角、紫草、连翘、银花露、贯众凉血解毒，鲜菖蒲辟秽开窍，茜根活血散瘀。

热入血室一证，历代温病学家如吴又可、叶天士、吴鞠通、王孟英、何廉臣等多有论述，其病机有肝胆气机失调、血热、瘀热互结、气血两燔等不同，病机、治法亦不一，不可一概而论。

## 五、变证、类证

### （一）变证

【原　文】19. 湿热证，三四日即口噤，四肢牵引拘急，甚则角弓反张，此湿热侵入经络脉遂中。宜鲜地龙、秦艽、威灵仙、滑石、苍耳子、丝瓜藤、海风藤、酒炒黄连等味。（4）

**自注：**此条乃湿邪挟风者。风为木之气，风动则木张，乘入阳明之络则口噤，走窜太阴之经则拘挛，故药不独胜湿，重用熄风，一则风药能胜湿，一则风药能疏肝也。选用地龙、诸藤者，欲其宣通脉络耳。

或问仲景治痉原有桂枝加栝楼根及葛根汤两方，岂宜于古而不宜于今耶？今之痉者与厥相连，仲景不言及厥，岂《金匮》有遗文耶？余曰：非也。药因病用，病源既异，治法自殊。伤寒之痉自外来，证属太阳，治以散外邪为主；湿热之痉自内出，波及太阳，治以息内风为主。盖三焦与肝胆同司相火，中焦湿热不解，则热盛于里而少火悉成壮火，火动则风生而筋挛脉急，风煽则火炽而识乱神迷。身中之气随风火上炎而有升无降，常度尽失，由是而形若尸厥。正《内经》所谓"血之与气，并走于上，则为暴厥"者是也。外窜经脉则成痉，内侵膻中则为厥。痉厥并见，正气犹存一线，则气复反而生。胃津不克支持，则厥不回而死矣。所以痉与厥往往相连，伤寒之痉自外来者，安有是哉？

暑月痉证与霍乱同出一源，风自火生，火随风转，乘入阳明则呕，贼及太阴则泻，是名霍乱；窜入筋中则挛急，流入脉络则反张，是名痉。但痉证多厥，霍乱少厥。盖痉证风火闭郁，郁则邪势愈甚，不免逼乱神明，故多厥；霍乱风火外泄，泄则邪热外解。不至循经而走，故少厥。此痉与霍乱之分别也。然痉证邪滞三焦，三焦乃火化，风得火而愈煽，则逼入膻中而暴厥；霍乱邪走脾胃，脾胃乃湿化，邪由湿而停留，则淫及诸经而拘挛。火郁则厥，火窜则挛。又痉与厥之遗祸也，痉之挛结乃湿热生风，霍乱之转筋乃风来胜湿。痉则由经及脏而厥，霍乱则由脏及经而挛，总由湿热与风涌乱清浊、升降失常之故。夫湿多热少，则风入土中而霍乱，热多湿少，则风乘三焦而痉厥。厥而不返者死，胃液干枯，火邪盘踞也；转筋入腹者死，胃液内涸，风邪独劲也。然则胃中之津液所关顾不钜哉？厥证用辛，开泄胸中无形之邪也；干霍乱用探吐，泄胃中有形之滞也。然泄邪而胃液不上升者，热邪愈炽；探吐而胃液不四布者，风邪更张，终成死候，不可不知。

【释 评】 本条讨论湿热兼夹风邪侵袭经脉而致痉的证治。

湿热之邪挟风邪侵袭阳明、太阴经络可见口噤，四肢牵引拘急，甚则角弓反张。其病位在中焦脾胃，但非脾胃之脏腑，而是在脾胃之经络，属脾胃之表，且发生较早，全身未见明显的湿热化火化燥的表现。湿热病中出现痉证一般有两种情况：一为湿热化火而引动肝风，在筋脉挛急的同时多伴有神识迷乱之象，即所谓"痉厥并见"；二为湿热侵犯经络而致痉，临床仅表现为筋脉拘急，而无神识昏迷，且多见于湿热病的早期，本证即属后者。治疗当祛风化湿，清热通络。秦艽、威灵仙、苍耳子祛风胜湿，鲜地龙镇痉通络，丝瓜络、海风藤通络舒筋，滑石、黄连利湿清热。

夏月痉证与霍乱皆由"湿热与风淆乱，清浊升降失常"而发，即所谓"同出一源"。但霍乱多为湿多热少，邪走脾胃而见吐泻，淫及诸经而拘挛，是由脏及经而发痉，其吐泻可使风火外泄，不至循经而走，故霍乱少见厥证，治疗当泄胃中有形之滞；湿热之痉乃热多湿少，湿热生风，风火相煽，窜入筋中则挛急，风火内郁，逼入心包，扰乱神明则多见厥证，是由经及脏所致，治宜泄胸中无形之热邪。

本证为湿热之邪侵犯脉络而导致发痉，与热盛动风痉厥证的临床表现和病理有显著不同，因而治疗方法各异。本证的治疗重在祛除湿热，宣通脉络，凉肝熄风之品对本证并不适宜。

【原 文】 20. 湿热证，发痉，神昏笑妄，脉洪数有力，开泄不效者，湿热蕴结胸膈，宜仿凉膈散；若大便数日不通者，热邪闭结肠胃，宜仿承气微下之例（6）

**自注：**此条乃阳明实热，或上结或下结。清热泄邪，只能散络中流走之热，而不能除肠中蕴结之邪，故阳明之邪，仍假阳明为出路也。

【释 评】 本条讨论湿热化燥，热结于里而致发痉神昏的证治。

本证的发痉、神昏笑妄，形似热入心包、热盛动风之证，然究其病理实质，实为湿热化燥，邪热蕴结阳明气分所致，辨证的关键有两个方面，一为舌脉之象，一般而论热入心包、热盛动风的神昏痉厥，舌必红绛，脉多细数或弦数，而本证脉洪数有力，且无舌绛，说明其证不属邪入厥阴心肝之证；其二为"开泄不效"，是指用安宫牛黄丸、至宝丹等清心开窍之剂无效，亦说明本证病位不在心包、肝经。本证的病理本质为湿热化燥，热邪内结，其昏痉见症为邪热波及心神和肝经所致。本证的治疗当通下蕴结之邪热，釜底抽薪，即"阳明之邪仍假阳明为出路"，以苦寒攻下，通腑泄热为治疗大法。

【原 文】 21. 湿热证，发痉撮空，神昏笑妄，舌苔干黄起刺或转黑色，大便不通者，热邪闭结胃腑。宜用承气汤下之。（36）

**自注：**撮空一证，昔贤谓非大实即大虚，虚则神明涣散，将有脱绝之虞，实则神明被逼，故多撩乱之象。今舌苔黄刺干涩，大便闭而不通，其为热邪内结阳明，腑热显然矣。徒事清热泄邪，只能散络中流走之热，不能除胃中蕴结之邪，故假承气以通地道，然舌不干黄起刺者，不可投也。承气用硝、黄，所以逐阳明之燥火实热，原非湿邪内滞者所宜用。然胃中津液为热所耗，甚至撮空撩乱，舌苔干黄起刺，此时胃热极盛，胃津告竭，湿火转成燥火，故用承气以攻下，承气者所以承接未亡之阴气于一线也。湿温病至此，亦危矣哉。

【释评】　本条讨论湿热化燥，热结阳明，上乘心神，内动肝风的证治。

湿热化燥，传入肠腑，阳明实热内结，波及手足厥阴可致发痉撮空，神昏笑妄，大便不通，脉洪数有力或沉实有力，舌苔干黄起刺或转为黑色。本证形似邪入心包，热盛动风，而究其病机实系邪热蕴结阳明肠腑所致。治疗当通下蕴结之邪，釜底抽薪，以承气汤通泄肠腑热结。若邪热已深入手足厥阴，当须配合清心开窍，凉肝熄风之品，如安宫牛黄丸、紫雪丹、羚角钩藤汤等。

【原文】　22. 湿热证，口渴，苔黄起刺，脉弦缓，囊缩舌硬，谵语昏不知人，两手撮搦，津枯邪滞。宜鲜生地、芦根、生首乌、鲜稻根等味。若脉有力，大便不通，大黄亦可加入。（35）

**自注：**胃津劫夺，热邪内踞，非润下以泄邪，则不能达，故仿承气之例，以甘凉易苦寒，正恐胃气受伤，胃津不复也。

【释评】　本条讨论湿热化燥，热结阴伤，肝风内动的证治。

本证的谵语昏不知人为湿热化燥，阳明实热炽甚，肠腑邪热上扰心神的表现，非邪热内陷心包之象；大便不通，苔黄起刺，脉弦缓，为阳明腑实，热结内盛的表现；脉缓当为阳明热结的沉迟之脉，而非湿热内阻的濡缓之脉；口渴乃阴液损伤的征象；囊缩舌硬，两手撮搦为邪热炽盛，燔灼筋脉，肝风内动的表现。综合上述，本证为湿热化燥，传入阳明肠腑，腑热炽盛，损伤阴液，引动肝风。治疗当滋阴通下，药用鲜生地、芦根、生首乌、鲜稻根生津养液，大黄攻下热结。运用时可加入羚羊角、钩藤、桑叶、菊花、紫雪丹等凉肝泄热，熄风止痉之品。

【原文】　23. 湿热证，数日后，汗出热不除，或痉，忽头痛不止者，营液大亏，厥阴风火上升，宜羚羊角、蔓荆子、钩藤、玄参、生地、女贞子等味。（20）

**自注：**湿热伤营，肝风上逆，血不荣筋而痉，上升巅顶则头痛，热气已退，木气独张，故痉而不厥。投剂以熄风为标，养阴为本。

【释评】　本条讨论湿热化燥，损伤营阴，肝风内动的证治。

湿热化燥，营阴亏耗，肝风上逆，可见汗出热不除，或痉，忽头痛不止，其痉亦多为痉挛、拘急，较少肢体抽搐，或角弓反张，本证的病机既有邪热的熏蒸，更有阴液亏损，筋脉失养，即"血不荣筋而痉"。治疗当滋养阴液，熄风止痉，药用玄参、生地、女贞子滋阴，羚羊角、钩藤熄风止痉，蔓荆子疏散风热。

**【原文】** 24. 湿热证，发痉神昏，独足冷阴缩。下体外受客寒，仍宜从湿热治，只用辛温之品煎汤熏洗。（30）

**自注：** 阴缩为厥阴之外候，合之足冷，全似虚寒，乃谛观本证，无一属虚，始知寒客下体，一时营气不达，不但证非虚寒，并非上热下寒之可拟也，仍从湿热治之，又何疑耶？

**【释评】** 本条讨论湿热化燥，内陷手足厥阴，动风痉厥的证治。

湿热化火，内陷厥阴，引动肝风，蒙蔽心包可见发痉神昏，足冷，阴缩。治以清心开窍，凉肝熄风，可用紫雪丹、至宝丹、安宫牛黄丸开窍熄风。"仍从湿热治之"，实际上应是按湿热化燥化火，内陷厥阴证施治，即使用清心开窍、凉肝熄风之法，而不是仍从清热化湿论治。以辛温之品煎汤熏洗，仅是对足冷、阴缩而采用的治标之法。

**【原文】** 25. 湿热证。七八日，口不渴，声不出，与饮食亦不却，默默不语，神识昏迷，进辛香凉泄，芳香逐秽，俱不效。此邪入厥阴，主客浑受。宜仿吴又可三甲散，醉地鳖虫、醋炒鳖甲、土炒穿山甲、生僵蚕、柴胡、桃仁泥等味。（34）

**自注：** 暑热先伤阳分，然病久不解，必及于阴。阴阳两困，气钝血滞而暑湿不得外泄，遂深入厥阴，络脉凝瘀，使一阳不能萌动，生气有降无升，心主阻遏，灵气不通，所以神不清而昏迷默默也。破滞通瘀，斯络脉通而邪得解矣。

**【释评】** 本条讨论湿热病后期气血凝滞，灵机失运的证治。

湿热病后期络脉凝瘀，气血呆滞，灵机不运，可出现口不渴，声不出，与饮食亦不却，默默不语，神识昏迷的证候，且予辛开凉泄，芳香逐秽俱不效，知非热闭或痰蒙心包之证。本证所见的神志改变，乃由湿热先伤阳分，日久及阴分，即由气分入于营血，而到阴阳两困，气血凝滞，病邪无外泄之机，继而深入厥阴，致血络凝瘀。

治疗应主以活血通络、破滞散瘀，用吴又可三甲散去龟甲之滋，牡蛎之涩，而以地鳖虫破瘀通滞之品易之，用桃仁引其入血分，使血分之邪泄于下；鳖甲破积消瘀，用柴胡作引，使阴中之邪外达于表；山甲搜风通络，用僵蚕引其入络，使络中痰瘀之邪消散而解。

**【原文】** 26. 湿热证，四五日，口大渴，胸闷欲绝，干呕不止，脉细数，舌光如镜，胃液受劫，胆火上冲。宜西瓜汁、金汁、鲜生地汁、甘蔗汁、磨服郁金、木香、香附、乌药等味。（15）

**自注：** 此营阴素亏，木火素旺者。木乘阳明，耗其津液，幸无饮邪，故一清阳明之热，一散少阳之邪。不用煎者，取其气全耳。

**【释评】** 本条讨论湿热证湿热化燥，胃阴大伤，胃气上逆的证治。

湿热证湿热化燥，胃阴大伤，胆火上冲，胃气上逆，临床表现多为口大渴，舌光如镜，脉细数，胸闷欲绝，干呕不止。治疗当滋养胃津，疏理肝胆气机，药用西瓜汁、金汁、鲜生地汁、甘蔗汁滋养胃阴，郁金、木香、香附、乌药疏理肝胆气机。

【原文】27. 湿热证，呕吐清水或痰多，湿热内留，木火上逆。宜温胆汤加瓜蒌、碧玉散等味。（16）

**自注：** 此素有痰饮而阳明少阳同病，故一以涤饮，一以降逆。与上条呕同而治异，正当合参。

【释评】本条讨论湿热内留，木火上逆的证治。

湿热证痰热内阻，挟胆火上逆，常表现为呕吐清水、胸闷痰多等，治法为化痰降逆，清泄胆热，一以涤饮，一以降逆，药用温胆汤化痰涤饮，和胃降逆；瓜蒌清化痰热；碧玉散清利湿热而兼清肝胆。

【原文】28. 湿热证，呕恶不止，昼夜不瘥，欲死者，肺胃不和，胃热移肺，肺不受邪也，宜用川连三四分，苏叶二三分，两味煎汤，呷下即止。（17）

**自注：** 肺胃不和，最易致呕，盖胃热移肺，肺不受邪，还归于胃。必用川黄连以清湿热，苏叶以通肺胃。投之立愈者，以肺胃之气，非苏叶不能通也，分数轻者，以轻剂恰治上焦之病耳。

【释评】本条讨论湿热余邪在胃而致呕恶的证治。

"呕恶不止，昼夜不瘥，欲死"，形容呕吐的剧烈，并不代表病情的危重。其实此时只是湿热余邪在胃，病势比较轻浅。病机为湿热余邪留胃，胃失和降，胃气上逆。治法为清胃泄热，化湿利气，药用黄连清热燥湿，清降胃火；苏叶通降顺气。药仅二味配伍得当，且分量极轻，对于湿热阻胃引起胃气上逆，但病邪不重者，投之可获良效。

### （二）类　证

【原文】29. 湿热证，湿热伤气，四肢困倦，精神减少，身热气高，心烦溺黄，口渴自汗，脉虚者，东垣用清暑益气汤主治。（38）

**自注：** 同一热渴自汗而脉虚神倦，便是中气受伤，而非阳明郁热。清暑益气汤乃东垣所制，方中药味颇多，学者当于临证时斟酌去取可也。

【释义】本条讨论暑热耗伤津气的证治。

本证虽名为"湿热伤气"，而究其实质为暑热损伤津气所致，多见于暑温病暑热炽盛，津气损伤的病变。因暑热病邪极易消灼津气，津气损伤则见四肢困倦、精神不振、气促、口渴、自汗、脉虚。暑热炽盛则见身热、心烦、溺黄，治疗当补益津气，清暑泄热，方用清暑益气汤。李东垣清暑益气汤用参、芪补气，当归、麦冬、五味子养阴生津敛液，青陈二皮、神曲、甘草调气和中，升麻、葛根解肌热而使清气上行，二术、泽泻、黄柏燥湿利湿。其以补养气阴，健脾和中为主，清化湿热为辅，清暑泄热之味较少，有清暑之名而无清暑之实，所以薛生白提出"方中药味颇多，学者当于临证时斟酌去取可也"，临床应用时参王孟英清暑益气汤。

【原文】30. 暑月热伤元气，气短倦怠，口渴多汗，肺虚而咳者，宜人参、麦冬、五味子等味。（39）

**自注：**此即千金生脉散也，与第十八条同一肺病，而气粗与气短有分，则肺实与肺虚各异。实则泻而虚则补，一定之理也。然方名生脉，则热伤气之脉虚欲绝可知矣。

【释 评】 本条讨论暑热伤肺，津气大伤的证治。

本证的病理特点为暑热虽解，但津气大伤，肺脏受损，故见气短而咳、倦怠、口渴、多汗，若津气损伤严重，津气欲脱者常伴有身热骤降，脉散大无力，甚至脉虚欲绝。治疗当以生脉散益气生津，敛肺固脱。药用人参养肺益元气，麦冬滋养肺胃阴液，五味子敛津止汗。

【原 文】 31. 暑月乘凉饮冷，阳气为阴寒所遏，皮肤蒸热，凛凛畏寒，头痛头重，自汗烦渴，或腹痛吐泻者，宜香薷、厚朴、扁豆等味。（40）

**自注：**此由避暑而感受寒湿之邪，虽病于暑月而实非暑病。昔人不曰暑月伤寒湿而曰阴暑，以致后人淆惑，贻误匪轻，今特正之。其用香薷之辛温，以散阴邪而发越阳气，厚朴之苦温，除湿邪而通行滞气，扁豆甘淡，行水和中。倘无恶寒、头痛之表证，即无取香薷之辛香走窜矣。无腹痛、吐利之里证，亦无取厚朴、扁豆之疏滞和中矣。故热渴甚者，加黄连以清暑，名四味香薷饮；减去扁豆名黄连香薷饮；湿盛于里，腹膨泄泻者，去黄连加茯苓、甘草名五物香薷饮；若中虚气怯汗出多者，加人参、芪、白术、橘皮、木瓜，名十味香薷饮。然香薷之用，总为寒湿外袭而设，不可用以治不挟寒湿之暑热也。

【释 评】 本条讨论夏月寒湿的证治。

夏季暑热当令一般多暑热为患，但因天气炎热常有乘凉露宿或过食生冷而遭受寒湿侵袭者。邪郁肌表，阳气为阴寒所遏，常表现为皮肤蒸热，凛凛畏寒，头痛头重；寒湿内犯中焦脾胃，则见腹痛吐泻等。治疗当散寒透表，和中化湿，以香薷饮加减，药用香薷发汗解肌，宣化湿邪，扁豆祛暑渗湿和脾，厚朴和中理气燥湿。

【原 文】 32. 湿热证，身冷脉细，汗泄胸痞，口渴舌白，湿中少阴之阳，宜人参、白术、附子、茯苓、益智等味。（25）

**自注：**此条湿邪伤阳，理合扶阳逐湿。口渴为少阴证，乌得妄用寒凉耶？

【释 评】 本条讨论湿从寒化损伤阳气的证治。

在湿热证病变过程中由于病人素体阳气不足，或湿邪久留损伤阳气，或治疗中使用寒凉药物太过等，都可导致湿从寒化，寒湿内阻，损伤阳气。其身冷、胸痞、脉细、舌白为寒湿内阻，阳气不足的表现；口渴为寒湿内盛，阳气虚弱不能上布津液于口的表现；汗泄为阳气大伤而有外脱之势。治疗当温阳化湿，即薛生白提出的"扶阳除湿"，以人参、附子、益智补阳温肾，白术、茯苓健脾化湿。

【原 文】 33. 暑月病初起，但恶寒，面黄，口不渴，神倦四肢懒，脉沉弱，腹痛下利，湿困太阴之阳，宜仿缩脾饮，甚则大顺散、来复丹等法。（26）

**自注：**暑月为阳气外泄，阴气内耗之时，故热邪伤阴，阳明消烁，宜清宜凉。太阴告困，湿浊弥漫，宜温宜散。古法最详，医者鉴诸。

【释 评】 本条为寒湿困遏脾阳的证治。

夏月起病恶寒，倦怠，四肢懒，似为湿热初起郁伤卫表之证，但见面黄，口不渴，腹痛下利，脉沉弱，并无发热，渴不引饮，脉濡数等症，可知此非湿热为患，乃湿邪内盛，脾阳困伤之寒湿证。其辨证要点在于恶寒不热，脉沉弱和下利不渴。对此"太阴告困，湿浊弥漫"之证，薛氏提出"宜温宜散"，轻者用缩脾饮温脾化湿，方以砂仁、草果理脾逐湿，扁豆、甘草培土和中，葛根升胃气，乌梅制砂仁、草果之燥烈，适于湿重于寒而脾气虚者；病情重者用大顺散，方以干姜、肉桂温中散寒，杏仁、甘草利气调脾，适于寒重于湿而阳气虚者；或用来复丹温热助阳，苦温香燥，以去湿化浊，使阴寒湿浊得开而阳气来复。方以硫黄纯阳之性，伍硝石苦寒之味，有阴阳相济之妙。另有玄精石制硫黄之火性，青、陈二皮健胃理气，五灵脂引石性之药走肝胆之经，能治上盛下虚，心腹冷痛，大便泄泻等证。

【原 文】 34. 暑湿内袭，腹痛吐利，胸痞脉缓者，湿浊内阻太阴，宜缩脾饮（44）。

**自注：**此暑湿浊邪，伤太阴之气，以致土用不宣，太阴告困，故以芳香涤秽，辛燥化湿为剂也。

【释 评】 本条为湿困脾阳而致吐利的证治。

暑湿浊邪内袭，脾阳为湿所困，运化升降失调，则腹痛吐利，湿邪内阻，气机宣化不利故胸痞、脉缓。治宜温脾和中之缩脾饮。本条与上条病机、证治相仿，只是本条为湿重热微，上条为寒湿内侵，且因寒之微甚不同，分别拟有三个不同处方。本条针对湿重吐利之证，用缩脾饮在于温运脾阳，祛其所恶之湿，且葛根、乌梅一升一敛，升则振脾阳敷布之权，敛则缩脾阳缓纵之势。

【原 文】 35. 暑月饮冷过多，寒湿内留，水谷不分，上吐下泻，肢冷脉伏者，宜大顺散（45）。

**自注：**暑月过于贪凉，寒湿外袭者，有香薷饮；寒湿内侵者，有大顺散。夫吐泻肢冷脉伏，是脾胃之阳，为寒湿所蒙，不得升越，故宜温热之剂调脾胃，利气散寒。然广皮、茯苓似不可少，此即仲景治阴邪内侵之霍乱，而用理中汤之旨乎。

【释 评】 本条为寒湿内侵脾胃而致吐利的证治。

本证亦见吐利，但较上条寒湿为甚，以致阳气不能达于四肢，营气不能通达而并见四肢逆冷、脉沉伏。治疗以温脾祛寒化湿之大顺散投之。自注提出加入广皮、茯苓等理气渗湿之品，更为切证。临证恐仅大顺散力所不及，还可考虑加理中、四逆之类。

【原 文】 36. 腹痛下利，胸痞，烦躁，口渴，脉数大，按之豁然空者，宜冷香饮子。（46）

**自注：**此不特湿邪伤脾，抑且寒邪伤肾。烦躁热渴，极似阳邪为病，惟数大之脉按之豁然而空，知其躁渴等症，为虚阳外越，而非热邪内扰。故以此方冷服，俾下咽之后，冷气既消，热性乃发，庶药气与病气无扞格之虞也。

**【释评】** 本条讨论寒湿损伤脾肾阳气的证治。

寒湿伤阳，脾肾阳虚，虚阳外越，可见腹痛下利，胸痞，烦躁，口渴，脉数大，按之豁然空。治疗当温补脾肾，回阳散寒，方药用冷香饮子。本证为湿热病湿从寒化或感受寒湿之邪，损伤脾肾阳气，阳气大伤，虚阳外越所致，为真寒假热之证。其"烦躁，口渴，脉数大"，非实热证之象，而是虚阳外越之假热之象。其虽口渴，但必不欲饮或喜热饮；脉虽数大，但按之必豁然中空；虽烦躁，但无蒸蒸发热，气粗声重，舌红苔黄之症。同时必伴有小便清长，大便稀溏，舌苔白滑，舌质淡胖等阴寒之象。

**【原文】** 37. 湿热证，十余日后，左关弦数，腹时痛，时圊血，肛门热痛，血液内燥，热邪传入厥阴之证，宜仿白头翁法。（23）

**自注：** 热入厥阴而下利，即不圊血，亦当宗仲景治热利法。若竟逼入营阴，安得不用白头翁汤凉血而散邪乎？设热入阳明而下利，即不圊血，又宜师仲景下利谵语，用小承气汤之法矣。

**【释评】** 本条讨论湿热内迫肠道而下利的证治。

湿热郁滞肠道，损伤肠络，肠腑气机失调，传导失司可致便下脓血，肛门热痛，腹时痛，左关弦数，并可伴里急后重等症状。治疗以清化肠道湿热，凉血止痢为主，方用白头翁汤。其中白头翁清肠止利，善治热毒在肠之下利；秦皮苦寒而涩，能清湿热而止后重；黄连苦寒清热燥湿；黄柏泻下焦湿热。

薛氏在自注中提出热利有二种类型，一为热入厥阴，一为热入阳明。热入厥阴下利者多为湿热蕴结肠道，症见便下脓血，腹痛后重，治疗当用白头翁汤清肠止利；热入阳明而利者多为阳明腑实，燥屎内结，热结旁流，症见纯利稀水，腹部硬痛拒按，潮热谵语等，治疗可用承气汤通下热结。

**【原文】** 38. 湿热证，十余日后，尺脉数，下利或咽痛，口渴心烦，下泉不足，热邪直犯少阴之证，宜仿猪肤汤凉润法。（24）

**自注：** 同一下利有厥少之分，则药有寒凉之异。谓厥阴宜寒，少阴宜凉也。然少阴有便脓之候，不可不细审也。

**【释评】** 本条讨论湿热化燥，肾阴受伤，虚火上浮，阴液外泄的证治。

湿热病后期，湿热化燥，劫烁肾阴，水亏火浮，故见下利、尺脉数、咽痛、口渴、心烦等阴虚内热症象；热邪在下，阴津外泄故伴见下利。因属病变后期，邪热之势不甚，故咽痛而不剧烈，下利也不频繁。治法为滋养肾阴，兼制虚火，用《伤寒论》猪肤汤，猪肤一般认为即为猪皮，可滋肾养阴；白蜜甘寒润肺，清在上之虚火而润燥；白粉即米粉，可健脾和中止利。

**【原文】** 39. 湿热内滞太阴，郁久而为滞下，其证胸痞腹痛，下坠窘迫，脓血稠黏，里结后重，脉软数者，宜厚朴、黄芩、神曲、广皮、木香、槟榔、柴胡、煨葛根、银花炭、荆芥炭等味。（41）

**自注：** 古之所谓滞下，即今所谓痢疾也。由湿热之邪内伏太阴，阻遏气机，以致太阴失健运，少阳失疏达。热郁湿蒸，传导失其常度，蒸为败浊脓血，下注肛门，故后重。气壅不化，乃数至圊而不能便。伤气则下白，伤血则下赤，气血并伤，赤白兼下，湿热盛极，痢成五色。故用厚朴除湿而行滞气，槟榔下逆而破结气，黄芩清庚金之热，木香、神曲疏中气之滞，葛根升下陷之胃气，柴胡升土中之木气，热侵血分而便血，以银花、荆芥入营清热，若热盛于里，当用黄连以清热，大实而痛，宜增大黄以逐邪。昔张洁古制芍药汤以治血痢，方用归、芍、芩、连、大黄、木香、槟榔、甘草、桂心等味，而以芍药名汤者，盖谓下血必调藏血之脏，故用之为君，不特欲其土中泻木，抑亦赖以敛肝和阴也。然芍药味酸性敛，终非湿热内蕴者所宜服。倘遇痢久中虚，而宜用芍药、甘草之化土者，恐难任芩、连、大黄之苦寒，木香、槟榔之破气。若其下痢初作，湿热正盛者，白芍酸敛滞邪，断不可投。此虽昔人已试之成方，不敢引为后学之楷式也。

**【释评】** 本条讨论湿热痢疾的证治。

湿热之邪侵犯中焦，脾胃运化失常，升降失司，气机壅滞，可见胸痞腹痛、里急后重；湿热壅滞肠道，蒸腐肠道脂膜，损伤肠络，故见便下脓血稠黏；脉软数即为濡数之脉，为湿热内蕴之象。总之，本证为湿热积滞壅结肠道，伤及气血而致的痢疾。湿热痢疾的治疗大法为清肠止痢，化湿导滞，药用厚朴、木香、槟榔、陈皮理气行滞化湿，葛根、柴胡升举下陷之清阳之气，银花、连翘、荆芥炭清解肠道热毒，黄芩清热燥湿，神曲消食化滞。在药物加减方面，薛生白认为热盛于里者可加黄连，大实而痛者加大黄。

**【原文】** 40. 痢久伤阳，脉虚滑脱者，真人养脏汤加甘草、当归、白芍。（42）

**自注：** 脾阳虚者，当补而兼温。然方中用木香，必其腹痛未止，故兼疏滞气。用归芍，必其阴分亏残，故兼和营阴。但痢虽脾疾，久必传肾，以肾为胃关。司下焦而开窍于二阴也。况火为土母，欲温土中之阳，必补命门之火，若虚寒甚而滑脱者，当加附子以补阳，不得杂入阴药矣。

**【释评】** 本条讨论痢久损伤脾胃阳气的证治。

湿热痢久不愈，脾阳大伤，而中气下陷，其临床表现常见大便滑脱不禁，脉虚弱，并可伴有痢下白冻，腹痛喜按，形寒怕冷，舌淡苔白润滑等。治疗当温中补虚，涩肠固脱，以真人养脏汤加甘草、当归、白芍治之。若虚寒甚而滑脱明显者，为脾阳久虚致肾阳不足，其治疗"欲温土中之阳，必补命门之火"，可加入附子温补肾阳。

**【原文】** 41. 痢久伤阴，虚坐努责者，宜用熟地炭、炒当归、炒白芍、炙甘草、广皮之属。（43）

**自注：** 里结欲便，坐久而仍不得便者，谓之虚坐努责。凡里结属火居多，火性传送至速，郁于大肠，窘迫欲便，而便仍不舒。故痢疾门中，每用黄芩清火，甚者用大黄逐热。若痢久血虚，血不足则生热，亦急迫欲便，但久坐而不得便耳，此热由血虚所生，故治以补血为主。里结与后重不同，里结者急迫欲便，后重者肛门重坠。里结有虚实之分，实为火邪有余，虚为营阴不足，后重有虚实之异，实为邪实下壅，虚由气虚下陷。是以治里结者，有清热养阴之异，治后重者，有行气升补之殊。虚实之辨，不可不明。

【释 评】本条讨论痢久损伤阴液的证治。

湿热痢迁延日久，不仅可损伤阳气，更易耗伤阴液。痢久伤阴多表现为虚坐努责，急迫欲便但又不得解出，潮热、口干而渴、舌光红或剥、脉细数等。治疗当和营养阴，佐以和中理气，药用熟地炭滋阴补血，当归、白芍和血补血，广皮、甘草和中理气。熟地有滋腻润肠之效，其炭可收敛止血，但其也有腻滞碍邪，滋腻碍脾之弊，特别是在湿热之邪尚未尽解，或脾胃未醒之时。故方药中须配合理气行滞之品，如陈皮、枳壳、砂仁等，以防滋腻养阴之品恋邪碍胃。

### 六、瘥后调理

【原 文】42. 湿热证，数日后，脘中微闷，知饥不食，湿邪蒙绕三焦。宜藿香叶、薄荷叶、鲜荷叶、枇杷叶、佩兰叶、芦尖、冬瓜仁等味。（9）

**自注：**此湿热已解，余邪蒙蔽清阳，胃气不舒。宜用极轻清之品，以宣上焦阳气。若投味重之剂，是与病情不相涉矣。此条须与第三十一条参看。彼初起之实邪，故宜涌泄。

投此轻剂，不相合矣，又需与后条参看，治法有上中之分，临证审之。

【释 评】本条论述"余湿蒙绕三焦"的证治，注意与本教材湿温章"余湿留恋证"证治部分互参。

本条"数日后"，当理解为经过一段时间后，"知饥"说明湿热之势已衰，然仍"不食"，且脘中微闷，说明尚有余湿未解，脾气不舒，胃气未醒。自注所谓"湿热已解"乃指湿热程度轻微，非完全解除，故临床当有身热不甚或身热已退，苔薄腻等症。治宜轻清芳化，涤除余邪。薛氏用"五叶"轻清芬芳宣上焦阳气，上焦气机得畅则清阳四布；再配芦尖、冬瓜仁淡渗余湿，诸症得解。

本条虽云"蒙绕三焦"，但是以药测证，实则病偏上中二焦，故如用味厚重浊之剂则与本条病机不符，是所禁用。

【原 文】43. 湿热证，十余日，大势已退，惟口渴汗出，骨节痛，余邪留滞经络，宜元米汤泡于术，隔一宿，去术煎饮。（19）

**自注：**病后湿邪未尽，阴液先伤，故口渴身痛。此时救液则助湿，治湿则劫阴。宗仲景麻沸汤之法，取气不取味，走阳不走阴，佐以元米汤养阴逐湿，两擅其长。

【释 评】本条讨论湿热病后期余邪留滞经络的证治。

湿热病后期，大势已退，病趋恢复，患者热退神清，但仍有骨节痛，口渴，汗出等临床表现，此乃湿热损伤阴液，余湿留滞经络所致。治疗既要祛湿，又须养阴，但祛湿之品易于伤阴，养阴之味每易助湿，故薛生白提出"救液则助湿，治湿则劫阴"，故用元米汤泡于术治之，以于术化湿，元米养阴补脾。二药相配，有养阴而不碍湿，化湿而不伤阴之妙，用药方式上不采用煎剂，而是仿用仲景泻心汤以麻沸汤浸泡之法，其目的是为了取其气而不取其味，取香气以利于药力入经络而祛湿，避免燥性伤阴之弊，符合"轻可去实"之意。

【原　文】　44. 湿热证，按法治之，数日后，或吐下一时并至者，中气亏损。升降悖逆，宜生谷芽、莲心、扁豆、米仁、半夏、甘草、茯苓等味，甚者用理中法。（22）

自注：升降悖逆，法当和中，犹之霍乱之用六和汤也。若太阴惫甚，中气不支，非理中不可。

【释　评】　本条讨论湿热病后期中气亏损，升降悖逆的证治。

湿热病后期中气亏损，脾失升运，胃失和降，可出现吐下一时并至的表现，治疗当轻补中虚，降逆和胃，以莲心、扁豆、甘草健脾，生谷芽、半夏和胃降逆，米仁、茯苓利湿。本证虽为湿热已解，中气亏损，但用药不宜过于壅补，一则防其留滞病邪，一则避免壅塞气机，上述诸药补中兼运，较为适宜。理中汤功能温中散寒，吐泻之属中焦脾胃虚寒者方可使用。

【原　文】　45. 湿热证，按法治之，诸证皆退，惟目瞑则惊悸梦惕，余邪内留，胆气未舒，宜酒浸郁李仁、姜汁炒枣仁、猪胆皮等味。（27）

自注："滑可去着"，郁李仁性最滑脱，古人治惊后肝系滞而不下，始终目不瞑者，用之以下肝系而去滞。此证借用，良由湿热之邪留于胆中，胆为清虚之府，藏而不泻，是以病去而内留之邪不去，寐则阳气行于阴，胆热内扰，肝魂不安，用郁李仁以泄邪而以酒行之，酒气独归胆也。枣仁之酸，入肝安神，而以姜汁制，安神而又兼散邪也。

【释　评】　本条讨论湿热病后期胆热内扰，神魂不安的证治。

湿热证后期湿热余邪未净，留滞肝胆，上扰心神，可见目瞑则惊悸梦惕。治疗当清泄胆经余邪，安神定惊，药用酒浸郁李仁泄邪下行，用酒制者取"酒气独归胆"之意，引药至胆，以助肝胆之邪外泄；姜汁炒枣仁，以枣仁安神定惊，以姜汁制者，取其散邪之意；猪胆皮清泄肝胆余邪，并防姜、枣过于温散。

【原　文】　46. 湿热证，曾开泄下夺，恶候皆平，独神思不清，倦语不思食，溺数，唇齿干。胃气不输，肺气不布，元神大亏。宜人参、麦冬、石斛、木瓜、生甘草、生谷芽、鲜莲子等味。（28）

自注：开泄下夺，恶候皆平，正亦大伤。故见证多气虚之象。理合清补元气，若用腻滞阴药，去生便远。

【释　评】　本条讨论湿热病后期肺胃气阴两虚的证治。

本证曾有恶候，说明湿热化燥较甚，已伤津耗液，又经开泄、下夺，邪虽去而正已伤，形成气虚阴亏之证。表现神思不清、倦语，为元气大伤，气虚未复之象。不思饮食说明胃气虚弱，胃阴亦伤。溺数为肺阴不足，肺气不得通畅所致，唇齿干乃胃津不得上承。总由元神大亏，但以肺胃气阴两虚为主，治宜清补元气为大法。以人参益气生津；麦冬、石斛、木瓜、甘草酸甘化阴，滋养肺胃阴液；生谷芽、鲜莲子和中醒胃。此方被后世称为薛氏参麦汤，临床不仅用于热病愈后，对内科杂病的瘥后调养亦每见功效。

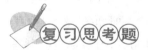

**复习思考题**

1. 试述薛生白学术思想及其对温病学的贡献。
2. 如何理解湿热病的辨证提纲？
3. 湿热证邪在上焦气分如何辨治？
4. 湿滞中焦阳明"舌体遍白"如何辨治？
5. 湿热病病后最易产生哪些证候表现？如何辨治？

（王科闯）

# 第十三章　吴鞠通《温病条辨》选

　　《温病条辨》的作者吴瑭，字配珩，号鞠通，江苏淮阴人，生卒年代约为公元1758—1836年（清代乾隆至道光年间）。吴氏主要著作有《温病条辨》、《吴鞠通医案》、《医医病书》等。其中尤以《温病条辨》著名于世，为温病学的一部重要专著，乃学习与研究温病学必读之书。

　　全书分为7卷。卷一至卷三分别为《上焦篇》、《中焦篇》、《下焦篇》，共265条，附方208首，为全书主体，另有原病篇、杂说、解产难、解儿难等4卷。该书以三焦为纲，按温热类与湿热类两类温病进行讨论，重点论述了风温、温热、温疫、温毒、冬温、暑温、伏暑、湿温、秋燥及寒湿、疟、痢、疸、痹等病证，将三焦辨证及卫气营血辨证融为一炉，进一步完善了温病学的辨证论治体系。写作体裁仿效张仲景《伤寒论》，逐条叙证，文字简要，便于记诵；又恐言简意赅读者难于理解，故于条文后自加注释，故名曰"条辨"。，使读者便于理解，并免后人妄注，曲解原意。书中理、法、方、药条分缕析，是一部在理论上和临床实践上都有重大指导意义的温病学著作，在中医学发展史上占有重要的地位。

　　本章节选《温病条辨》部分重要条文39条，以上、中、下三焦温病条文为主，对条文顺序作适当调整，按温热类温病与湿热类温病归类进行释评，条文后括号内所注为原属篇章及条文序码。

## 一、温病大纲

　　【原文】1. 温病者：有风温、有温热、有温疫、有温毒、有暑温、有湿温、有秋燥、有冬温、有温疟。（上焦篇1）

　　【释评】　本条为"诸温之大纲"。主要讨论了温病的范围以及九种温病的含义。吴氏认为"诸家论温，有顾此失彼之病"，即尽管有一些医家已经认识到伤寒与温病的治疗有所不同，有的医家还提出了一些治疗温病的大法，但总的来说仍未跳出《伤寒论》的圈子。据此，吴氏在王叔和《伤寒例》有关认识的基础上，根据病因和发病季节，将温病分为九种，即本条所述之九种温病，现行《温病学》教材对温病病种的划分，即以此九种温病为基础加以调整而确立。除九种温病外，吴氏还在《温病条辨》中论述了伏暑、疟、痢、疸、痹、寒湿等病证的证治。

　　【原文】2. 凡病温者，始于上焦，在手太阴。（上焦篇2）

　　【释评】　本条主要论述温病发病的部位及受邪途径，注意与本教材上篇发病"感邪途径"部分互参。

　　吴氏认为温病的病因是温邪，温邪侵犯人体一般是从口鼻而入，而鼻气通于肺，肺合皮毛，因而温病发病多始于肺卫，与伤寒由毛窍而入，始于足太阳，明显不同。但不同的温病起病部位不同，并不限于手太阴一途，如王孟英云"病起于下者有之……起于中者有之"，临证不可拘泥。

【原文】3. 太阴之为病，脉不缓不紧而动数，或两寸独大，尺肤热，头痛，微恶风寒，身热自汗，口渴，或不渴，而咳，午后热甚者，名曰温病。（上焦篇3）

【释评】本条讲述了温病初起邪在手太阴肺经的主症主脉，注意与本教材风温病中"邪袭肺卫证"证治部分互参。

脉不缓，则非太阳中风证；不浮紧，则非太阳伤寒证。温病初起，温邪犯肺，故见尺肤发热，头痛，微恶风寒，身热自汗，口渴，或不渴，而咳，发热午后较显，脉动数等太阴温病的临床表现及脉象特点，突出了温病的温热特性。

由于温病的种类很多，其初起表现也各有不同，故不能将上述太阴温病的临床表现及脉象特点作为所有温病初起的表现。

## 二、上焦篇

### （一）温热类温病

【原文】4. 白虎本为达热出表，若其人脉浮弦而细者，不可与也；脉沉者，不可与也；不渴者，不可与也；汗不出者，不可与也；常须识此，勿令误也。（上焦篇9）

【释评】本条论述白虎汤的四大禁忌证，注意与本教材温热类温病"邪热犯胃证"证治互参。

吴氏认为白虎汤为辛寒清气，达热出表之名方，是治疗热炽气分证的代表方，用时应详察脉证，否则"用之不当，祸不旋踵"。若脉浮为病在表，脉弦为病在少阳，脉细为阴虚，弦细并见，是阴虚血少不能柔养筋脉，此为阴虚之体，复感外邪所致；脉沉为热结肠腑或虚阳外越；不渴为津液未伤或湿热之证；汗不出为表有寒邪或津液大亏。凡此种种，均非白虎汤适应证，故均"不可与也"。吴氏此说，对白虎汤的临床应用确有重要指导意义，然临床不必完全拘泥于此，确系气分无形热盛者，也可用白虎汤加减治疗。

【原文】5. 太阴温病，血从上溢者，犀角地黄汤合银翘散主之。有中焦病者，以中焦法治之。若吐粉红血水者，死不治；血从上溢，脉七、八至以上，面反黑者，死不治；可用清络育阴法。（上焦篇11）

【释评】本条论述血从上溢的证治，注意与本教材温热类温病"热盛动血证"及暑温病"暑伤肺络"互参。

血从上溢是指血从头面各窍道而出。病在上焦，温邪入于血分，迫血伤络，肺络受伤，故以银翘散清泄肺热；病属血分，热迫血行，故用犀角地黄汤凉血散血。临床应用若表邪已尽，当去银翘散中的辛散药物。如果出现吐粉红色血水，或血从上溢，脉七八至以上，面反黑，则病情十分险恶。

吴氏在本条自注中提出温病五大死证："温病死状百端，大纲不越五条。在上焦有二：一曰肺之化源绝者死；二曰心神内闭，内闭外脱者死。在中焦亦有二：一曰阳明太实，土克水者死；二曰脾郁发黄，黄极则诸窍为闭，秽浊塞窍者死。在下焦则无非热邪深入，消烁津液，涸尽而死也。"这些病证对于温病的预后判断十分重要，且必须高度充分重视，积极抢救。

【原文】　6. 太阴温病，寸脉大，舌绛而干，法当渴，今反不渴者，热在营中也，清营汤去黄连主之。（上焦篇15）

【释评】　本条论述手太阴温病营分证治，注意与本教材温热类温病"热灼营阴证"证治互参。

温病始于上焦手太阴，今寸脉大，知上焦热重，也是手太阴温病应有之脉象。舌干燥色绛知邪已入营。温病最易伤津，故口渴是温病的主要症状之一，现病者口反不渴饮是邪已入营分，蒸腾营阴上升而滋润于口咽所致，故患者无明显的口渴症状，与卫分证之微渴、气分证之大渴显然有别，切不可以为口不渴饮，而疑为不是温病。

病在营分，治以清营泄热，方用清营汤。清营汤中配有黄连，吴氏自注特别提出，如营分证营阴耗伤较甚，用清营汤当去黄连。因黄连味苦入心，苦能化燥，且其性沉降，去黄连可以防止更伤心营之阴，即吴氏所谓"不欲其深入"。

【原文】　7. 太阴温病，不可发汗，发汗而汗不出者，必发斑疹，汗出过多者，必神昏谵语。发斑者，化斑汤主之。发疹者，银翘散去豆豉，加细生地、丹皮、大青叶、倍玄参主之。禁升麻、柴胡、当归、防风、羌活、白芷、葛根、三春柳。神昏谵语者，清宫汤主之，牛黄丸、紫雪丹、局方至宝丹亦主之。（上焦篇16）

【释评】　本条讨论太阴温病误治而形成斑、疹、神昏谵语等变证的证治，注意与本教材风温病辨证治疗原则中"治疗禁忌"部分互参。

温为阳邪，热变最速，极易灼伤伤液，因此必须时刻顾护其津液。太阴温病，误用辛温发汗，若素体阴液不足，无作汗之源，汗不得出，则邪热深逼营血而发斑疹。若其人卫气不足，腠理不固，汗出不止，必然损伤心阴、心阳，温邪乘虚内陷心包，而见神昏谵语。

对误汗后所造成的上述变证，吴氏提出：发斑者用化斑汤清热凉血，解毒化斑；发疹者用银翘散去豆豉，加细生地、丹皮、大青叶、倍玄参予以宣肺达邪，凉营透疹；神昏谵语者可用清宫汤或用牛黄丸、紫雪丹、局方至宝丹等予以清营养阴，开窍醒神。

【原文】　8. 邪入心包，舌蹇肢厥，牛黄丸主之，紫雪丹亦主之。（上焦篇17）

【释评】　本条主要阐述了邪入心包的证治，注意与本教材温热类温病"热陷心包证"证治互参。

吴氏认为"阴阳极造其偏，皆能致厥"，此之手足厥冷，其性质有寒热之分，凡阴（寒）极或阳（热）极，均可以导致肢厥，寒厥多见于伤寒，热厥多见于温病，但值得注意的是伤寒中也有邪热内郁而致热厥者，温病中也不乏阳气外脱而致寒厥者，临证时应予详细区别。

关于温病热厥，吴氏主张将其分为三类：上焦病见热厥以邪在心包络居多，当以芳香开窍为法。而中焦热厥则多因热结阳明，上冲心包，当急下存阴。下焦热厥，多阴虚风动，当育阴潜阳，可用复脉存阴或三甲潜阳等。本条所言即是上焦病之热厥，温热之邪侵入心包，而见神昏谵语，舌謇肢厥，其治疗用牛黄丸、紫雪丹清心化痰开窍。

【原　文】9. 手太阴暑温，或已经发汗，或未发汗，而汗不止，烦渴而喘，脉洪大有力者，白虎汤主之；脉洪大而芤者，白虎加人参汤主之；身重者，湿也，白虎加苍术汤主之；汗多脉散大，喘喝欲脱者，生脉散主之。（上焦篇26）

【释　评】 本条论述暑温病阳明热盛证及其变证的治疗，注意与本教材中篇暑温病"阳明热盛证"证治互参。

证见高热，汗出，烦渴而喘，脉洪大，为阳明热盛，方用白虎汤大清气热；如兼见脉芤则是津气两伤，予白虎加人参汤清热生津益气；兼有身重者多挟有湿邪，可于白虎汤中加入苍术兼以燥湿；若兼有脉散大，是津气欲脱危象，宜急用生脉散以益气敛津固脱。

【原　文】10. 小儿暑温，身热卒然痉厥，名曰暑痫，清营汤主之，亦可少与紫雪丹。（上焦篇33）

【释　评】 本条论述小儿暑痫的证治，注意与本教材暑温病"暑热动风证"证治互参。

吴氏认为"小儿之阴，更虚于大人"，暑邪酷烈，致病性强，故小儿患暑温之病，旋即过卫而入营，营血受火邪逼迫，热极生风，症见身热卒然痉厥，此种突然的发痉神昏，亦名"急惊"。此时万不可用辛温发散之品，否则易出现危重症；宜用清营汤清营养阴，使营热得泄，营阴充长，阳气得到调和，则自然汗出热退而痉厥即可自止。紫雪丹能清心凉营开窍熄风，故也可酌用。

【原　文】11. 大人暑痫，亦同上法，热初入营，肝风内动，手足瘛瘲，可于清营汤中，加钩藤、丹皮、羚羊角。（上焦篇34）

【释　评】 本条论述成人暑痫的证治，注意与本教材暑温病"暑热动风证"证治互参。

成人患暑温，热入营分，邪热炽盛，引动肝风，治以清营养阴，平肝熄风，药用清营汤中加钩藤、丹皮、羚羊角。本条的内容与上条相似，可与上条内容互参。

【原　文】12. 燥伤肺胃阴分，或热或咳者，沙参麦冬汤主之。（上焦篇56）

【释　评】 本条论述温燥病气分证后期肺胃阴伤证治，注意与本教材秋燥病"肺胃阴伤证"证治互参。

秋燥病经治后燥热病邪渐退，而肺胃阴津未复，阴虚则发热；燥热耗伤肺津，肺燥气逆则干咳少痰。方用沙参麦冬汤以甘寒之品清热养阴生津。沙参麦冬汤为热性病肺胃阴伤证的代表方，不仅可用于秋燥，也可用于各种温病后期出现的肺胃阴伤证。

【原　文】　13. 燥气化火，清窍不利者，翘荷汤主之。（上焦篇57）

【释　评】　本条论述燥气化火上犯清窍的证治，注意与本教材秋燥病"燥干清窍证"证治互参。

清窍亦谓上窍，指眼、耳、口、鼻诸窍，为清阳之气所出，与下窍相对而言。燥气在上而化火，火邪逼迫气血上涌于清窍，导致气血充斥，壅塞不通，而见耳鸣、目赤、牙肿、咽痛等清窍不利之症，故用翘荷汤宣透上焦郁火，火去则诸症随之而消。

（二）湿热类温病

【原　文】　14. 伏暑、暑温、湿温，证本一源。前后互参，不可偏执。（上焦篇42）

【释　评】　本条强调伏暑、暑温、湿温三者的辨治规律可前后互参。

吴氏认为伏暑、暑温、湿温在病变初起虽然有湿重与热重的区别，但它们都属于湿热类温病的范畴，临床上各类证候可以在这三个不同的病种中交互出现，所以它们的辨证与治疗规律有共同之处，可以前后相互参照，不必拘执一端。提示将温病分为温热类温病与湿热类温病的重要性。

【原　文】　15. 头痛恶寒，身重疼痛，舌白不渴，脉弦细而濡，面色淡黄，胸闷不饥，午后身热，状若阴虚，病难速已，名曰湿温，汗之则神昏耳聋，甚则目瞑不欲言，下之则洞泄，润之则病深不解，长夏深秋冬日同法，三仁汤主之。（上焦篇43）

【释　评】　本条论述湿温初起证治及治禁，注意与本教材湿温病初起"邪遏卫气"证治及治疗禁忌互参。

湿温初起，病偏上焦，卫气同病，症见头痛恶寒，身重疼痛，面色淡黄，胸闷不饥，午后身热，舌白不渴，脉弦细而濡等。治用三仁汤芳香宣气化湿，轻开肺气。因肺主一身之气，肺气得开，气机得宣，则湿邪可化，三仁汤用杏仁取轻开上焦肺气之功。正如吴鞠通所说："惟以三仁汤轻开上焦肺气，盖肺主一身之气，气化则湿亦化也。湿气弥漫，本无形质，以重浊滋味之药治之，愈治愈坏。"有医家认为此方淡渗有余，芳化不足，应用时当加入藿香、佩兰、青蒿、豆卷等芳化透表之药，具体应用时可根据病情进行加减。

湿温病初起治疗有三大禁忌。一则禁汗：若见恶寒头痛，身重疼痛，误认为伤寒而用辛温发汗之药，鼓动湿邪上蒙清窍，可致神昏、耳聋、目闭等症。二则禁下：若见胸闷不饥等湿热阻滞脾胃之症，误以为胃肠积滞而妄用苦寒攻下，损伤脾阳，则洞泄不止。三则禁润：若见脉弦细，午后身热等而误认为阴虚，妄用滋腻阴柔之药，势必使湿邪锢结难解，病情加重而难以治愈。

### 三、中焦篇

#### （一）温热类温病

【原 文】 16.面目俱赤，语声重浊，呼吸俱粗，大便闭，小便涩，舌苔老黄，甚则黑有芒刺，但恶热，不恶寒，日晡益甚者，传至中焦，阳明温病也。脉浮洪躁甚者，白虎汤主之；脉沉数有力，甚则脉体反小而实者，大承气汤主之。暑温、湿温、温疟，不在此例。（中焦篇1）

【释 评】 本条为阳明温病提纲，主要讨论了阳明温病的临床表现及其产生机制，以及阳明经证、腑证的证治、区别，注意与本教材温热类温病"邪热犯胃证"及"热结肠腑证"证治互参。

阳明温病的形成：温邪上受，首先犯肺，如肺卫之邪不解，则其发展趋势大致有两种情况：一是逆传心包，即所谓"肺病逆传，则为心包"；二是顺传于胃，即所谓"上焦病不治，则传中焦"。故中焦阳明病证的形成，多由上焦肺经之邪传变而来，其病位在胃和大肠。

阳明温病的共同表现是：面目俱赤，语声重浊，呼吸俱粗，大便闭，小便涩，舌苔老黄，甚则黑有芒刺，但恶热不恶寒，日晡益甚。其中又有经证和腑证的不同，吴氏认为其区别可从舌、脉来区分："承气非可轻尝之品，故云舌苔老黄，甚则黑有芒刺……方可用之"，"或用白虎，或用承气者，证同而脉异也。浮洪躁甚，邪气近表，脉浮者不可下……若沉小有力，病纯在里，则非下夺不可矣"。然临床区别经、腑证，尚需注意腹诊和大便状况，如腹软无压痛，大便不秘者，多属经证，如腹部胀满疼痛，便秘或热结旁流，则属腑证。

阳明温病的治疗原则，吴氏在自注中提出："凡逐邪者，随其所在，就近而逐之。"阳明经证法当辛寒清热，透邪外出，方用白虎汤。阳明腑证则当苦寒攻下，用承气汤治疗。临床上对承气汤的应用应谨慎。当然，也未必需《伤寒论》中所说的痞满燥实坚全具方可运用，但须确属阳明腑实证方可用之。

【原 文】 17.阳明温病，无上焦证，数日不大便，当下之，若其人阴素虚，不可行承气者，增液汤主之。服增液汤已，周十二时观之，若大便不下者，合调胃承气汤微和之。（中焦篇11）

【释 评】 本条主要论述热结阴亏的证治，注意与本教材温热类温病"热结肠腑证"类证治疗互参。

温病上焦肺卫证已消失，数日不大便者，属阳明温病。吴氏认为阳明温病腑证的病因不外"热结与液干"两大因素，若属于阳明实热内结的实证，应使用承气汤攻下为主；如病人素体阴液亏虚者，尽管大便不通，则不可滥投承气，可作增水行舟之计，方用增液汤"寓泻于补，以补药之体，作泻药之用，既可攻实，又可防虚"。药后一昼夜，如大便仍然不通，说明尚有热结存在，可用调胃承气汤轻下，以使胃气调和而大便通畅。

【原　文】　18. 阳明温病，下后汗出，当复其阴，益胃汤主之。（中焦篇12）

【释　评】　本条讨论阳明温病下后汗出伤阴的证治，注意与本教材温热类温病后期"余热未净，肺胃阴伤证"证治互参。

温热病本易耗伤阴液，使用攻下法后而见汗出，大量汗出必然加重人体阴液的损伤，故提出应注意补益阴液。而补阴主要是指补益胃阴，因为人体的十二经脉之气都来源于胃，胃阴恢复，则胃气和降，患者能正常饮食，十二经脉的阴液也就可以恢复正常。对于本方的应用范围，并不一定只限于下后汗出之证，对于温病后期胃阴耗伤者，都可酌情使用。

【原　文】　19. 阳明温病，下之不通，其证有五：应下失下，正虚不能运药，不运药者死，新加黄龙汤主之。喘促不宁，痰涎壅滞，右寸实大，肺气不降者，宣白承气汤主之。左尺牢坚，小便赤痛，时烦渴甚，导赤承气汤主之。邪闭心包，神昏舌短，内窍不通，饮不解渴者，牛黄承气汤主之。津液不足，无水舟停者，间服增液，再不下者，增液承气汤主之。（中焦篇17）

【释　评】　本条讨论阳明温病腑实兼证的证治，注意与本教材温热类温病"热结肠腑证"证治互参。

吴氏认为阳明温病，下之不通，为腑实有兼证，单纯用攻下法并不对证，故无效，具体如下。

一曰邪正合治法：由于腑实应下失下，邪气留连，正虚不能运药。法当扶正逐邪，邪正合治。方用新加黄龙汤，方中以增液承气滋阴攻下，海参补液，人参补气，姜汁宣通气分，当归宣通血分，甘草调和诸药，共奏补益气阴，攻下腑实之效。

二曰脏腑合治法：用于痰热阻肺，腑有热结者。此时当一面宣肺气之痹，一面逐肠胃之结。方用宣白承气汤，以杏仁、瓜蒌皮宣肺，石膏清肺热，大黄逐热结。

三曰二肠同治法：用于阳明腑实，小肠热盛证。此时治法，一以通大便之秘，一以泻小肠之热，选用导赤承气汤，方中大黄、芒硝攻大肠腑实，黄连、黄柏泻小肠之热，生地、赤芍滋膀胱之液。故属大小肠合治之法。

四曰两少阴合治法：用于热入心包，阳明腑实。此时徒攻阳明无益，须同时开少阴心窍方可。方选牛黄承气汤，一以牛黄丸清心开窍，一以大黄攻下泄热，以急消肾液亡失之虞。

五曰一腑中气血合治法：由于阴液亏耗，大便不通，无水舟停，治当增水行舟，方用增液汤，以滋阴通便。服二剂后大便仍不下者，乃因邪入阳明，阴液损伤太重，可用养阴荡结的增液承气汤，此为一腑中气血合治法也。

【原　文】　20. 阳明温病，干呕口苦而渴，尚未可下者，黄连黄芩汤主之。不渴而舌滑者属湿温。（中焦篇19）

【释 评】 本条论述阳明温病干呕证治。

本证干呕，乃为在邪热之中夹杂有秽浊，影响脾胃的升清降浊功能而导致。故用黄连、黄芩苦寒降泄除其热，用郁金、豆豉芳香微辛畅其机。不渴而苔滑者，属湿温，按湿温病治疗。

【原 文】 21. 阳明温病，舌黄燥，肉色绛，不渴者，邪在血分，清营汤主之。若滑者，不可与也，当于湿温中求之。（中焦篇20）

【释 评】 本条讨论温病邪入营血分的临床特征及其治疗。

温病邪入营血分的主要临床特征为舌干绛，口反不渴。临床当注意温病口不渴还可见于湿邪内阻之证，吴氏认为可从舌苔来鉴别，凡有湿邪而口不渴者，舌苔必滑腻而不燥，其治法当从湿温中求；如确系热入营分，营阴受伤者可用清营汤清营养阴，透热转气。

【原 文】 22. 斑疹，用升提，则衄，或厥，或呛咳，或昏痉，用壅补则瞀乱。（中焦篇23）

【释 评】 本条讨论温病斑疹的治疗禁忌。

吴氏认为斑疹病位在血分，只宜轻宣凉解，不可妄投升提或腻补之品。假如误用了柴胡、升麻等性味辛温的药物，使少阳之气直升于上，邪热挟血上逆，从清窍而出，而成衄血；且过分升举，必然导致下元亏竭，下元亏竭则阳气不能外布，肢体清冷不温；肺居上焦，为脏腑华盖，热毒之气上升必然熏灼于肺，肺气失肃则咳嗽呛急；心处上焦胸腔之中，如果受到升提火热之气的摧残，神明失司，而见神昏痉厥。各种疮疡、痛痒病证都属于心的病变，如果对斑疹误用滋补壅滞的药物，使邪无出路，热邪不能外出，必然通过经络而内犯于心，心火亢盛，神明失司，自然出现神志昏乱的症状。但若温病发斑疹时，如正气大虚而出现斑疹内陷之逆证，临床上出现体温骤降，斑疹突然隐没等见症，当用补气以托斑疹之法。此则不属禁忌之法。

【原 文】 23. 斑疹阳明证悉具，外出不快，内壅特甚者，调胃承气汤微和之，得通则已，不可令大泄，大泄则内陷。（中焦篇24）

【释 评】 本条论述温病斑疹兼见阳明腑实证的治法。

吴氏认为温病发生斑疹而具有阳明证者，使用攻下法与一般的攻下有所不同。斑疹的治疗固然禁忌用升提之法，亦恐攻下过峻而发生内陷之变。故本条强调用调胃承气汤微微攻下，避免了大承气汤中用温燥的枳实、厚朴助热伤气耗阴的不足，方中芒硝可以入阴分而软坚，甘草可解毒、缓中，全方攻下的作用较平和，使腑气得通，邪热得以外泄，而不会造成大泻使病邪内陷的后果。

【原 文】 24. 阳明温病，无汗，实证未剧，不可下，小便不利者，甘苦合化，冬地三黄汤主之。（中焦篇29）

【释 评】 本条讨论阳明温病热结阴亏而致小便不利的证治。

大凡小便不利，其原因有三：或膀胱气化失司；或上游小肠热结而不能分清泌浊；或邪热上灼于肺，肺失宣肃，不能化水。吴氏认为在温热病中出现小便不利，多是上游小肠热结或肺气不化所致，少有膀胱气化失司造成的。小肠属于火腑，所以用黄连、黄芩、黄柏苦寒通泄火腑，其中黄芩入肺，合以麦冬、苇根汁、生地等，清肺而滋上源，冀源流俱畅，则小便自利，而内热自去。

【原文】25. 温病小便不利者，淡渗不可与也，忌五苓、八正辈。（中焦篇30）

【释评】本条主要讨论温病伤阴而小便不利的治疗禁忌。

吴氏在本条自注提出温病伤阴而小便不利者，为"淡渗之禁也。热病有余于火，不足于水，惟以滋水泻火为急务，岂可再以淡渗动阳而燥津乎"。因此，温病见小便不利，其原因最常见的是热盛耗伤阴液而致，治疗上应当养阴清热，以资化源，而如五苓散、八正散等淡渗之剂，皆在所禁，不可更耗液伤阴。

【原文】26. 温病燥热，欲解燥者，先滋其干，不可纯用苦寒也，服之反燥甚。（中焦篇31）

【释评】本条主要讨论温病禁用苦寒药的问题。

温病热盛阴伤者，用苦寒之药，有化燥伤阴之弊，故不可纯用苦寒之品。但如在温病过程中，邪热炽盛，化火化燥，苦寒清热并非不可投用，只是在使用苦寒之品时，应注意热盛阴伤的病机特点，配合甘寒生津之品，"甘苦合化"，以取清热养阴之效而无苦寒伤阴之弊。

（二）湿热类温病

【原文】27. 暑温蔓延三焦，舌滑微黄，邪在气分者，三石汤主之；邪气久留，舌绛苔少，热搏血分者，加味清宫汤主之；神识不清，热闭内窍者，先与紫雪丹，再与清宫汤。（中焦篇41）

【释评】本条讨论暑湿弥漫三焦及其变证的证治，注意与本教材暑湿病"暑湿弥漫三焦证"证治互参。

吴氏认为暑湿"蔓延三焦，则邪不在一经一脏矣"，临床见症多端。如邪在气分，当清暑利湿，宣通三焦，用三石汤，方中滑石、生石膏、寒水石为紫雪丹中之主药，能清热退暑利窍，兼清肺胃之热。肺主一身之气，肺气得宣，则暑湿之邪可化，病随之愈。如邪气久留而见暑热内迫心营者，可用加味清宫汤清心凉营兼以芳香化浊辟秽。若邪热内陷心包而见神昏者此时宜急进紫雪丹清心化痰开窍。后再进清宫汤清心凉营以断其后患。

【原文】28. 三焦湿郁，升降失司，脘连腹胀，大便不爽，一加减正气散主之。（中焦篇58）

【释评】本条论述湿热中阻脾胃的证治。

"升降失司"指湿邪中阻影响了脾胃的升降功能。所谓"三焦湿郁"，字面之意似指上、中、下三焦皆被湿郁，但从主症"脘连腹胀，大便不爽"来看，病变中心实偏中焦，乃湿热中阻所致。治以分消中焦湿热，升脾降胃，化浊理气，方取一加减正气散，吴氏在自注方论中指出："正气散本苦辛温兼甘法，今加减之，乃苦辛微寒法也。去原方之紫苏、白芷，无须发表也。去甘、桔，此证以中焦为扼要，不必提上焦也。只以藿香化浊，厚朴、广皮、茯苓、大腹泻湿满，加杏仁利肺与大肠之气，神曲、麦芽升降脾胃之气，茵陈宣湿郁而动生发之气，藿香但用梗，取其走中不走外也。茯苓但用皮，以诸皮皆凉，泻湿热独胜也。"

【原文】29. 脉缓身痛，舌淡黄而滑，渴不多饮，或竟不渴，汗出热解，继而复热。内不能运水谷之湿，外复感时令之湿，发表攻里，两不可施，误认伤寒，必转坏证。徒清热则湿不退，徒祛湿则热愈炽，黄芩滑石汤主之。（中焦篇63）

【释评】 本条讨论湿热蕴阻中焦气分证治及治禁，注意与本教材湿温病治疗原则部分互参。

本条对湿热证的临床表现论述更为完整，主要为湿热蕴阻中焦气分证候。认为其病机是"内不能运水谷之湿，外复感时令之湿"，治疗原则是化湿清热并用，且临床上当注意"湿热两伤，不可偏治"，不可用一般的发表攻里之法，也不可徒清热或徒祛湿。

本证选用黄芩滑石汤治疗。方中既有祛湿之品，又有清热之药，但清热之力稍弱，主要适用于湿重于热者，若湿已化火，邪热较重者，则予以加减或另选他方。

四、下焦篇

【原文】30. 风温、温热、温疫、温毒、冬温，邪在阳明久羁，或已下，或未下，身热面赤，口干舌燥，甚则齿黑唇裂，脉沉实者，仍可下之；脉虚大，手足心热甚于手足背者，加减复脉汤主之。（下焦篇1）

【释评】 本条论述温病后期真阴耗伤证治，注意与本教材温热类温病后期"真阴耗竭证"证治互参。

阳明邪热炽盛，留连过久，伤及下焦真阴，可出现两种变证：一是脉沉实，并见身热面赤，口干舌燥，甚则齿黑唇裂者，仍属阳明腑实，仍用攻下之法。二是脉虚大，手足心热甚于手足背，邪热少而虚热多，则属肾阴大伤，当用加减复脉汤以滋养肾阴。

加减复脉汤是在《伤寒论》炙甘草汤的基础上进行加减，即炙甘草汤去人参、桂枝、生姜、大枣，加白芍而成。因炙甘草汤方中参、桂、姜、枣等补阳益气，而温病真阴亏耗，虚热内生，当禁温补，故去之。加白芍与生地、麦冬等甘寒之品酸甘化阴，以增滋阴之力，阴复以利热退。吴氏将此方作为下焦温病肾阴亏耗的主方。

【原文】31. 少阴温病，真阴欲竭，壮火复炽，心中烦，不得卧者，黄连阿胶汤主之。（下焦篇11）

【释评】 本条讨论少阴温病阴虚火炽，心肾不交的证治，注意与本教材温热类温病后期"阴虚火炽证"证治互参。

少阴温病，肾水欲竭，不能纳阳，心受阳亢之扰，不得下交于肾，形成上下不交，水火不济之局，故而心烦不得卧，证属正虚邪盛，不可用治邪少虚多之加减复脉汤，以免滋腻恋邪，病深不解。当用泻南补北法，以清心火，滋肾水，交通心肾，方用黄连阿胶汤。本方可使水火互济，阳入于阴。方中以芩、连泻邪火而坚阴，芍、胶滋其阴液，用鸡子黄滋养中焦，补心入肾，上通心气，下补肾液，令其上达于心，起到水火互济的作用，则卧得安也。

【原文】 32. 夜热早凉，热退无汗，热自阴来者，青蒿鳖甲汤主之。（下焦篇12）

【释评】 本条论述温病后期，邪入阴分证治，注意与本教材温热类温病后期"邪留阴分证"证治互参。

本证多发生在温病后期，人体阴液已亏，余邪留伏阴分而见夜热早凉、热退无汗，临床多伴有能食形瘦，舌红苔少，脉沉细数等表现。治当滋阴透络，方选青蒿鳖甲汤。吴氏认为此方有"先入后出之妙，青蒿不能直入阴分，有鳖甲领之入也；鳖甲不能独出阳分，有青蒿领之出也"，方中青蒿芳香透络，与鳖甲相伍可入阴分搜邪，鳖甲滋阴，合青蒿可使阴分之邪易于外透而解。选方用药，匠心独具。

《温病条辨》卷二中焦篇第83条所用青蒿鳖甲汤，方名一样，药物组成及主治不同，其治少阳疟疾而偏热者，方中无生地而有桑叶、天花粉，可互参。

【原文】 33. 热邪深入下焦，脉沉数，舌干齿黑，手指但觉蠕动，急防痉厥，二甲复脉汤主之。（下焦篇13）

【释评】 本条讨论温病后期痉厥将作的证治，注意与本教材温热类温病后期"虚风内动证"证治互参。

温病后期，邪入下焦，耗伤肾阴，如兼见手指微微抽动，脉沉数，舌质干绛枯萎等，具真阴亏损，虚风内动的倾向，即将发生痉厥。此时宜育阴潜阳，方选二甲复脉汤，以防止痉厥的发生。本方治防一体，防寓于治，亦可治已成之痉厥。

【原文】 34. 下焦温病，热深厥甚，脉细促，心中憺憺大动，甚则心中痛者，三甲复脉汤主之。（下焦篇14）

【释评】 本条论述虚风内动证治，注意与本教材温热类温病后期"虚风内动证"证治互参。

本证由上条证发展而来。上条仅见手指微动，痉厥先兆，本条则是痉厥已作。痉厥已作亦可用二甲复脉汤，然本证甚者有心中痛之症，是心阴大亏不能滋养心脏而致，龟板不仅能滋补肝肾，潜阳镇摄，还能补血养心，镇心安神，非牡蛎、鳖甲所能及。故本条治法以二甲复脉汤之滋阴潜阳加上龟板合为三甲复脉汤，以息内动之虚风。

【原文】 35. 热邪久羁，吸烁真阴，或因误表，或因亡攻，神倦瘛疭，脉气虚弱，舌绛苔少，时时欲脱者，大定风珠主之。（下焦篇16）

【释评】 本条讨论少阴温病阴竭风动欲脱的证治，注意与本教材温热类温病后期"虚风内动证"证治互参。

热邪久羁不退，真阴本已耗伤，又误用汗下之药，劫夺肝肾真阴，而致虚风内动，时时欲脱，病情危重。此时邪气已去八九，真阴仅存一二，故所用之方是在三甲复脉汤的基础上增加了五味子、鸡子黄，血肉有情，复阴恋阳。本方滋阴熄风，为治纯虚无邪，虚风内动，风动欲脱的救急之方。

【原文】36. 壮火尚盛者，不得用定风珠、复脉。邪少虚多者，不得用黄连阿胶汤。阴虚欲痉者，不得用青蒿鳖甲汤。（下焦篇17）

【释评】本条主要论述下焦温病各种治疗方剂的使用禁忌。

治疗下焦温病的主要方剂，如大小定风珠、加减复脉汤、黄连阿胶汤、青蒿鳖甲汤等，虽然都有滋阴退热的功效，但它们的具体作用并不完全相同，临床运用时应注意根据病情分别选用：大、小定风珠为填补真阴，收敛阳气之剂，适用于邪少虚多之证；加减复脉汤为养阴退热之剂，适用于阴虚余热未清之证；黄连阿胶汤功能泻火育阴，主治阴虚兼邪热炽盛者；青蒿鳖甲汤有入络搜邪兼养阴液之效，对于阴虚不甚而热在厥阴者用之为当。临证宜详审细察，不得随意择用。

【原文】37. 痉厥神昏，舌短，烦躁，手少阴证未罢者，先与牛黄紫雪辈，开窍搜邪；再与复脉汤存阴，三甲潜阳，临证细参，勿致倒乱。（下焦篇18）

【释评】本条论述手、足厥阴温病与手少阴温病的证治。

痉厥神昏，舌短烦躁，有手、足二经之分，在手少阴，当先清邪，然后养阴；若在下焦足厥阴，当以存阴为先。在手少阴时，因邪尚有余，应先应用牛黄丸、紫雪丹之类开窍搜邪，再用复脉养阴，加三甲潜阳。如邪未能清投以存阴则为误，有关门揖盗之弊，轻者邪热难除，重则贻误生命。故"临证细推，勿致倒乱"，当要引以为训。

【原文】38. 暑邪深入少阴消渴者，连梅汤主之，入厥阴麻痹者，连梅汤主之；心热烦躁神迷甚者；先与紫雪丹，再与连梅汤。（下焦篇36）

【释评】本条论述暑温病后期暑伤心肾的证治。

暑温病后期，暑邪久羁损伤肝肾之阴，暑热未解而成虚中夹实之证。暑邪入心，助长手少阴心火，消耗足少阴肾水而导致心火旺，肾阴虚之心肾不交的症状。故方用连梅汤泻南补北，交通心肾。

若肾水大亏，不能涵养肝木，肝阴不足，筋脉失养出现肢体麻痹者，仍可用连梅汤，以黄连泻心火，乌梅味酸入肝而养筋，阿胶增液，麦冬、生地生津以滋养肝木，肝得所养，则骨正筋柔，机关通利而前证除矣。

若暑热炽盛，内陷厥阴心包而见神昏者，可因证施方，先用紫雪丹开窍醒神，后再用连梅清心滋肾，灵活运用，方能药中病机。如直用连梅汤不免有关门留寇之弊，加重已成之厥，贻误生命。

五、治病法论

【原文】39. 治外感如将（兵贵神速，机圆法活，去邪务尽，善后务细，盖早平一日，则人少受一日害）；治内伤如相（坐镇从容，神机默运，无功可言，无德可见，而人登寿域）；治上焦如羽（非轻不举）；治中焦如衡（非平不安）；治下焦如权（非重不沉）。（卷四杂说）

【释　评】　本条就外感与内伤以及三焦分证提出一套治疗法则。吴氏认为治疗外感疾病如同将军用兵一样，贵在神速，机动灵活。治疗中祛邪务尽，善后调理也当周全。总之邪气早去一天，人就可以少受一日之害。而治疗内伤杂病与外感病有所不同，因内伤杂病起病缓，恢复亦缓，治疗中不可急于求成，而是如同宰相治理国家一样，从容镇定，调理脏腑气血，逐渐恢复人体健康。

关于三焦分证的治疗法则，吴氏用"羽"、"衡"、"权"三字作了形象化的说明。邪在上焦，法取轻清，以透邪外出；邪在中焦，治法虽多，但总的不外祛邪外出，调整脏腑升降功能的平衡；邪在下焦，肝肾真阴大伤，又常可致虚风内动，故治疗必须以味厚滋填或介石重镇的药物填补肝肾之阴或镇肝熄风。本条文字虽然简洁，却为三焦分证提供了重要的理论依据。

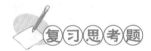 复习思考题

1. 如何理解太阴温病不可发汗？

2. 如何理解白虎汤的四大禁忌证？

3. 湿温初起治疗三禁是什么？如何理解？

4. "阳明温病，下之不通，其证有五"是指哪五证？其证治方药是什么？

5. 湿热蕴阻中焦为什么"徒清热则湿不退，徒祛湿则热愈炽"？此时应如何治疗？

6. 如何理解吴鞠通"治上焦如羽（非轻不举）；治中焦如衡（非平不安）；治下焦如权（非重不沉）"的三焦治疗用药原则？

（王科闯）

# 方剂索引

（注：以下所录方剂之药物、剂量、炮制法、煎服法等，主要根据原出处所载，仅供参考）

## 二　画

**七鲜育阴汤**（《重订通俗伤寒论》

鲜生地五钱　鲜石斛四钱　鲜茅根五钱　鲜稻穗二支　鲜梨汁　鲜蔗汁各两瓢（冲）　鲜枇杷叶去毛（炒香）三钱

## 三　画

**三仁汤**（《温病条辨》）

杏仁五钱　滑石六钱　白通草二钱　白蔻仁二钱　竹叶二钱　厚朴二钱　生薏苡仁六钱半夏五钱

甘澜水八碗，煮取三碗，每服一碗，日三服。

**三石汤**（《温病条辨》）

飞滑石三钱　生石膏五钱　寒水石三钱　杏仁三钱　竹叶一钱（炒）　银花三钱（露更妙）　金汁一酒杯（冲）　白通草二钱

水五杯，煮成二杯，分二次温服。

**三甲复脉汤**（《温病条辨》）

炙甘草六钱　生地黄六钱　生白芍六钱　麦冬五钱（不去心）　阿胶三钱　麻仁三钱　生牡蛎五钱　生鳖甲八钱　生龟板一两

水八杯，煮取八分三杯，分三次服。

**三甲散**（《温疫论》）

鳖甲、龟甲均用酥炙黄，研粉各一钱，如无酥，用醋炙代替　穿山甲土炒黄研粉五分蝉蜕洗净炙干五分　僵蚕用白硬的，切断生用五分　牡蛎煅为粉五分，咽喉干燥者斟酌用　虫三个，干的切碎，鲜的捣烂，加酒少许滤液和入汤药一起服，渣加入诸药同煎　白芍药酒炒七分　当归五分　甘草三分水二杯，煎到十分之八，滤去渣温服。

三黄二香散（《温病条辨》）

黄连一两　黄柏一两　生大黄一两　乳香五钱　没药五钱

研极细末，初用细茶汁调敷，干则易之，继用香油调敷

大柴胡汤（《伤寒论》）

柴胡半斤　黄芩三两　芍药三两　半夏半斤　生姜五两　枳实四枚　大枣十二枚

以上七味，以水一斗二升，煮取六升，去滓再煎，温服一升，日三服。一方，加大黄二两；若不加，恐不为大柴胡汤。

大定风珠（《温病条辨》）

生白芍六钱　阿胶三钱　生龟板四钱　生地黄六钱　麻仁二钱　五味子二钱　生牡蛎四钱　麦冬六钱（连心）　炙甘草四钱　鸡子黄（生用）二枚　生鳖甲四钱

水八杯，煮取三杯，去滓，再入鸡子黄搅令相得，分三次服。喘加人参；自汗者，加龙骨、人参、小麦；悸者，加茯神、人参、小麦。

千金苇茎汤（《备急千金要方》）

苇茎二升（以水二斗煮取五升，去滓取汁）　薏苡仁　冬瓜仁各半升　桃仁三十枚

为粗末，入苇汁中，煮取二升分二次服。

小定风珠（《温病条辨》）

鸡子黄（生用）一枚　阿胶二钱　生龟板六钱　童便一杯　淡菜三钱

水五杯，先煮龟板、淡菜得二杯，去滓，入阿胶，上火烊化，内鸡子黄，搅令相得，再冲童便，顿服之。

小柴胡汤（《伤寒论》）

柴胡半斤　黄芩三两　人参三两　半夏半升（洗）　甘草（炙）　生姜三两（切）　大枣十二枚（擘）

上七味以水一斗二升，煮取六升，去滓，再煎取三升，温服一升，日三服。

卫分宣湿饮（《暑病证治要略》）

香薷一钱　全青蒿钱半　滑石四钱　浙茯苓三钱　通草一钱　苦杏仁钱半　淡竹叶三十片　鲜冬瓜皮一两　鲜荷叶一角

四　画

王氏连朴饮（《霍乱论》）

川黄连一钱（姜汁炒）　制厚朴二钱　石菖蒲一钱　制半夏一钱（醋炒）　淡豆豉三钱　炒山栀三钱

王氏清暑益气汤（《温热经纬》）

西洋参　石斛　麦冬　黄连　竹叶　荷梗　知母　甘草　粳米　西瓜翠衣

五仁橘皮汤（《通俗伤寒论》）

甜杏仁三钱（研细）　松子仁三钱　郁李仁四钱（杵）　桃仁二钱（杵）　柏子仁二钱（杵）　橘皮一钱半（蜜炙）

**五加减正气散**（《温病条辨》）

藿香梗二钱　广皮一钱五分　茯苓块三钱　厚朴二钱　大腹皮一钱五分　谷芽一钱　苍术二钱

水五杯，煮取二杯，日再服。

**五汁饮**（《温病条辨》）

梨汁　荸荠汁　鲜苇根汁　麦冬汁　藕汁（或用蔗浆）

临时斟酌多少，和匀凉服。不甚喜凉者，重汤炖温服。

**不换金正气散**（《太平惠民和剂局方》）

厚朴（去粗皮，姜汁制）　藿香　甘草　半夏（煮）　苍术（米泔浸）　陈皮（去白）

各等份为粗末，每服三钱，加生姜三片、大枣二枚，水煎，食前服。

**牛黄承气汤**（《温病条辨》）

即用安宫牛黄丸二丸，化开，调生大黄末三钱。先服一半，不知再服。

**化斑汤**（《温病条辨》）

生石膏一两（捣细）　知母四钱　生甘草三钱　玄参三钱　犀角二钱　白粳米一合

水八杯，煮取三杯，日三服。滓再煮一盅，夜一服。

# 五　画

**右归丸**（《景岳全书》）

熟地八两　炒山药　枸杞子（微炒）　鹿角胶（炒珠）　制菟丝子　杜仲（姜汁炒）各四两　山茱萸（微炒）　当归（便溏勿用）各三两　肉桂二至四两　制附子二至六两

为细末，先将熟地蒸烂杵膏，加炼蜜为丸，弹子大，每服二至三丸，白汤送下。

**玉女煎去牛膝、熟地加细生地、玄参方**（《温病条辨》）

生石膏一两　知母四钱　玄参四钱　细生地六钱　麦冬六钱

水八杯，煮取二杯，分二次服，渣再煮一盅服。

**玉钥匙**《三因极一病证方论》

焰硝一两半　硼砂半两　脑子（冰片）一字　白僵蚕一分

上为末，研匀，以竹管吹半钱许入喉中。

**甘露消毒丹**（《温热经纬》）

滑石十五两　茵陈十一两　黄芩十两　石菖蒲六两　川贝母　木通各五两　藿香　射干　连翘　薄荷　蔻仁各四两

各药晒燥，生研极细，见火则药性变热。每服三钱，开水调服，日二次。或以神曲糊丸，如弹子大，开水化服亦可。

**四逆汤**（《伤寒论》）

炙甘草二两　干姜一两半（体壮者三两）　生附子一枚（体壮者大附子一枚）

水煎，分二次服。

**四加减正气散**（《温病条辨》）

藿香梗三钱　厚朴二钱　茯苓三钱　广陈皮一钱五分　草果一钱　楂肉五钱（炒）　神曲二钱

水五杯，煮取二杯，滓再煮一杯，三次服。

**生脉散**（《温病条辨》）

人参三钱　麦冬二钱（不去心）　五味子一钱

水三杯，煮取八分二杯，分二次服，渣再煎服，脉不敛，再作服，以脉敛为度。

**白虎加苍术汤**（《类证活人书》）

石膏一斤　知母六两　甘草（炙）二两　粳米三两　苍术三两

**白虎汤**（《温病条辨》）

石膏一两（碎）　知母五钱　生甘草三钱　白粳米一合

水八杯，煮取三杯，分温三服。病退减后服，不知再服。

**白虎加人参汤**（《温病条辨》）

生石膏一两（研）　知母五钱　甘草三钱　白粳米一合　人参三钱

水八杯，煮取三杯，分温三服。病退减后服，不知再作服。

**白虎加桂枝汤**（又名桂枝白虎汤）（《金匮要略》）

知母六两　炙甘草二两　生石膏一斤　粳米二合　桂枝（去皮）三两

为粗末，每服五钱，水煎温服，汗出愈。

**冬地三黄汤**（《温热经纬》）

麦冬八钱　黄连一钱　苇根汁半酒杯（冲）　玄参四钱　黄柏一钱　银花露半酒杯（冲）细生地四钱　黄芩一钱　生甘草三钱

水八杯，煮取三杯，分三次服，以小便得利为度。

**加减复脉汤**（《温病条辨》）

炙甘草六钱　生地黄六钱　生白芍六钱　麦冬五钱（不去心）　阿胶三钱　麻仁三钱

水八杯，煮取八分三杯，分三次服。剧者加甘草至一两，地黄、白芍各八钱，麦冬七钱，日三服，夜一服。

# 六　画

**至宝丹**（《温病条辨》）

犀角（镑）一两　朱砂（飞）一两　琥珀（研）一两　玳瑁（镑）一两　牛黄五钱　麝香五钱

以安息香重汤炖化，和诸药为丸一百丸，蜡护。

**达原饮**（《温疫论》）

槟榔二钱　厚朴　知母　芍药　黄芩各一钱　草果　甘草各五分

用水二盅，煎八分，午后温服。

**行军散**（《重订霍乱论》）

牛黄　麝香　珍珠　冰片　硼砂各一钱　雄黄（飞净）八钱　火硝三分　金箔二十片

为细末，每服三至五分，凉开水调下。

**竹叶石膏汤**（《伤寒论》）

竹叶两把　石膏一斤　半夏半斤（洗）　麦冬一升（去心）　人参二两　甘草二两（炙）　粳米半斤

上七味，以水一斗，煮取六升，去滓，内粳米煮米熟汤成，去米，温服一升，日三服。

**安宫牛黄丸**（引《温病条辨》）

牛黄一两　郁金一两　犀角一两　黄连一两　朱砂一两　冰片二钱五分　麝香二钱五分真珠五钱　山栀一两　雄黄一两　黄芩一两

上为极细末，炼老蜜为丸，每丸一钱，金箔为衣，蜡护。脉虚者人参汤下，脉实者，银花、薄荷汤下，每服一丸。大人病重体实者，日再服，甚者三服，小儿服半丸，不知再服半丸。

**导赤清心汤**（《通俗伤寒论》）

鲜生地六钱　朱茯神二钱　细木通五分　麦冬一钱（辰砂染）　丹皮二钱　益元散三钱（包煎）　淡竹叶钱半　莲子心三十支（冲）　辰砂染灯心二十支　莹白童便一杯（冲）

**导赤承气汤**（《温病条辨》）

赤芍三钱　细生地五钱　生大黄三钱　黄连二钱　黄柏二钱　芒硝一钱

水五杯煮取二杯，先服一杯，不下再服。

# 七　画

**苏合香丸**（《和剂局方》）

白术　青木香　犀角　香附　朱砂　诃黎勒　檀香　安息香　沉香　麝香　丁香　荜茇二两　龙脑　苏合香油　熏陆香各一两

**杏苏散**（《温热经纬》）

杏仁　苏叶　半夏　橘皮　前胡　甘草　苦桔梗　枳壳　茯苓　生姜　大枣

**东垣清暑益气汤**（《脾胃论》）

黄芪　制苍术　升麻各一钱　人参　泽泻　炒神曲　橘皮　白术各五分　麦冬　当归身炙甘草各三分　青皮二分半　黄柏（酒洗）二分　葛根二分　五味子九枚

为粗末，水煎，食远服。

**连梅汤**（《温病条辨》）

黄连二钱　乌梅三钱　麦冬三钱（连心）　生地三钱　阿胶二钱

水五杯，煮取二杯，分二次服。脉虚大而芤者加人参。

**余氏清心凉膈散**（《温热经纬》）

连翘三钱　黄芩（酒炒）三钱　山栀三钱　薄荷一钱　石膏六钱　桔梗一钱　甘草一钱
竹叶七片

**沙参麦冬汤**（《温病条辨》）

沙参三钱　玉竹二钱　生甘草一钱　冬桑叶一钱五分　麦冬三钱　生扁豆一钱五分　天花
粉一钱五分

水五杯，煮取二杯，日再服。

**补中益气汤**（《脾胃论》）

黄芪五钱　党参四钱　白术四钱　炙甘草钱半　当归三钱　陈皮一钱　升麻一钱　柴胡一钱

**阿胶黄芩汤**（《通俗伤寒论》）

陈阿胶　青子芩各三钱　甜杏仁　生桑皮各二钱　生白芍一钱　生甘草八分　鲜车前草
甘蔗梢各五钱

先用生糯米一两，开水泡取汁出，代水煎药。

# 八　画

**青蒿鳖甲汤**（《温病条辨》）

青蒿二钱　鳖甲五钱　细生地四钱　知母二钱　丹皮三钱

水五杯，煮取二杯，日再服。

**附子理中丸**（《阎氏小儿方论》）

人参（去芦）　干姜（炮）　甘草（炙）　白术（锉）各一两　黑附子二枚（炮、去皮
脐、锉）

为细末，炼蜜和，一两作十丸。每服一丸，水一盏，化开，煎七分，稍热服，食前。

# 九　画

**茯苓皮汤**（《温病条辨》）

茯苓皮五钱　生薏苡仁五钱　猪苓三钱　大腹皮三钱　白通草三钱　淡竹叶二钱

水八杯，煮取三杯，分三次服。

**栀子豉汤**（《伤寒论》）

栀子十四个（擘）　香豉（绵裹）四合

上二味，以水四升，先煮栀子，得二升半，纳豉，煮取一升半，去滓，分为二服，温进一
服，得吐者，止后服。

**枳实导滞汤**（《通俗伤寒论》）

枳实二钱　生大黄钱半（酒洗）　山楂三钱　槟榔钱半　川厚朴钱半　川黄连六分　六曲三
钱　连翘钱半　紫草三钱　木通八分　甘草五分

**真武汤**（《伤寒论》）

茯苓　芍药　生姜各三两（切）　白术二两　附子一枚（炮，去皮，破八片）

上五味，以水八升，煮取三升，去渣，温服七合，日三服。

**独参汤**（《十药神书》）

人参二两去芦

每服水二盏，枣五枚煎一盏，细呷之。

**宣白承气汤**（《温病条辨》）

生石膏五钱　生大黄三钱　杏仁粉二钱　瓜蒌皮一钱五分

水五杯，煮取二杯，先服一杯，不知再服。

**宣清导浊汤**（《温病条辨》）

猪苓五钱　茯苓五钱　寒水石六钱　晚蚕砂四钱　皂荚子（去皮）三钱

水五杯，煮成两杯，分二次服，以大便通快为度。

**神犀丹**（《温热经纬》）

犀角尖（磨汁）　石菖蒲　黄芩各六两　粪清　连翘各十两　生地（冷水净透绞汁）　银花各一斤（如有鲜者捣汁用尤良）　板蓝根九两（无则以飞净青黛代之）　豆豉八两　玄参七两　天花粉　紫草各四两

各生晒研细（忌用火炒），以犀角、地黄汁、粪清和捣为丸（切勿加蜜，如难丸，可将香豉煮烂）每重三钱。凉开水化服，日二次，小儿减半。如无粪清，可加入人中黄四两研入。

# 十　画

**珠黄散**（《和剂局方》）

珍珠（豆腐制）三钱　牛黄一钱

研为极细末，无声为度，密贮勿泄气

**桃仁承气汤**（《温病条辨》）

大黄五钱　芒硝二钱　桃仁三钱　芍药三钱　丹皮三钱　当归三钱

水八杯，煮取三杯，先服一杯。得下，止后服。不知，再服。

**桂苓甘露饮**（《刘河间医学六书》）

茯苓一两　甘草二两　白术（炙）半两　泽泻一两　肉桂（去皮）二两　石膏二两　寒水石二两　滑石四两　猪苓半两

为末，每服三钱，温汤调，新汲水亦得，生姜汤尤良。小儿每服一钱，用法如上。

**蚕矢汤**（《重订霍乱论》）

蚕砂五钱　薏苡仁　大豆黄卷各四钱　木瓜　姜黄连各三钱　制半夏　黄芩（酒炒）　通草各一钱　焦山栀一钱半　吴茱萸三分

地浆水或阴阳水煎，徐服。

**益胃汤**（《温病条辨》）

沙参三钱　麦冬五钱　冰糖一钱　细生地五钱　玉竹（炒香）一钱五分

水五杯，煮取二杯，分二次服，渣再煮一杯服。

**凉营清气汤**（《丁甘仁医案》）

犀角尖五分（磨冲）　鲜石斛八钱　黑山栀二钱　丹皮二钱　鲜生地八钱　薄荷叶八分　川雅连五分　京赤芍二钱　京玄参三钱　生石膏八钱　生甘草八分　连翘壳三钱　鲜竹叶三十张　茅芦根各一两（去心节）　金汁一两

水煎服。

**凉膈散**（《局方》）

大黄（酒浸）二两　芒硝一两　甘草六钱　山栀（炒焦）八钱　薄荷七钱　黄芩（酒炒）一两　连翘一两

研为末，每服四五钱至一两，加竹叶十五片，清水煎，去滓，温服。日三夜二，得下热退为度。

**调胃承气汤**（《伤寒论》）

甘草（炙）二两　芒硝半斤　大黄四两（去皮，清酒洗）

上三味，以水三升，煮二物至一升，去滓，纳芒硝，更上微火煮一二沸，温顿服之，以调胃气。

**通圣消毒散**（《证治准绳》）

防风　川芎　白芷　银花　连翘　牛蒡子　焦山栀　滑石各四钱　芒硝　酒炒生大黄　苦桔梗　生甘草各二钱　犀角一钱　大青叶　薄荷各一钱　鲜葱白三根　淡香豉四钱

**通脉四逆汤**（《伤寒论》）

炙甘草二两　生附子（大者，去皮，破八片）一枚　干姜三至四两

上三味，以水三升，煮取一升二合，去滓，分温再服，其脉即出者愈。

**桑杏汤**（《温病条辨》）

桑叶一钱　杏仁一钱五分　沙参二钱　象贝一钱　豆豉一钱　栀皮一钱五分　梨皮一钱

水二杯，煮取一杯，顿服之，重者再作服。

**桑菊饮**（《温病条辨》）

杏仁二钱　连翘一钱五分　薄荷八分　桑叶二钱五分　菊花一钱　苦桔梗二钱　生甘草八分　苇根二钱

水二杯，煮取一杯，日二服。

# 十一画

**黄土汤**（《金匮要略》）

甘草　干地黄　白术　附子（炮）　阿胶　黄芩各三两　灶中黄土半斤

水煎，分二次服。

**黄芩汤加豆豉玄参方**（《温热逢源》）

黄芩三钱　芍药三钱　甘草（炙）一钱　大枣（擘）三枚　淡豆豉四钱　玄参三钱

水五杯，煮取八分，三杯。温服一杯，日再服，夜一服。

**黄连阿胶汤**（《温病条辨》）

黄连四钱　黄芩一钱　阿胶三钱　白芍一钱　鸡子黄二枚

水八杯，先煮三物，取三杯，去渣，纳胶烊尽，再纳鸡子黄搅令相得，日三服。

**黄连香薷饮**（《类证活人书》）

香薷一两半　扁豆　厚朴各二两　黄连二两

**黄连解毒汤**（《外台秘要》）

黄连三两　黄柏　黄芩各二两　山栀十四枚

水煎，分二次服。

**菖蒲郁金汤**（《温病全书》）

鲜石菖蒲三钱　广郁金一钱　炒山栀三钱　青连翘二钱　灯心二钱　鲜竹叶三钱　丹皮二钱　淡竹沥五钱（冲）　细木通钱半　玉枢丹五分（冲服）

**紫雪丹**（《温病条辨》）

滑石一斤　石膏一斤　寒水石一斤　磁石水煮二斤

捣煎，去渣，入后药：

羚羊角五两　木香五两　犀角五两　沉香五两　丁香一两　升麻一斤　玄参一斤　炙甘草半斤

以上八味，并捣锉，入煎药汁中煎，去渣，入后药：

朴硝　硝石各二斤

提净，入煎药汁中，微火煎，不住手将柳木搅，候汁欲凝，再加入后二味：

辰砂（研细）三两　麝香（研细）一两二钱

入煎药拌匀。合成退火气，冷水调服一二钱。

**银翘散**（《温病条辨》）

连翘一两　银花一两　苦桔梗六钱　薄荷六钱　竹叶四钱　生甘草五钱　荆芥穗四钱　淡豆豉五钱　牛蒡子六钱

上杵为散，每服六钱，鲜苇根汤煎，香气大出，即取服。勿过煎，肺药取轻清，过煎则味厚而入中焦矣。病重者，约二时一服，日三服，夜一服。轻者三时一服，日二服，夜一服。病不解者作再服。

**银翘散加杏仁、滑石、苡仁、通草方**　（《温病条辨》）

即银翘散内去牛蒡子、玄参，加杏仁六钱、飞滑石一两，小便短加薏苡仁八钱，白通草四钱。

**银翘散去豆豉加细生地、丹皮、大青叶、玄参方**（《温病条辨》）

连翘一两　银花一两　苦桔梗六钱　薄荷六钱　竹叶四钱　生甘草五钱　荆芥穗四钱　细生地四钱　大青叶三钱　丹皮三钱　玄参一两

**银翘散加生地、丹皮、赤芍、麦冬方**（《温病条辨》）

即银翘散内加生地六钱　丹皮四钱　赤芍四钱　麦冬六钱

**麻杏石甘汤**（《温病条辨》）

麻黄三钱（去节）　杏仁三钱（去皮尖，碾细）　甘草二钱（炙）　石膏三钱（碾）

水八杯，先煮麻黄，减二杯，去沫，纳诸药煮取三杯，先服一杯，以喉亮方度。

**清咽养营汤**（《疫喉浅论》）

西洋参三钱　生地三钱　抱木茯神三钱　麦冬三钱　白芍二钱　嘉定花粉四钱　天冬二钱　拣玄参四钱　肥知母三钱　炙甘草一钱

水煎，兑蔗浆一盅服。水四盅，煎六分，兑蔗浆一盅温服。余毒仍感者加乌犀角。

**清咽栀豉汤**（《疫喉浅论》）

生山栀三钱　香豆豉三钱　香银花三钱　苏薄荷一钱　牛蒡子三钱　粉甘草一钱　蝉蜕八分　白僵蚕二钱　乌犀角八分（磨汁）　连翘壳三钱　苦桔梗一钱五分　马勃一钱五分　芦根一两　灯心二十支　竹叶一钱

水二盅，煎八分服。

**清络饮**（《温病条辨》）

鲜荷叶边二钱　鲜银花二钱　西瓜翠衣二钱　鲜扁豆花一枝　丝瓜皮二钱　鲜竹叶心二钱

水二杯，煮取一杯，日二服。

**清宫汤**（《温病条辨》）

玄参心三钱　莲子心五分　竹叶卷心二钱　连翘心二钱　犀角尖二钱（磨冲）　连心麦冬三钱

**清营汤**（《温病条辨》）

犀角三钱　生地五钱　玄参三钱　竹叶心一钱　麦冬三钱　丹参二钱　黄连一钱五分　银花三钱　连翘二钱（连心用）

水八杯，煮取三杯，日三服。

**清瘟败毒饮**（《疫疹一得》）

生石膏大剂六至八两，中剂二至四两，小剂八钱至一两二钱　生地黄大剂六钱至一两，中剂三至五钱，小剂二至四钱　犀角大剂六至八钱，中剂三至五钱，小剂一至一钱半（磨冲）　真川黄连大剂四钱至六钱，中剂二钱至四钱，小剂一至一钱半　山栀　桔梗　黄芩　知母　赤芍　玄参　连翘　甘草　丹皮　鲜竹叶（各取一般常用量）

水煎服，先煮石膏，后下诸药，犀角磨汁和服。

**清燥救肺汤**（《医门法律》）

煅石膏二钱五分　冬桑叶三钱　甘草一钱　人参七分　胡麻仁一钱（炒研）　真阿胶八分　麦冬一钱二分（去心）　杏仁七分（去皮，麸炒）　枇杷叶一片（去毛，蜜炙）

水一碗，煮六分，频频二三次温服。

**羚角钩藤汤**（《通俗伤寒论》）

羚羊角片一钱五分（先煎）　霜桑叶二钱　川贝四钱（去心）　鲜生地五钱　钩藤三钱（后入）　滁菊花三钱　茯神木三钱　生白芍三钱　生甘草八分　鲜竹茹五钱（与羚角片先煎代水）

# 十二画

**葱豉桔梗汤**（《通俗伤寒论》）

鲜葱白三枚至五枚　淡豆豉三钱至五钱　苦桔梗一钱半　薄荷一钱至一钱半　焦山栀二钱至三钱　连翘钱半至二钱　甘草六分至八分　淡竹叶少许

**葛根芩连汤**（《伤寒论》）

葛根半斤　甘草（炙）二两　黄芩三两　黄连三两

上四味，以水八升，先煮葛根，减二升，纳诸药，煮取二升，去滓，分温再服。

**翘荷汤**（《温病条辨》）

薄荷一钱五分　连翘一钱五分　生甘草一钱　黑栀皮一钱五分　桔梗三钱　绿豆皮二钱

水二杯，煮取一杯，顿服之。日服二剂，甚者日三服。

**普济消毒饮**（《东垣十书》）

黄芩二钱　黄连八分　玄参三钱　连翘三钱　板蓝根三钱　马勃一钱半　牛蒡子三钱　薄荷一钱　僵蚕二钱　桔梗一钱　升麻八分　柴胡一钱　陈皮钱半　生甘草一钱

**犀地清络饮**（《通俗伤寒论》）

犀角汁四匙（冲）　丹皮二钱　青连翘一钱半（带心）　淡竹沥两瓢（和匀）　鲜生地八钱　生赤芍钱半　桃仁九粒（去皮）　生姜汁二滴（同冲）

先用鲜茅根一两，灯心五根，煎汤代水，鲜石菖蒲汁两匙冲。

**犀角地黄汤**（《温病条辨》）

生地黄一两　生白芍三钱　丹皮三钱　犀角三钱

水五杯，煮取二杯，分二次服，渣再煮一杯服。

**犀珀至宝丹**（《通俗伤寒论》）

犀角　羚羊角　广郁金　琥珀　炒山甲　连翘心　石菖蒲　蟾酥　辰砂　玳瑁　麝香　血竭　藏红花　桂枝尖　粉丹皮

上药研细，猪心血为丸，金箔为衣，每丸计重，成人每服一丸，小儿每服半丸。

# 十三画

**雷氏宣透膜原法**（《时病论》）

厚朴一钱（姜制）　槟榔一钱五分　草果仁八分（煨）　黄芩一钱（酒炒）　粉甘草五分　藿香叶一钱　半夏一钱五分（姜制）　生姜二片

**蒿芩清胆汤**（《通俗伤寒论》）

青蒿钱半至二钱　黄芩钱半至三钱　淡竹茹三钱　仙半夏钱半　枳壳钱半　陈皮钱半　赤苓三钱　碧玉散三钱（包）

**锡类散**（《金匮翼》）

象牙屑三分（焙）　珍珠三分（制）　青黛三分（飞）　冰片三厘　壁钱二十个（用泥壁上者）　牛黄五厘　焙指甲五厘

共研细末，密装瓷瓶内，勿使泄气，每用少许吹于咽喉患处。

**新加香薷饮**（《温病条辨》）

香薷二钱　银花三钱　鲜扁豆花三钱　厚朴二钱　连翘二钱

水五杯，煮取二杯，先服一杯，得汗止后服，不汗再服。服尽不汗，再作服。

**新加黄龙汤**（《温病条辨》）

细生地五钱　麦冬五钱（连心）　玄参五钱　生大黄三钱　芒硝一钱　生甘草二钱　人参一钱半（另煎）　当归一钱半　海参二条（洗）　姜汁六匙

水八杯，煮取三杯，先服一杯，冲参汁五分，姜汁两匙，顿服之。腹中有响声或转矢气为欲便也，候一二时不便再如前法服一杯，……如服一杯即得便，止后服。

# 十四画

**碧玉散**（《宣明论方》）

滑石　甘草　青黛

**缩泉丸**（《校注妇人良方》）

乌药　益智仁各等份

为末，酒煎山药粉糊为丸，梧桐子大，每服七十丸，盐、酒或米汤送下。

# 十五画

**增液汤**（《温病条辨》）

玄参一两　麦冬八钱（连心）　细生地八钱

水八杯，煮取三杯，口干则与饮，令尽。不便，再作服。

**增液承气汤**（《温病条辨》）

玄参一两　麦冬八钱（连心）　细生地八钱　大黄三钱　芒硝一钱五分

水五杯，煮取三杯，先服一杯，不知再服。

**增损双解散**（《伤寒温疫条辨》）

僵蚕（酒炒）　滑石各三钱　蝉蜕十二个　姜黄七分　防风　薄荷叶　荆芥穗　当归　白芍药　黄连　连翘　山栀　甘草各一钱　黄芩　桔梗　大黄（酒浸）　芒硝（冲服）各二钱　石膏六钱

水煎，加蜜三匙，黄酒半杯和匀冷服。

# 十六画

**薛氏五叶芦根汤**（《温热经纬》）

藿香叶　薄荷叶　鲜荷叶　枇杷叶　佩兰叶　芦根　冬瓜仁

**薛氏扶阳逐湿汤**（《湿热病篇》）

人参　白术　附子　茯苓　益智仁

**薏苡竹叶散**（《温病条辨》）

薏苡仁五钱　竹叶三钱　滑石五钱　白蔻仁一钱五分　连翘三钱　茯苓块五钱　白通草一钱五分

共为细末，每服五钱，日三服。

**燃照汤**（《重订霍乱论》）

滑石四钱　炒豆豉三钱　焦山栀二钱　黄芩（酒炒）　佩兰各一钱五分　制厚朴　制半夏　白蔻仁各一钱

水煎，去渣，研入白蔻仁八分，温服。

# 十九画以上

**藿朴夏苓汤**（《医原》）

藿香二钱　姜半夏一钱半　赤苓三钱　杏仁三钱　生薏苡仁四钱　蔻仁六分　猪苓一钱半　泽泻一钱半　淡豆豉三钱　厚朴一钱

**藿香正气散**（《和剂局方》）

藿香三两　苏叶　白芷　大腹皮　茯苓各一两　白术（土炒）　半夏曲　陈皮、厚朴（姜制）　桔梗　炙甘草各二两

为末，每服三四钱，姜二片、枣一枚，水煎服。如欲出汗，衣被盖取汗。

**鳖甲煎丸**（《温病条辨》）

鳖甲（炙）十二分　乌扇（烧）三分　黄芩三分　柴胡六分　鼠妇（熬）三分　干姜三分　大黄三分　芍药五分　桂枝三分　葶苈（熬）一分　石韦（去毛）三分　厚朴三分　丹皮五分　瞿麦二分　紫葳三分　半夏二分　人参一分　虫（熬）五分　阿胶（炒）三分　蜂窝（炙）四分　赤硝十二分　蜣螂（熬）六分　桃仁二分

上二十三味，为细末。取煅灶下灰一斗，清酒一斤五斗浸灰，俟酒尽一半，煮鳖甲于中，煮令泛烂如胶漆，绞取汁，纳诸药煎为丸，如梧子大。空心服七丸，日三服。

# 温病名词术语索引